普通高等医学院校护理学类专业第二轮教材

护理伦理学

（第2版）

（供护理学类专业用）

主　编　田玉梅　梁　莉

副主编　王庆华　刘翔宇　丁建华

编　者　（以姓氏笔画为序）

丁建华（邵阳学院）

王庆华（滨州医学院）

王国栋（新乡医学院）

田玉梅（湖南医药学院）

朱正刚（湖南中医药大学）

刘翔宇（湖南省肿瘤医院）

杨美芳（西南医科大学）

张　静（长治医学院）

单　媛（承德医学院）

黄延锦（南华大学）

梁　莉（承德医学院）

曾飞元（湖南医药学院）

谭　莎（贵州中医药大学）

中国健康传媒集团

中国医药科技出版社

内 容 提 要

本教材为"普通高等医学院校护理学类专业第二轮教材"之一，系根据护理伦理学的教学大纲基本要求和课程特点，在第一版基础上修订编写而成，教材内容更加突出思想性、科学性、先进性、启发性和适用性，体现学生学习主体性和护理专业特色。全书共十二章，内容涵盖绪论、护理伦理学的理论基础与基本观点、护理伦理学的规范体系、护理人际关系的伦理、护理实践伦理、公共卫生与社区护理伦理、特殊医疗技术与护理伦理、死亡与安宁疗护伦理、护理科研伦理、护理管理伦理、护理伦理思维与决策和护理伦理教育、修养与评价。本教材为书网融合教材，即纸质教材有机融合电子教材、教学配套资源（PPT、微课、视频、图片等）、题库系统、数字化教学服务（在线教学、在线作业、在线考试），使教学资源更加多样化、立体化。

本教材主要供全国普通高等医学院校护理学类专业师生教学使用，也可供医院护理管理者和临床护士参考使用。

图书在版编目（CIP）数据

护理伦理学/田玉梅，梁莉主编. —2 版. —北京：中国医药科技出版社，2022.7

普通高等医学院校护理学类专业第二轮教材

ISBN 978 - 7 - 5214 - 3206 - 0

Ⅰ.①护…　Ⅱ.①田…　②梁…　Ⅲ.①护理伦理学 – 医学院校 – 教材　Ⅳ.①R47 – 05

中国版本图书馆 CIP 数据核字（2022）第 081571 号

美术编辑　陈君杞

版式设计　友全图文

出版　**中国健康传媒集团** | 中国医药科技出版社

地址　北京市海淀区文慧园北路甲 22 号

邮编　100082

电话　发行：010 - 62227427　邮购：010 - 62236938

网址　www.cmstp.com

规格　889mm×1194mm $\frac{1}{16}$

印张　13

字数　354 千字

初版　2016 年 8 月第 1 版

版次　2022 年 7 月第 2 版

印次　2022 年 7 月第 1 次印刷

印刷　北京紫瑞利印刷有限公司

经销　全国各地新华书店

书号　ISBN 978 - 7 - 5214 - 3206 - 0

定价　**38.00 元**

获取新书信息、投稿、为图书纠错，请扫码联系我们。

为了贯彻《中共中央、国务院中国教育现代化2035》"加强创新型、应用型、技能型人才培养规模"的战略任务要求，落实《国务院办公厅关于加快医学教育创新发展的指导意见》，紧密对接新医科建设对医学教育改革的新要求，满足新时代医疗卫生事业对人才培养的新需求，中国医药科技出版社在教育部、国家药品监督管理局的领导下，通过走访主要院校对2016年出版的全国普通高等医学院校护理学类专业"十三五"规划教材进行了广泛征求意见，有针对性地制定了第2版教材的出版方案，旨在赋予再版教材以下特点。

1.立德树人，融入课程思政

把立德树人贯穿、落实到教材建设全过程的各方面、各环节。课程思政建设应体现在知识技能传授中厚植爱国主义情怀，加强品德修养、增长知识见识、培养奋斗精神灌输，不断提高学生思想水平、政治觉悟、道德品质、文化素养等。医学教材着重体现加强救死扶伤的道术、心中有爱的仁术、知识扎实的学术、本领过硬的技术、方法科学的艺术的教育，培养医德高尚、医术精湛的人民健康守护者。

2.精准定位，培养应用人才

体现《国务院办公厅关于加快医学教育创新发展的指导意见》"立足基本国情，以服务需求为导向，以新医科建设为抓手，着力创新体制机制，分类培养研究型、复合型和应用型人才"的医学教育目标，结合医学教育发展"大国计、大民生、大学科、大专业"的新定位，注重人才培养应从疾病诊疗提升拓展为预防、诊疗和康养，以健康促进为中心，服务生命全周期、健康全过程的转变，精准定位教材内容和体系。教材编写应体现以医疗卫生事业需求为导向，以岗位胜任力为核心，以培养医工、医理、医文学科交叉融合的高素质、强能力、精专业、重实践的本科护理人才培养目标。

3.适应发展，优化教材内容

教材内容必须符合行业发展要求：体现医疗机构对护理人才在临床实践能力、沟通交流能力、服务意识和敬业精神等方面的要求；体现临床程序贯穿于教学的全过程，培养学生的整体临床意识；体现国家相关执业资格考试的有关新精神、新动向和新要求；注重吸收行业发展的新知识、新技术、新方法，体现学科发展前沿，并适当拓展知识面，为学生后续发展奠定必要的基础；满足以学生为中心而开展的各种教学方法的需要，充分发挥学生的主观能动性。

4.遵循规律，注重"三基""五性"

教材内容应注重"三基"（基本知识、基础理论、基本技能）"五性"（思想性、科学性、先进性、启发性、适用性）；"内容成熟、术语规范、文字精炼、逻辑清晰、图文并茂、易教易学"；注意"适用性"，即以普通高等学校医学教育实际和学生接受能力为基准编写教材，满足多数院校的教学需要。

5.创新模式，提升学生能力

在不影响教材主体内容的基础上要保留"案例引导""学习目标""知识链接""目标检测"模块，去掉"知识拓展"模块。进一步优化各模块的内容，培养学生理论联系实践的实际操作能力、创新思维能力和综合分析能力；增强教材的可读性和实用性，培养学生学习的自觉性和主动性。

6.丰富资源，优化增值服务内容

搭建与教材配套的中国医药科技出版社在线学习平台"医药大学堂"（数字教材、教学课件、图片、视频、动画及练习题等），实现教学信息发布、师生答疑交流、学生在线测试、教学资源拓展等功能，促进学生自主学习。

本套教材凝聚了省属院校高等教育工作者的集体智慧，体现了凝心聚力、精益求精的工作作风，谨此向有关单位和个人致以衷心的感谢！

尽管所有参与者尽心竭力、字斟句酌，教材仍然有进一步提升的空间，敬请广大师生提出宝贵意见，以便不断修订完善！

普通高等医学院校护理学类专业第二轮教材

建设指导委员会

李惠萍（安徽医科大学）　　　　杨　渊（湖南医药学院）

肖洪玲（天津中医药大学）　　　宋维芳（山西医科大学汾阳学院）

张　瑛（长治医学院）　　　　　张凤英（承德医学院）

张春玲（贵州中医药大学）　　　张银华（湖南中医药大学）

陈　廷（济宁医学院）　　　　　武志兵（长治医学院）

罗　玲（重庆医科大学）　　　　金荣疆（成都中医药大学）

周谊霞（贵州中医药大学）　　　单伟颖（承德护理职业学院）

房民琴（三峡大学第一临床医学院）　孟宪国（山东第一医科大学）

赵　娟（承德医学院）　　　　　赵秀芳（四川大学华西第二医院）

赵春玲（西南医科大学）　　　　柳韦华（山东第一医科大学）

钟志兵（江西中医药大学）　　　钟清玲（南昌大学）

洪静芳（安徽医科大学）　　　　徐　刚（江西中医药大学）

徐旭东（济宁医学院）　　　　　徐富翠（西南医科大学）

郭先菊（长治医学院）　　　　　黄文杰（湖南医药学院）

龚明玉（承德医学院）　　　　　章新琼（安徽医科大学）

梁　莉（承德医学院）　　　　　彭德忠（成都中医药大学）

董志恒（北华大学基础医学院）　蒋谷芬（湖南中医药大学）

雷芬芳（邵阳学院）　　　　　　潘晓彦（湖南中医药大学）

魏秀红（潍坊医学院）

数字化教材编委会

主　编　田玉梅　杨美芳
副主编　曾飞元　胡　月
编　者　（以姓氏笔画为序）
　　　　丁建华（邵阳学院）
　　　　王庆华（滨州医学院）
　　　　王国栋（新乡医学院）
　　　　田玉梅（湖南医药学院）
　　　　朱正刚（湖南中医药大学）
　　　　刘翔宇（湖南省肿瘤医院）
　　　　杨美芳（西南医科大学）
　　　　张　静（长治医学院）
　　　　单　媛（承德医学院）
　　　　胡　月（西南医科大学）
　　　　黄延锦（南华大学）
　　　　梁　莉（承德医学院）
　　　　曾飞元（湖南医药学院）
　　　　谭　莎（贵州中医药大学）

PREFACE 前 言

随着我国护理学科的快速发展，新的护理研究成果不断增多，护理工作理念和社会认同度不断提高，对护理人才职业素质的要求也不断提升。护理伦理学是研究护理职业道德的一门科学，是护理学专业的一门必修课程。学习和研究护理伦理学，能指导护理专业服务，控制专业水准，帮助护理人员明确自己的价值观及角色责任，提升护理专业人员职业道德修养，更好地为维护和促进人类健康服务。

为适应 21 世纪社会和专业发展对护理人才伦理素质培养的需要，按照"普通高等医学院校护理学类专业第二轮教材"的编写总体原则、规范要求，本教材的修订在充分调研的基础上，吸收了第一版教材的优点，更新优化知识内容，体现学科发展前沿，以提高护理学专业学生及广大临床护理工作者职业道德素质、伦理分析和决策能力为目标，"学习目标—案例引导—知识链接—目标检测—本章小结"为编写主线，融入思政教育，注重培养新时代护理人才的人文素质和实践能力。本教材共十二章，在第一版教材的基础上进行了补充和修改，新增了第十一章护理伦理思维与决策，调整了部分章节的排序，修改了部分章节名称，更新了具体知识内容，删减了部分医疗知识，更加突出护理的科学性、实用性、针对性和前沿性。此外，本教材为书网融合教材，即纸质教材有机融合电子教材、教学配套资源（PPT、微课、视频、图片等）、题库系统、数字化教学服务（在线教学、在线作业、在线考试），使教学资源更加多样化、立体化，读者可通过扫描书中二维码或登陆"医药大学堂"在线学习平台的方式阅读资源、巩固所学内容。

本教材由田玉梅、梁莉担任主编，具体编写分工如下：第一章由田玉梅、曾飞元编写，第二章由梁莉编写，第三章由张静编写，第四章由丁建华编写，第五章由黄延锦编写，第六章由单媛编写，第七章由杨美芳编写，第八章由刘翔宇编写，第九章由王庆华编写，第十章由谭莎编写，第十一章由王国栋编写，第十二章由朱正刚编写。

在本教材编写过程中，得到各位编者及编者所在单位的大力支持，在此表示衷心的感谢。限于编者水平与经验，书中难免存在疏漏和不足之处，敬请专家、同行和广大读者批评指正，以便我们修订时改正。

编　者
2022 年 5 月

目 录 CONTENTS

第一章　绪　论

PPT

📖 **学习目标**

知识要求:

1. 掌握　道德、伦理学、护理伦理学的概念。

2. 熟悉　道德的特征及功能;职业道德的特征和本质;护理伦理学的研究对象及内容;近、现代医学及护理伦理学的诞生与发展。

3. 了解　古代医护道德的发展。

技能要求:

1. 能阐述护理职业道德建设的重要性。

2. 能理论联系实际初步熟悉护士的护理伦理道德行为。

素质要求:

具有热爱护理的职业道德。

弗洛伦斯·南丁格尔曾指出:"护理是一种伦理,该职业需要高度冷静的心态与责任感"。通过系统的学习护理伦理学知识,可以帮助护理人员提升自身伦理知识结构水平;应用伦理学原则解读社会道德现象,对护理实践活动中的具体行为进行道德判断;敏感识别护理实践中的伦理问题,提高护理伦理思维和决策能力。

第一节　伦理与道德

➡ **案例引导**

案例:患者,男,70岁,因腹股沟疝入院治疗。住院过程中患者和家属就满腹牢骚,他们觉得办住院手续慢,检查多又复杂。医院护士一直微笑且耐心地倾听解释,并且说"后面只要你们有需要,只要我有能力,一定会帮助您。"住院期间,护士主动帮助他办好审批术后护理中的事情,让患者彻底改变了对医院及护理的看法。术后第三日中午,患者想排大便,用了开塞露无效,因患者肛门括约肌松弛亦无法耐受灌肠,最后,护士用手帮助其掏出干粪硬便,患者和家属感动得流泪,家属在旁由衷地说:"你们是真正的白衣天使。"

讨论:1. 该护士的行为体现了护理人员怎样的伦理道德?

2. 在护理实践中,护士应遵守哪些护理职业道德?

一、道德与职业道德 🖥微课

(一) 道德

1. 道德的概念　道德(morality)是人类社会的一种重要的意识形态,是人们在社会生活实践中形成的、并由经济基础决定的、以善恶为评价形式，依靠社会舆论、传统习俗和内心信念，用以完善人格及调节人际关系的行为规范体系。道德普遍存在于人们的生活中，是指导人们能够在群体中合作生活的一套标准。它包括道德意识、道德规范和道德实践（道德活动）三个部分。

（1）道德意识　是指人们在长期的道德实践中形成的道德观念、道德情感、道德意志、道德信念和道德理论体系的总称，可分为个人道德意识和社会道德意识两类。道德意识起着指导、制约道德活动及改变道德关系的作用。

（2）道德规范　是指判断善和恶、正当和不正当、正义和非正义、荣和辱、诚实和虚伪、权利和义务等的道德准则。人们能够按照道德规范要求的行为就是善行，违反道德规范的行为就是恶行。

（3）道德实践　亦称道德活动，是在一定的道德意识指导下有目的的社会活动，包括道德行为、道德评价、道德教育、道德修养和其他具有道德价值并应承担道德责任的活动，可分为个人道德活动和社会道德活动两类。个人道德活动的目的是实现最完美的理想人格；社会道德活动的目的是实现最美好的理想社会。

2. 道德的起源

（1）天生论　又称"神启论"，它认为道德是先天存在，来自神灵的启示和超自然力量的规定。在中国，孔子提出："天生德于予"。中世纪经院哲学家托马斯·阿奎那认为："人们所具有的美德，都来自上帝的启示"。在西方，有的哲学家把道德的起源看作是人与生俱来的一种天性。天生论既没有看到道德生活与人的物质生活条件之间存在着的密切联系，也没有意识到道德的社会实践性。

（2）经验主义　这种观点认为道德起源于习俗或宗教。有的还认为道德起源于人类一系列生理、心理的演化机制。而马克思主义伦理学则认为在劳动实践中诞生了人类的道德。人类最初的道德就是由这些习俗演化而来的。原始人的道德纯粹是以这种对群体的习俗的遵守为条件的。

（3）生理演化论　这种观点认为人类道德起源于人类自身的本性、本能，是自然的。以达尔文为代表的进化论伦理学认为，合群性本能区别于生物本能，是指动物之间同种或在一起生活的异种群有一种互助的精神。道德就起源于动物的这种社会性本能。道德不是人所独有的。一切群居性动物都有道德感。因此，道德乃是动物的互助精神、本能的延续和发展。

（4）情感论　这种观点认为道德起源于人所固有的情感之中或感性与理性的结合之中。18世纪英国经济学家亚当·斯密认为，道德不是人天生具有的，也不是外部世界的给予和启示。它是一种社会情感，来自人类社会生活，即人的同情心发展的必然结果。有些哲学家认为，道德的真正根源在于人自身，即人的生理欲望。人生来有一种追求幸福的本能和欲望，善即能满足这种欲望，反之就是恶。

（5）马克思主义道德起源观　这种观点认为道德作为一种社会意识，只能是社会存在，特别是社会关系的产物，是在人类社会实践中逐步形成的。马克思主义伦理学运用社会存在决定社会意识的原理，从人类历史的发展和社会实践中寻找道德的起源，认为道德是一种特殊的社会现象，道德的产生是与人和社会的产生和发展不可分割的。道德的起源是由社会的物质生活条件决定的，它是一个历史发展过程。随着生产和社会交往的发展，特别是随着脑力劳动和体力劳动分工的发展和阶级的出现，道德从一般社会意识中分离出来，成为独立的形态，顺应生存发展的需要，道德从最初的风俗、习惯和简单的观念发展成为系统的理论和规范体系，并形成反映一定社会集团利益的道德理论学说。

3. 道德的特征　道德作为一种社会规范，其基本特征主要表现为：以善恶的行为准则进行判断和评价。道德的内容、特征、发展和演变是由社会经济关系决定的。道德的特征还表现在以下几个方面。

（1）道德具有历史继承性　人类社会在不断地进步和发展，作为意识形态的道德观念也存在着连续性、继承性和相通性。在同一历史背景下，由于文化的传承性，人们接受共同的文化熏陶，接受带有本国传统文化色彩的道德观念，如中华五千年文化积淀下来的"仁义礼智信"等道德观念已成为所有中华民族的优良道德传统。

（2）道德具有相对稳定性 道德观念的变化往往落后于经济发展，旧的道德观念渗透在文化传统、风俗习惯和科学技术等社会各个方面并内化为人们的内心信念，不同程度地影响着人们的思想和行为。

（3）道德具有多层次结构性 任何一个历史阶段，道德都表现为一个多层次的结构。在各不相同的道德体系中，有一个最基本的道德原则，同时也有不同层次的具体道德规范。如在社会主义道德体系中，"爱国守法、明礼诚信、团结友善、勤俭自强、敬业奉献"的公民道德建设纲要，与社会公德、职业道德和家庭美德三个具体领域一起，共同构成了我国社会主义道德的多层次结构。

4. 道德的功能 是指道德作为社会意识的特殊形态对于社会发展所具有的功效与能力，是道德发生作用的原理，发挥作用的方式、途径和手段。道德的主要功能如下。

（1）认识功能 道德凭借道德观念、道德准则、道德理想等形式帮助人们正确认识社会道德生活的规律和原则，认识人生的价值和意义，认识自己对家庭、他人、社会的义务和责任，使人们的道德实践建立在明辨善恶的认识基础上，从而正确选择自己的道德行为，指导自己的道德实践，积极塑造自身的道德人格。

（2）调节功能 是道德最突出也是最重要的社会功能，是指道德通过评价等方式，指导和纠正人们的行为和实际活动，协调人们之间关系的功效与能力。社会舆论、传统习俗和内心信念是道德调节所赖以发挥作用的力量，道德评价是道德调节的主要形式，道德评价依据一定社会或阶级的道德标准对人们的行为进行善恶、荣辱、正当或不正当等道德价值的评论和断定，通过赞扬、褒奖、批评或谴责，激励人们扬善弃恶。

（3）教育功能 是指通过道德理论学说的传播、道德评价、榜样示范等各种方式和形式，使人们的内心接受某种道德规范，培养道德情感，提高道德认识，形成道德信念，养成道德习惯和道德品质，从而使人们树立正确的义务、荣誉、正义和幸福等观念，成为道德纯洁、理想高尚的人。

（4）平衡功能 是指道德通过评价、指导、命令、赞扬、惩罚等来平衡社会关系，使道德关系逐渐由实有向应有过渡。道德不仅可以调节人与人的关系，也能教育人们从社会的全局利益和长远利益出发，平衡人类与自然界的关系。

（二）职业道德

职业道德（professional ethics）是一般道德在职业行为中的反映，是社会分工的产物。所谓职业道德就是人们在进行职业活动过程中必须遵守的与特定职业工作和职业活动相适应的心理意识、行为准则和行为规范的总和。它是一种内在的、非强制性的约束机制，是用来调整职业个人、职业主体和社会成员之间关系的行为准则和行为规范。

1. 职业道德的产生 职业道德是生产发展和社会分工的产物。在原始社会末期，生产和交换的发展带来了农业、手工业、畜牧业等职业分工和职业道德的萌芽。进入阶级社会以后又出现了商业、政治、军事、教育、医疗等职业。在一定社会的经济关系基础上，这些特定的职业不仅要求人们具备特定的知识和技能，而且要求人们具备特定的道德观念、情感和品质。职业集团为了维护职业利益和信誉，适应社会的需要，从而在职业实践中根据社会道德的基本要求，逐渐形成了职业道德规范。

2. 职业道德的本质 职业道德是人们在职业实践活动中形成的规范。从古至今，人类正是在各种各样的职业活动实践中逐渐认识了人与人之间、个人与社会之间的道德关系，形成了与职业实践活动相联系的特殊的道德心理、道德观念、道德标准，受社会普遍认可。在社会生活中职业道德集中地体现着社会关系的三大要素，即职业责任、职业权力和职业利益。

（1）职业责任 指每种职业都承担一定的社会责任，如完成岗位任务的责任、承担责权范围内的社会后果的责任等。

（2）职业权力　指每种职业都享有一定的社会权力，职权不论大小都来自社会，是社会整体和公共权力的一部分。如何承担和行使职业权力，必然联系着社会道德问题。

（3）职业利益　指每种职业都体现和处理着一定的利益关系，职业劳动既是为社会创造经济、文化效益的主渠道，也是个人主要的谋生手段。

职业道德的社会作用主要体现在：调节从业人员内部关系、促进职业内部人员的团结与合作、调节从业人员与服务对象之间的关系、维护和提高本行业的信誉。从业人员的职业道德水平是产品质量和服务质量的有效保障，同时发挥促进本行业的发展并帮助提高全社会道德水平的作用。

3. 职业道德的内容　主要包括职业道德规范、职业道德观念、情感和品质。职业道德规范集中体现了社会和职业集团的利益，是职业道德的核心。从业人员在职业实践中，经过职业道德教育，认识到本职工作的社会意义，树立从事本职工作的决心，逐步形成职业理想、职业良心、职业责任感以及职业自豪感，从而在一定职业集团中形成良好的职业道德风尚。职业风尚是社会风尚的重要方面，也是社会精神文明的重要内容。

4. 职业道德的特征　主要体现在以下几个方面。

（1）职业道德范围上的有限性　每种职业都担负着一种特定的职业责任和职业义务。由于各种职业的职业责任和义务不同，从而形成各自特定的职业道德的具体规范，即某一特定行业的职业道德只适用于专门从事本行业的人。例如，医德只是医务工作者在医疗和护理实践中应遵守的行为规范。

（2）职业道德内容上的继承性　由于职业具有不断发展和世代延续的特征，不仅其技术世代延续，其管理员工的方法、与服务对象打交道的方法，也有一定历史继承性，例如，"廉洁奉公"是中国古代所提倡的官德，但也是现代中国社会官员道德的重要内容之一。

（3）职业道德表达的多样性　职业道德总是从本职业的交流活动的实际出发，采用制度、守则、公约、承诺、誓言、条例以至标语口号之类的形式表达，这些灵活的形式既易于为从业人员所接受和实行，也易于形成一种职业的道德习惯。

（4）职业道德有强烈的纪律性　职业纪律是一种介于法律和道德之间的、特殊的行为规范要求。职业纪律既要求人们能自觉遵守，又带有一定的强制性。职业纪律中包括工作时间、劳动态度的规定和执行生产、安全、技术、卫生等规程的要求以及服从管理、考勤等方面的全部内容。

5. 职业道德的要求　《中华人民共和国公民道德建设实施纲要》中明确指出："要大力倡导以爱岗敬业、诚实守信、办事公道、服务群众、奉献社会为主要内容的职业道德，鼓励人们在工作中做一个好建设者。"爱岗敬业要求从业者要热爱自己所从事的职业，对本职工作专心认真、尽心竭力，有从事本职工作的幸福感和荣誉感。诚实守信要求从业者实事求是地待人做事、诚实劳动、不弄虚作假、重信誉、守诺言，在工作中严格遵守国家的法律、法规和本职工作的条例、纪律。办事公道是指从业人员在职业活动中，要站在公正的立场上，按照同一标准和同一原则办事。服务群众是指以服务对象的需要为中心，改进服务措施，提高服务质量。奉献社会是一种对事业忘我的全身心投入，这不仅需要有明确的信念，更需要有崇高的行动。当一个人任劳任怨，不计较个人得失，甚至不惜献出自己的生命从事某种事业时，他关注的其实是这一事业对人类、对社会的意义。

6. 护理职业道德　是指护士在执业过程中应当遵循的，用以调节护士与患者之间、护士与其他医务人员以及与社会之间关系的行为原则和道德规范的总和。护理职业道德是根据护理专业的性质、任务以及护理岗位对人类健康所承担的社会义务和责任，对护理工作者提出的护理职业道德标准和护士行为规范，是护士用于判断自己和他人在医疗、护理、预防保健、护理管理、护理科研等实践过程中行为是非、善恶、荣辱和褒贬的标准。护理工作是具有艰苦性质的平凡工作，繁重的体力与复杂的脑力劳动相结合，严格的科学性与高度的责任相匹配，需要拥有广泛的科学技术才能完善此项工作。护士是医院的中坚力量，是患者最直接、最亲密的接触者。统计表明，一名患者从门诊、入院和住院的整个过程中，90%的处置是需要护士参与完成的。从基础护理到各种护理技术操作，从采集标本到观察疾病的病情变化，都需要护士有高度的责任心和良好的职业道德。护理职业道德是保证和提高护理质量的基础。加强护士的职业道德教育，提升护士职业素质，使护理工作者具有良好的人生观及职业动机、敏锐的观察及感知能力、精确的记忆力、良好的分析及评判性思维能力、稳定的情绪状态及积极的情感感染力、坚强的意志力和良好的沟通交流能力，是护理专业建设的核心内容。

二、伦理与伦理学

（一）伦理

1. 概念 伦理（ethics）是指在处理人与人、人与社会相互关系时应遵循的道理和准则，是一系列指导行为的观念，是从概念角度上对道德现象的哲学思考。伦理包含着人与人、人与社会和人与自然之间关系处理中的行为规范，指导着人们的思想和行为。人们常常将伦理与道德相提并论，实际上伦理和道德是两个既有区别又有联系的概念，在汉语中"伦理"和"道德"在一定的词源意义上是相通的，而且与英语中的"ethics"和"morale"的词源含义相似，都指的是人们在社会活动中应遵循的行为规范和准则。但二者又有所不同。道德主要与"应当"相联系，并展开于良心、人品、修养等形式中。伦理则反映人伦关系以及维持人伦关系所必须遵循的规则，涉及家庭、社会、国家等社会结构，蕴含着理性、科学、公共意志等属性。如一个人在公共场所随地吐痰，我们可以说他没有公德，但并不能说他没有伦理。保守患者的秘密，对所有的患者一视同仁是护理伦理在护理工作中的体现。

2. 中西方伦理思想的发展特征 自古以来，中西方历代思想家都从各自的时代要求和阶级利益出发，围绕着社会道德现象进行了深入的研究，留下了丰富的伦理思想。

（1）中国伦理思想的发展特征 在中国，早在春秋战国时期以孔子和孟子为代表的儒家思想家就建立了以"仁"和"礼"为核心的伦理道德体系。仁是处理人与人关系和做人的根本原则。礼是人行为的根本原则。仁是内心的德性，礼是外在的规范。此后在长期的历史发展过程中，儒家思想对中国社会人文伦理的完善影响深远，中国古代的伦理道德特征主要体现在以下几个方面。

1）公忠观 强调国家利益、民族利益和天下利益至上，提倡为社会尽责、为天下尽忠的献身精神。

2）义利观 要求人们在考虑问题时既要讲义，又要讲利，而讲义更为重要，"义"代表更根本和更长远的利益，代表更多人的利益。

3）丰富的职业道德规范 中国古代传统伦理思想中关于职业道德的规范十分丰富。早在春秋时代的《尚书》中就记载了丰富的关于官吏的道德规范，从春秋战国的《黄帝内经》中记载的"疏五过""征四失"到扁鹊的"随俗而变"，再到唐代孙思邈的《大医精诚》则对医学伦理道德做了严格的规范。

4）家庭伦理观的主导地位 中国传统伦理道德特别注重家庭婚姻道德的建设，儒家思想中以"慈、考、贞、敬、悌"等为核心范畴的家庭道德规范体系至今影响着中国社会的家庭伦理观念。

5）重视道德修养 我国古代思想家都十分重视道德修养，关于道德修养的理论与方法主要体现在修身明德、平治天下。意指作为君子仅仅修养好自身是不够的，还必须以自身的德行去教化他人，使所有的老百姓都能够找到安身立命之所，成为道德高尚的人。反求诸己，省察克治，即不断地学习与自我反省，最后达到"慎独"的精神境界。躬身实践，知行合一，强调个人理论与实践的统一。

中国传统伦理思想中有众多宝贵的传承，如"自强不息、厚德载物"的进取精神和博大胸怀；"先天下之忧而忧，后天下之乐而乐""天下兴亡，匹夫有责"的责任感和使命感；"杀身成仁""舍生取义"的道德气节追求；"富贵不能淫，贫贱不能移，威武不能屈"的人格操守；重视社会人伦关系，主张"己欲立而立人，己欲达而达人""己所不欲，勿施于人"；提倡"博施于民，而能济众"等。这些宝贵的伦理财富，对于建设有中国特色的社会主义伦理思想体系具有重要的理论意义和实践价值。

（2）西方伦理思想的发展特征　西方伦理思想的发展经历了以下几个阶段。

1）古希腊罗马时期的伦理思想　从苏格拉底（Socrates）经柏拉图（Plato）到亚里士多德（Aristotle）时期已初步形成了完整的伦理思想体系，如苏格拉底提出"美德即知识"，认为人有了知识就有道德，就会选择善行。强调人要做控制自己欲望的主人，不能成为欲望的奴隶。苏格拉底的伦理道德原则是："正确的思想必然导致善的行为，错误的思想必然导致恶的后果"，所以"没有思考的人生是不值得活的人生。"柏拉图所描述的"理想国"正是由这种具备了智慧美德的人来统治的。

2）中世纪伦理思想　是在封建专制主义和教会神学统治下发展的，它的基本任务是解释和论证圣经的道德观念和伦理原则，注重个人与上帝的关系和灵魂拯救。最著名的基督教伦理思想代表者托马斯·阿奎那（Thomas Aruinas）把幸福归结为对上帝的爱和追求，并系统论证了"基督教七德"，即审慎、正义、节制、刚毅、信仰、希望和爱。在"七德"中爱上帝是最高的德性和道德规范。

3）近代资产阶级伦理思想　近代资产阶级伦理思想以强烈的个人主义思潮和急功近利为特点。代表性的伦理思想家霍布斯（Hobbes）提出了人性恶的观点，认为"人对人是狼"，并阐述了利己主义人性理论；爱尔维修（Claude Adrien Helvetius）认为人的本性是利己的，是追求肉体感官的快乐，并提出了"人是环境的产物"的著名论断；康德认为理性是道德的基础，理性表现为善良意志，是道德行为的来源，又是道德评价的根据。

4）现代西方伦理思想　现代西方伦理思想经历了三个发展阶段：第一阶段从 19 世纪中后期至 20 世纪初，是西方伦理思想由古典向现代发展的过渡时期，是现代西方伦理思想孕育和形成时期；第二阶段从 20 世纪初至 20 世纪 60 年代末，是现代西方伦理思想的全面发展阶段，人本主义、科学主义、宗教伦理学成为这一阶段伦理思想发展的主线，具有更多的人文特征；第三阶段从 20 世纪 60 年代至今，一些传统的道德观念和理论又重新受到人们的重视，同时也产生了一些新的伦理学流派，比如行为主义、生命伦理学等。

在长期的历史发展过程中，西方伦理道德思想逐渐表现出了以下特征：①知识与道德是紧密联系在一起的，一大批思想家和科学家通过自己的探索一步步接近科学真理，形成了西方民族崇尚知识和尊重科学的探索精神；②理性指导生活，人的道德活动是一种有目的的指向性活动，它必须在人类理性的引导和支配下进行，这样才能保证其道德性与存在价值，影响人类活动道德价值的主要因素是情欲膨胀与本能的冲动，所以，克制情欲就成为西方理性主义伦理思想家最为关注的问题；③高举自由平等旗帜，弘扬个人道德价值、家族本位与个人本位是中西伦理思想的重要区别之一。

（二）伦理学概述

1. 伦理学的概念　伦理学也称为道德哲学或道德学，是一门以道德现象为研究对象，研究道德的产生、发展、本质、评价、作用以及道德教育、道德修养规律的学说，它是对人类道德生活进行系统思考和研究的学科。在这里，道德定义为一群人或一种文化所认可的所有行为准则。伦理学试图从理论层面建构一种指导行为的法则体系，并且对其进行严格的评判。伦理学所研究的道德，是通过一定社会经济关系为基础的社会物质生活条件来反映的。伦理学则是通过善与恶、权利与义务、理想与使命，以及人们的行为准则等范畴和体系来反映的。

2. 伦理学的类型　目前，伦理学的类型尚未统一。伦理学家根据研究类型、方法、内容和理论体系的不同，将伦理学主要分为以下几个研究领域。

（1）规范伦理学（normative ethics）　主要关注道德对错的标准，评判各种不同的道德观，并且对于正确或错误行为给出道德准则建议。它研究人们应该遵守什么样式的道德行为准则。类似于交通法规对人们在街道和马路上行走和行驶的交通行为的规范作用。

（2）元伦理学（meta - ethics） 主要关注伦理学的性质、道德观念、道德逻辑分析和道德判断等问题的研究。它探讨人们如何了解善与恶以及善与恶等概念的确切含义。元伦理学探讨抽象的伦理理论或批判的本质。

（3）描述伦理学（descriptive ethics） 主要关注道德现象的经验性描述和再现，是一种对于个体或团体伦理观的经验研究。伦理学学者试图揭露人们的想法，包括价值观、对与错的行为、道德主体的哪种特征是良好的等，只注重于表述出人们的价值观，即人们对于某种行为在伦理方面的对错看法，它不会对于人们的行为或想法给出任何判决。

（4）美德伦理学（virtue ethics） 主要关注优良道德如何实现，它将美德概念视为伦理学的基本概念并且追求理论自主性。美德伦理学以人类个体或群体的品德、美德为研究内容，评价行为主体的品质和动机。品质与行为的统一是美德伦理学所主张的，美德伦理学并不割裂二者的关系，而是强调注重品质比注重行为更为根本，且品质最终还是要通过行为展现出来。

第二节 护理伦理学的发展

医学伦理是随着医学职业进程产生与发展起来的职业道德规范体系。而护理伦理学的发展是随着19世纪中后期护理学科的诞生逐渐发展并走向专业化，20世纪20年代形成了较为系统的护理伦理学学科体系。了解护理伦理学的发展必然要先寻找人类医护伦理道德发展的源头。

一、古代医护伦理道德的发展

（一）中国医护伦理道德的发展

中国是医药文化发祥国之一。自商周以来，不仅创造除了享誉世界的中医药理论和技术，也建立和发展了以儒学的仁爱思想为核心价值的相对完整和丰富的传统医德体系。《论语》中孔子曰："天地之性，人为贵"，意为天地之间的万物生灵中，只有人最为尊贵。春秋战国时期，中国第一部医学经典理论著作《黄帝内经》不仅初步确立了我国古代医学理论体系，也在书中多处记载有医德方面的论述。如在《灵枢·师传》篇中论述了医生的责任和良心；在《素问·疏五过论》和《征四过论》中将行医的过失列举了出来，指出医疗事故和差错的产生除了和医者的技术水平有关之外，还取决于"精神不专，志意不理"的思想作风和工作态度。东汉名医张仲景在其著作《伤寒杂病论》的序言中就对医学的发展、宗旨和医者的道德做了精辟的论述，要求医护人员要"勤求古训，博彩众方""精研方术""爱人知人"，以救人活命为己任，仁爱救人为准则，指导自己的医疗实践活动。唐朝孙思邈的开卷序《大医精诚论》和《大医习业论》是中国医学史上最早全面、系统地论述医德思想的专著，主张医者必须具备"精"和"诚"的精神，即精湛的医术和高尚的医德，提出作为医者要思想纯正、知我内省、慎于言辞、耻于炫耀，对待患者要一视同仁、体察痛楚、一心赴救、认真负责。此外，孙思邈在他的《备急千金要方》中也提出了护理产褥期患者时，应进行消毒隔离，加强饮食护理，并对护理人员的工作进行了具体的规范。明代名医陈实功在《外科正宗》中提出医德守则《五戒十要》。清代喻昌在其所著的《医门法律》中详细论述了行医者在具体医疗实践中应遵守的道德原则和规范。

（二）国外医护伦理道德的发展

在人类文明发展史上，医学伦理学思想伴随着全体人类的医疗实践活动而产生，并随着人类的医疗实践活动发展而不断地进步和完善。除中国以外，人类其他文明的古代医德思想同样十分丰富，具有代表性的有以古希腊、古罗马为发源地的西方医学伦理道德和以古埃及、古巴比伦和古印度为代表的东方医学伦理道德体系。

1. 古希腊医护道德思想　　古希腊是西方医学的发源地，大约形成于公元前 6 至公元前 4 世纪，其中包含了非常宝贵的医德思想。"西方医学之父"希波克拉底（Hippocrates）的代表作《希波克拉底全集》中包含了《誓言》《原则》《操行论》等经典的医学伦理文献。著名的《希波克拉底誓言》专门论述了希波克拉底的医德思想，影响深远。《希波克拉底誓言》的精华在于把"为病家谋利益"作为医学道德活动的最高标准，在此基础上提出了一整套医德行为规范。1948 年，世界医学会以《希波克拉底誓言》为蓝本，颁布了《医学伦理学日内瓦协议法》，作为全世界医务人员共同遵守的行为准则。

2. 古罗马医护道德思想　　古罗马很早就提出了医者的道德要求，如公元前 450 年颁布的《十二铜表法》中记载："禁止将死者埋葬于市之外壁之内"和"孕妇死时应取出腹中之活婴"等。公元前 2 世纪，罗马人占领了古希腊地区。古罗马的医学、护理和医护道德也在古希腊的发展基础上，有了很大的进步。古罗马末期，一些贵族妇女在新兴的基督教影响下走出家庭，访贫问苦。主要代表人物是公元 3 世纪的贵族妇女玛赛拉（Marcella）、法比奥拉（Fabiola）和鲍拉（Paulla）。虽然这些贵族妇女的出发点是基于对基督教的信仰，但她们对贫困患者真诚的关爱和耐心的护理对后世良好护理道德的形成产生了积极的影响。

3. 古印度医护道德思想　　古代印度作为文明古国，其医学起源很早，有据可考的就可以追溯到公元前 2000 年的吠陀时代。公元前 5 世纪，名医"印度外科鼻祖"妙闻·苏斯拉他（Susruta）著有《妙闻集》；公元前 1 世纪名医"印度内科鼻祖"阇罗迦（Caraka）著有《阇罗迦本集》，均对医学和护理道德进行了丰富和精辟的论著。如《妙闻集》中说："正确的知识、广博的经验、聪明的知觉及对患者的同情，是为医者的四德。"阇罗迦在《阇罗迦本集》中说：医师治病，既不为己，亦不为任何利欲，纯为人类谋幸福，故医业高于一切。这些论述体现了医学中的人道主义。公元前 225 年，印度国王阿索卡（Asoka）在印度境内设立了多所医院及医学院，要求护理工作者必须具备应有的职业道德，如应热爱自己的职业，对患者有耐心，熟悉各种工作技能等。

4. 古阿拉伯医护道德　　阿拉伯医学的出现和发展，大约是从 6 世纪到 13 世纪。由于阿拉伯医学继承和发展了古希腊以来的医学成就，从而成为世界医学史上的一个重要阶段。在此阶段，医学水平和医疗设施都得到了很大的发展，护士已经成为从事医疗活动的一员，在医生的指导下工作。阿拉伯的医学代表人物是犹太人迈蒙尼提斯（Maimonides），他是阿拉伯有名的医学家、哲学家，同时也是医学道德方面很有影响的代表人物。他的《迈蒙尼提斯祷文》所列道德标准很高，其基本思想是：医师要一切为患者着想，为了人类生命与健康要时刻有医学道德之心，不要因为贪欲、虚荣、名利所干扰而忘却为人类谋幸福的高尚目标。

二、近、现代医学伦理学的诞生与发展

近、现代医学伦理是指欧洲 17 ～ 19 世纪，即资本主义自由发展时期的医学伦理。在这一时期，实验医学兴起和发展，生物医学模式得以确定，西方医学伦理学完成了由古代医德学向近代医学伦理学的转变。

（一）近代医学伦理学概况

近代西方医学伦理学的发展和转变主要受到两方面因素的影响。其一是近代社会结构的巨大变化，资本主义制度的建立所引起的政治、经济、文化的重构，势必改变社会思想和人们的道德观念，而近代哲学、伦理学思想则为医学伦理学的建立提供了理论基础；其二为科学技术，尤其是医学技术的革命，不仅对人体的认识有了根本性的改变，而且也使人们的健康观、疾病观发生了转变。

伴随着近代医学的成长，医学伦理学也有了迅速的发展。17 世纪，英国医师哈维（Harvey），用实

验方法发现了血液循环，于 1628 年发表了《心血运动论》。恩格斯（Engels）说："哈维由于发现了血液循环而把生理学（人体生理学和动物生理学）确立为一门科学"。由古代经验医学发展到近代实验医学，医学作为一门应用科学，得到了飞速的发展和长足的进步。医学道德由古代医家的个人修养，发展到医疗组织集体遵循的道德原则和行为准则。人道主义，也被正式引入医学，作为医学伦理原则渗入医疗活动的各个领域，成为更为广阔范围内的从医行为活动的规范。1791 年，英国帕茨瓦尔（Percival）专为曼彻斯特医院起草了《医院及医务人员行动守则》，后著《医学伦理学》于 1803 年出版。1847 年，美国医学会成立，以帕茨瓦尔的《守则》为基础，制定了医学道德教育标准和医学道德守则，内容包括：医师对患者的责任和患者对医师的义务，医师对医师及同行的责任，医务界对公众的责任，公众对医务界的义务等。19 世纪，自然科学迅速发展，医学基础科学有了划时代的进步，魏尔啸（R·Virchow）细胞病理学的创立，巴斯德（Louis Pasteur）关于病原微生物的研究，摩吞（Morton）麻醉法的发明，利斯德（J·Lister）创伤消毒法的发现以及临床诊断方法的进步等，使欧洲医学真正走上了以现代科学为基础的道路。

（二）现代医学伦理学概况

现代医学伦理是指 20 世纪以来的医学伦理。20 世纪以来，医学的社会化、国际化加强，新的生物、心理、社会医学模式提出，新的医学伦理得以确立。自然科学和社会科学的发展突飞猛进，极大地推动了现代医学的发展。在对历史进行反思、对现实进行探索的基础上，现代医学伦理学开始发展起来。针对第二次世界大战中纳粹对战俘进行强迫性的惨无人道试验的罪行，1946 年制定了著名的《纽伦堡法典》，确立了关于人体试验的基本原则。1948 年世界医学会采纳《医学伦理学日内瓦协议法》，标志着现代医学伦理学的诞生。随后，世界医学会、国际护士会等世界医学组织制定了一系列国际性医学道德规范，这些国际性的医学道德规范推动了现代医学伦理学的发展。

20 世纪 60 年代以来，由于生物医学技术的进一步发展，人们对生命科学和卫生保健领域中的伦理思考已突破了医疗领域的范围，开始从公益论与生命价值论的角度出发，围绕完善和提高生命质量的问题进行思考，思考对象既有原来所有医疗卫生事业提出的伦理问题，也有非医疗卫生领域的问题，如人口道德与环境道德等，推动了当代生命伦理学的诞生。20 世纪 70 年代以来，特别是近些年来，医学伦理学更为医学界乃至社会各界所关注。欧美一些大学的医学院校逐渐开设了医学伦理学课程，并设立了硕士点、博士点；一些著名的国际医学期刊经常在重要版面刊登医学伦理学的文章；世界各国纷纷成立医学伦理学研究机构和医学伦理学组织。

三、护理伦理学的诞生与发展

（一）护理伦理学的诞生

护理伦理学伴随着 19 世纪中后期护理学科的发展而产生和发展。1860 年，弗罗伦斯·南丁格尔（Florence Nightingale）在英国的圣马托斯医院创办了世界上第一所护士学校——南丁格尔护士培训学校，将护理教育从学徒式的教导发展为正式的学校教育。在著名的《护理札记》中，南丁格尔明确阐述了护理职业道德："一个护士必须十分清醒，绝对忠诚，有信仰和奉献精神，有敏锐的观察力和充分的同情心""护士的工作对象不是冰冷的石块、木头和纸片，而是有热血有生命的人类""护士要从人道主义出发、着眼于患者，既要重视患者的生理因素，又要对患者的心理因素给予充分的注意""护士必须尊重自己的职业而且作风正派"。南丁格尔认为，让患者得到更好的护理是护士首要的职业道德。根据南丁格尔的护理道德思想，著名的美国护理教育家和管理家格瑞特（Lystra E. Gretter）于 1893 年编写了《南丁格尔誓言》，原文为："余谨以至诚，于上帝及会众面前宣誓：终身纯洁，忠贞职守。勿为有损之事，勿取服或故用有害之药。尽力提高护理之标准，慎守病人家务及秘密。竭诚协助医生之诊治，务谋病者之福利。谨誓！"在《护理札记》和《南丁格尔誓言》的基础上，护理学界的专家和学者开始不断深入研究护理伦理，逐渐形成了一系列护理伦理原则和规范。

1919年，英国颁布了《护理法》。1953年，国际护士协会制定了第一个正规的护士伦理规范，即《护士伦理学国际法》，并于1965年和1973年进行了重新修订，其中规定：护士的基本任务是增进健康、预防疾病、恢复健康、减轻痛苦；护理的本质是尊重人的生命、尊重人的尊严和尊重人的权利。并从护士与他人、护士与社会、护士与同道、护士与职业这几个方面对护士进行了规定。1968年，国际护士委员会制定了《系统制定护理法规的参考指导大纲》，为各国护士立法提供了权威性的指导。1976年，美国护士协会制定了《护士章程》，并于1985年进行了补充，其主要特点是规定护士应该尊重患者的自我决定权，维护患者的权益，并在此前提下为患者提供护理服务。同时，还严格要求护理人员必须具有专业能力，积极发展提高专业知识，改善护理状况。1977年，英国皇家护理学院发表了《护理研究之人权伦理指引》，1983年加拿大护士学会发表了《护理研究运用于人类的伦理指引》。1988年中国卫生部制定了包括护理伦理规范在内的医务人员道德规范及其实施办法，1994年我国又颁布了《中华人民共和国护士管理办法》，为此护理伦理要求和行为规范得到了进一步的强化和落实。2008年5月，出版了由中华护理学会编制的《护士守则》。2009年2月，全国性护理伦理学学术机构——中华医学会医学伦理学分会护理伦理学专业委员会成立，标志着护理伦理学的学科地位已被业界广泛认可，学科研究步入专业化和规范化的道路。

（二）护理伦理学概述

1. 护理伦理学的概念 护理伦理学（nursing ethics）是研究护理道德的学科，是运用一般伦理学原理解决和调整护理实践与护理科学发展中护士之间、护士与他人之间、护理与社会之间关系的应用伦理学，是护理学和伦理学相融合的交叉学科。

2. 护理伦理学的研究对象 护理伦理学是以护理领域中的道德现象和道德关系为研究对象，而道德现象又是道德关系的具体体现。因此，护理伦理学的研究对象主要包括以下几个方面。

（1）护士与患者之间的关系 在护理活动中，这是最基本、最首要的关系。从总体上说，这种关系是服务与被服务的关系。护患关系和谐、正常与否，直接影响临床护理实践活动的开展，也能够直接影响护理质量，影响医院或社区的护理秩序、医疗质量和社会的精神文明建设。

（2）护士与其他医务人员之间的关系 包括护士与医生、医技、行政管理人员以及与后勤人员之间的多维关系。在护理活动中，护士与上述人员之间有着广泛的联系，构成医院人群的有机整体，彼此之间相互尊重、支持与密切协作，既保护患者的利益，也是护理工作正常开展、医院诊疗护理质量的重要保障。当前，护士与其他医务人员之间的关系中需要探讨、研究的问题涉及诸多方面，包括如何协调医护之间的分工与协作，如何界定医疗差错中的医、护、技的责任等。

（3）护士与社会的关系 护士是医务人员中的一员，也是社会的一员，医疗卫生单位是社会的组成部分。社会对护理工作的重视，对护士工作的认同和尊重，护士对护理工作在社会医疗卫生服务事业发展中意义的认识，都会影响护理工作社会功能的发挥以及护士对社会责任的承担。护士不仅要照顾患者的局部利益，更要照顾到整个社会的公共利益，当患者的局部利益与社会的公共利益发生矛盾时，诸如灾难和特殊情况下卫生资源的分配，重大疫情发生时的可疑致病菌携带者的隔离等，都要从国家、社会的公共利益出发，个人利益要服从国家、社会的公共利益。

3. 护理伦理学的研究内容 护理伦理学研究涉及所有护理职业相关的伦理道德问题，内容丰富，主要研究内容有以下几个方面。

（1）护理伦理学的基本理论 它研究护理人道主义理论、生命价值论、生命质量论、社会公益论和公正论等基本理论。护理伦理学的概念体系、护理道德和护理伦理概念的含义等都是护理伦理学有待深入研究的内容。

（2）护理职业道德规范　护理伦理学研究和规范护理职业道德，包括护理职业道德的基本原则：尊重原则、不伤害原则、有利原则与公正原则；包括护理职业活动中的权利与义务、情感与理智、良心与功利以及胆识和审慎等。

（3）护理道德教育与评价　它包括护理道德教育的原则和方法，护理道德教育评价标准、依据、方式和方法。通过护理道德评价不仅使护理工作者从价值判断的角度认识到什么是善、什么是恶，而且令其在护理实践中能作出正确的行为选择。

4. 护理伦理学的特点　尽管护理伦理学在很多方面相似于医学伦理学，但有其独有的特点。早期的护理伦理学同医学伦理学一样强调和研究医生和护士在医疗活动中的道德，而现代护理伦理学更集中于讨论护士对患者权利的尊重，这一点已经共同反映在了不同国家和地区的护士守则中。布里尔－麦基（Brier－Mackie）指出护理的重点在照顾和促进，而不是疾病治疗，应当树立具有护理特色的道德准则。提倡尊重和关爱的护理态度，强调患者的尊严和权利是护理伦理学的主要特点。

5. 我国护理伦理学发展的现状和挑战　随着我国护理事业的发展和护理专业建设的不断完善，护理伦理学也在不断发展以适应科学技术发展、市场经济变化、人们的健康观念改变和护理模式、护理工作方式的转变。社会的发展要求护理伦理学要不断完善其理论体系和理论内容以指导护理实践，解决护理实践中出现的各种护理伦理问题。当前，我国护理伦理学的发展主要体现在以下几个方面。

（1）伦理原则和规范的制定　1923年，国际护士会在加拿大蒙特利尔召开，为全球的护士制定伦理守则，后因第二次世界大战而停止。1953年国际护理学会首次发布了《国际护士伦理守则》，并翻译成不同国家语言，印制成小开本分发给国际护士会各会员国，该守则反映了当时护理实践所需要的社会普适价值。历经数次修订和确认，2005年完成最新的修订版，体现了不同时代中护士角色以及伦理概念的变化。2008年，中华护理学会在借鉴国内外经验和广泛征求意见的基础上，制订了《护士守则》，作为全国护理工作者的护理伦理及执业行为的基本规范。2009年2月，全国性护理伦理学学术机构——中华医学会医学伦理学分会护理伦理学专业委员会成立，标志着护理伦理学的学科地位已被业界广泛认可，学科研究步入专业化和规范化轨道。然而，对于在日常护理实践中产生的伦理问题，例如：护士如何应对利益冲突或义务冲突；造成紧张医患关系以及护患关系的诱因是什么；护士在遵守道德规范的同时，应采取怎样的应对策略和方法等，这些临床实践中产生的伦理困惑还有待于从护理伦理原则开始进行深入的探讨。

（2）护理伦理教育的发展　1983年，我国护理伦理教育逐渐开始出现，教育的重点是护理伦理学的基本理论和原则、护理道德规范和护患关系，对目前我国临床护理急需的、有关伦理决策和随疾病谱的变化、现代医疗技术的发展而带来的各种新的伦理问题的探讨较少。

（3）医院伦理委员会的发展　在现代医疗过程中，护士经常面临告知病情真相以及行业用药过程中的伦理问题、专业发展和个人权利的冲突问题；现代医疗实践中的敏感问题，如对特殊患者的治疗和护理、科研和实验疗法中的各种伦理问题等，以上这些问题是护理伦理的具体内容。医院伦理委员会为患者、家属和临床医务人员提供伦理咨询服务，分析协调临床实践中出现的各类伦理冲突、医疗纠纷以及形形色色的医学和护理道德难题。

（4）护理科研伦理的发展　护理科研有其独立的学科体系，在研究内容、方法和目的等方面不同于临床医学研究，有其特殊性。护理科研伦理是关于护理科学研究活动中研究人员与受试者之间、研究人员之间、研究人员与社会之间关系中应遵循的行为准则和规范。对于护理研究中研究伦理的审查主要包括：研究者的研究动机是否纯正，是否以促进人类健康为目的；研究是否尊重客观规律，不人为修改统计数据或将研究成果夸大、缩小；是否对研究对象的隐私保密等。护理科研伦理的审查近年来已逐渐严格，然而，在护理科研中是否需要专门的伦理委员会，护理专家在医疗机构伦理委员会发挥怎样的作用，某些生物医学研究伦理准则是否考虑到护理研究的特殊性，在护理科研中，学术不端行为（如剽窃、篡改和杜撰等）的表现、根源和对策是什么等问题仍有待护理伦理学者和护理工作者们的深入探讨和研究。

在中国，护理伦理学作为一门独立的学科体系，还需要对包括基础理论在内的多方面内容进行研究和发展。建立具有中国特色的护理伦理学体系，开展"以问题为导向"的护理伦理研究，识别、分析并回答我国护理实践中存在的理论难题，为21世纪我国护理实践、人文护理教育及护士人才队伍培养提供切实可行的理论基础和操作指南，这将是我国护理伦理学的发展重点。

🌐 知识链接

伦理学定义、对象和体系再思考

伦理学，就其主要研究对象来说，是关于价值标准的科学；就其全部研究对象来说，是关于道德好坏的价值科学，是关于优良道德的科学。伦理学分为元伦理学、规范伦理学以及美德伦理学。元伦理学研究"价值""善""应该""正当"以及"是"或"事实"及其相互关系，从而解决"休谟难题"——能否从"事实"推导出"应该"——提出优良道德规范制定之方法：元伦理学是关于优良道德制定方法的科学。规范伦理学研究如何通过道德最终目的，从行为事实如何，推导出行为应该如何的优良道德规范，规范伦理学是关于优良道德规范制定过程的科学。美德伦理学研究"良心""名誉""品德"，解决优良道德如何由社会的外在规范转化为个人内在美德，美德伦理学是关于优良道德实现途径的科学。

目标检测

答案解析

一、选择题

A1 型题

1. 在下列各项中属于道德意识现象的是（　　）
    A. 道德教育　　　　　　　B. 道德行为　　　　　　　C. 道德信念
    D. 道德修养　　　　　　　E. 道德评价

2. 使人们树立正确的义务、荣誉、正义和幸福观是道德的（　　）
    A. 认识功能　　　　　　　B. 调节功能　　　　　　　C. 平衡功能
    D. 教育功能　　　　　　　E. 评价功能

3. 护理道德的意识现象和活动现象之间的关系是（　　）
    A. 可以互相代替的　　　　B. 可以互相补充的　　　　C. 互不相干
    D. 并列　　　　　　　　　E. 相互依存、相互渗透、不可分割的

X 型题

4. 以下属于护理伦理学研究对象的是（　　）
    A. 护士与患者之间的关系　　B. 护士与医技人员的关系　　C. 护士的家庭关系
    D. 护士与上级护师的关系　　E. 护士与药剂师的关系

5. 道德是人们在社会实践中形成的，用善恶作为评价标准，具体依靠（　）来完善人格及调节人与人、人与自然关系的行为规范体系。

  A. 社会舆论　　　　　　B. 内心信念　　　　　　C. 传统习俗

  D. 经济基础　　　　　　E. 法则

6. 道德的三要素包括（　）

  A. 道德活动　　　　　　B. 道德规范　　　　　　C. 道德素质

  D. 道德关系　　　　　　E. 道德意识

二、简答题

1. 简述道德和伦理的异同。

2. 简述护理伦理学的研究对象和内容。

3. 简述护理职业道德建设的作用。

三、论述题

1. 为什么说护理是关怀照顾的实践？

2. 结合实践谈谈对护理伦理学的初步认识。

书网融合……

本章小结

微课

题库

第二章　护理伦理学的理论基础与基本观点

PPT

学习目标

知识要求：

1. 掌握　护理伦理学基本理论和观点的内涵；护理道德品质的核心内容；医学人道主义的核心内容。

2. 熟悉　护理伦理学基本理论和观点的意义及局限性。

3. 了解　义务论和功利论的分类、道德品质的特点。

技能要求：

1. 能够评价义务论、后果论、美德论的意义和局限性。

2. 运用护理伦理学的基本理论分析、判断、评价护理活动中的伦理问题。

素质要求：

具有良好的护理道德品质；具有人道主义情怀。

护理伦理学的理论基础和基本观点是构建护理伦理学理论体系的基石，深刻理解护理伦理学理论基础并能够在护理工作中践行，有利于提高护理人员伦理分析和决策的能力，培养人文精神，提升道德境界和道德修养。

第一节　护理伦理学的理论基础

案例引导

案例：患者，男，61岁，半年前因左侧身体不适10小时，无力伴语言不清2小时，就诊于某三甲医院，诊断为脑梗死，一月后出院，出院时带气管管套、鼻饲管，需定期给予护理。医院护士主动与社区卫生服务中心医护人员取得联系，说明患者病情及医疗护理注意事项。社区卫生服务中心人员定期上门给予患者气管套管护理，并指导家属使用鼻饲管和帮助患者进行康复锻炼。在护士及患者家属的共同努力下，现在患者的状态越来越好了。

讨论：你认为在护理工作中，美德、义务和效果之间有着怎样的关系？

一、义务论 微课

在护理工作中，护理人员的责任不断被强化，该做什么、不该做什么以及如何做才是道德的，此类问题经常用于讨论和评价护理行为。这些问题的讨论反映了人们对护理人员责任和护理行为本身正当性的关注。责任应当成为义务论讨论的主要内容。

（一）义务论的含义及分类

1. 义务论的含义　义务论源自于希腊语 deon 和 logos，是关于责任与应当的理论。它以道德义务和责任为中心，研究和探讨人该做什么、不该做什么以及如何做才是道德的。道德义务即是人们在道德上应承担的责任。

义务论认为，评价一个行为的正确与否应依据行为本身所具有的特性或行为所依据的原则，道德个体要遵照某种既定原则、规则或事物本身固有的正当性去行动，如果行为的动机是善的，行为就是道德的，例如讲真话、守诺言等。义务论代表人物为德国古典哲学家康德，康德强调道德的先决条件为自由意志，出于善意或义务感的行为必定是好的，行为的好坏不能凭其后果来判断。

⊕ **知识链接**

康德三大道德律令

康德提出三大道德律令，即"普遍立法""人是目的""意志自律"。普遍立法指个人行为的标准必须可以成为普遍规律，如果指导某一行为的规则不能普遍化，为一切人所奉行，那么这个行为就是不道德的；人是目的即必须把人当作目的，而不仅仅当作手段；意志自律即道德主体不受外界因素制约，为自己规定法则。

在我国古代，义务论的观点主要出现在儒家学说中。孔子曰："君子喻于义，小人喻于利"（《论语·里仁》），反映了儒家重义轻利的思想。《孟子》中记载孟子见梁惠王，王曰："叟不远千里而来，亦将有以利吾国乎？"孟子对曰："王何必曰利，亦有仁义而已矣"（《孟子·梁惠王上》）。荀子说："义与利者，人之所两有也。……义胜利者为治世，利克义者为乱世"（《荀子·大略》）。西汉董仲舒在《春秋繁露·对胶西王越大夫不得为仁》中写道："仁人者，正其道而不谋其利，修其理而不计其功。"这些都说明了儒家的义务论观点。

2. 义务论的分类 义务论可以分为行为义务论和规则义务论。

（1）行为义务论 是指依据个人的直觉、良心和信念来判定行为是否符合道德，强调直觉的重要性，因此又被称为义务直觉主义。行为义务论者认为没有任何的普遍道德规则或理论，只有我们不能加以普遍化的行为、情况和人，人们在某一特殊情况下所作的决定基于自己所相信或感觉应当采取的正确行为。行为义务论肯定了良心、直觉在判定行为是否道德中的作用，但也陷入主观性困境，因为一个人的良心、直觉和信念的正确性难以判定，并会在相当大的程度上受文化和环境的影响，在不同境遇下作出的决定有可能存在偏差。

（2）规则义务论 是指必须根据道德原则来确定个体行为是否合乎道德。规则义务论者认为，道德原则具有普遍适用性，只有符合具有普遍性的道德原则的行为，才具有道德意义。原则与规范的指引作用远比过去的经验重要。

（二）义务论的意义与局限性

义务论作为伦理学的重要理论，在中西方伦理思想史上无论在理论层面还是实践层面都具有重要意义，同时也具有一定的局限性。

1. 义务论的意义

（1）明确义务，指导行为 义务论的表达形式是应该做什么、不应该做什么，非常容易被人们所理解和接受。所以，义务论对人们的道德活动具有重要的指导作用。

（2）促进道德主体的自我完善和提升 在人们的道德活动中，一旦道德义务升华为道德责任感，道德主体即具有了积极向上的推动力，便会自觉履行道德义务，促进自我的完善和提升。

（3）调节社会关系 义务论所包含的道德义务产生于人们的社会实践活动，并经过历史检验证明对调节社会关系具有重要作用。

2. 义务论的局限性 随着社会的发展和医学技术的不断进步，义务论在应对新的医疗情境中出现的问题时，也暴露出了自身的局限性。

（1）忽视了动机与效果的辩证统一 义务论把道德义务绝对化，过分强调义务、动机的道德评价作用，否认行为的结果在道德判断中的作用，忽视了动机与效果的辩证统一，并有可能使道德原则成为一种纯粹的形式，容易导致主观、片面的倾向。在现实生活中，好的动机并不能总是带来好的结果，坏的动机也并非真如人们预计的那样出现不良后果。况且，动机存在于人们的思想意识之中，难以被观察，不易作判断。因此，仅仅根据动机判断一个人行为的道德与否是非常困难的。

（2）面临对个人尽义务与对社会尽义务的矛盾 行为义务论依据直觉判断行为道德与否，不能对同类情境中的道德问题形成具有普遍意义的解释力。现代医学与社会的联系日益密切，新产生了许多复杂的护理问题，对传统义务论构成了挑战。例如在仪器的使用日益普遍的条件下，护士的责任的确定、护士自身魅力和道德动机的重建等，都是义务论所面临的难题。义务论为护理伦理学确立了具有普遍性的道德原则，为护士在护理实践活动中的善良动机提供了道德辩护。然而，在社会生活中，不同层次的义务之间有时存在矛盾，当对个人的义务与对社会的义务相冲突时，义务论常常难以应对。

（3）忽视了权利与义务的辩证统一 义务论强调护士对患者的绝对性和无条件性，忽略了患者的义务。在调解患者与护士的纠纷时，社会和管理机构更加重视患者的利益诉求，对护士的合理权利缺乏应有的保护，使护患关系更加复杂。

（三）义务论在护理实践中的应用

由于医学的目的是为患者服务，这种利他性决定了义务论在医疗实践中的重要地位。

首先，义务论明确了护理人员应该做什么，履行什么义务。康德曾明确地把"我应该做什么"作为义务论要回答的问题。把这个问题引入护理工作中，就是要回答护理人员应该做什么或者如何做才是道德的。

其次，义务论强化了护理人员的道德自律意识。在护理活动中，要求护理人员对护理道德原则和规范有基本的认识，并将其内化为自己的自觉意识，自觉地履行责任。

再次，义务论培养了具有优良道德品质的护理工作者。护理人员的道德义务源于护理实践，经过长期的护理实践活动证明是必要和有益的，义务论强调护理人员对患者的责任，注重的是良好动机的培养和行为的严谨，在此过程中提高了护理人员的道德品质，培养了一代代具有优良品质的护理工作者。

⊕ **知识链接**

《日内瓦宣言》中明确提出："我要为人道服务，神圣地贡献我的一生。我要凭自己的良心和庄严来行医，我首先考虑的是患者的健康。我绝不允许宗教、国籍、政治派别或地位来干扰我的职责和与患者之间的关系。我决不将我的医学知识用于违反人道主义规范的事情。"

二、后果论

后果论（consequentialism）是强调以行为后果作为判定行为是否符合道德的最终依据的伦理学理论，又称效果论。后果论认为不必过多考虑行为产生的出发点和动机，判断某项行为正当与否的根本依据是行为的后果，道德行为就是要带来好的结果。后果论中最具代表性的理论是功利论（或称功利主义）和公益论。

（一）功利论

1. 功利论的含义和分类

（1）功利论的含义　功利论（或称功利主义）是主张以人们行为的功利效果作为道德价值的基础或基本评价标准的伦理学理论。其主要代表人物是 19 世纪英国哲学家杰里米·边沁（Jeremy Bentham）和约翰·密尔（John Stuart Mill）。功利主义认为，一个行动在伦理上是否道德，要看它的后果是什么，后果的好坏如何，如果一个行动的后果是好的，那么这个行动就是道德的。

功利主义的最基本原则是大多数人的最大幸福。其一，它强调判断后果好坏的标准是快乐和幸福，也就是一个行动是带来快乐和幸福，还是带来痛苦和不幸，能够带来快乐和幸福的行为就是道德的；其二，它强调大多数人和最大幸福，道德行为就是能够给大多数人带来最大的幸福或者快乐的行为。

（2）功利论的分类　功利主义可分为行为功利主义和规则功利主义。

1）行为功利主义　也称为行动功利主义，认为所有的人及其处境都不相同，人的行为是理性而自主的，判定行为道德与否的标准是行为是否带来有效用的后果。不同的条件下道德的行为也不同，人在选择行为时，必须估量自己的处境，直接根据功利原则行动，即选择一种不仅为自己，而且能为所有与此相关的人带来最大的好结果，并能把坏结果减少到最低限度的行为。例如在医疗活动中，医务人员应该对患者如实告知病情，但现实中并非如此，有时候需要"善意的谎言"来隐瞒病情，让患者获得最大利益。但是，行为功利主义把人与人之间的关系，看成是一种"施舍利益与接受利益"的关系，不仅具有负面性，而且容易形成错误的价值引导。同时，在具体情境中的个体行为的后果受多种因素的影响，行为结果的好坏在行动前并不能完全准确地判断，而以实际最大效益作为道德判断标准，必然导致道德相对主义和实用主义，使社会道德失去普遍性和客观性。

2）规则功利主义　强调规则在道德中的重要性，认为判定行为的对错要依据其是否符合相应的道德规则，主张在任何道德境况中，都必须遵循道德规则去行动。即使在某些特殊的情况下，遵循普遍规则（例如"说真话"）会导致不好的结果，这一规则也应当遵循，因为这样做维护了道德规则，会给大家带来更大的好处。规则功利主义把义与利结合起来，认为道德规则不能脱离功利，强调道德规则的普遍性和严肃性，主张在遵循道德规则的前提下谋取利益，克服了行为功利主义的随意性。与义务论不同，规则功利主义强调为个体增进最大的普遍善来决定所采取的规则，这就是说，问题并不在于哪一个行为具有最大的效用，而在于哪一条规则具有最大的效用。功利原则在通常情况不是用于决定应该采取什么样的特殊行为（这通常是由规则来决定的），而是用于决定采取什么样的规则，必须在功利基础而不是在任何其他基础上来选择、维持、修改和更换规则，功利原则仍然是终极标准，但要从规则的角度而不是从具体判断的角度来引用这一原则。

2. 对功利论的评析

（1）关于功利论中的快乐标准　功利论所说的行为的效用是以该行为能不能带来快乐为标准。通过列举一切可供选择的办法并计算每一种办法可能的后果，即对自己和别人产生了多少幸福和不幸，最后比较这些后果，找出导致最大幸福和最小不幸的办法。但是，快乐、幸福或是不幸，各存在于人的主观感受之中，不同的人感受不同，因此，无论在性质上，还是在数量上的判断都缺乏客观标准，很难加以评判。

（2）功利论在实践中的困难　单纯依据行为的后果进行道德评判是有困难的。例如杀掉一个身体健康、智力有障碍的年轻人，将他的器官分别移植给因心脏、肺脏、肝脏、右肾、左肾衰竭的对国家已经作出巨大贡献的科学家，按照功利论的计算方法，其效用很大，但直觉告诉我们这样做是有问题的，这一行为本身缺乏正当性，并且破坏了"不能杀死无辜的人"的规则。同时，也带来了对少数人的不公正。因此，不能单纯依据效用采取行动，也不能单纯据此作出道德判断。

总之，对后果论的批评主要集中在两个方面：一是后果或效用难以定量和计算，也难以预测。种种不同的后果和效用如何能还原为一个单位进行计算呢？这几乎是不可能的。二是有可能导致社会不公正。如果我们选择一个我们认为可能导致"大多数人最大幸福"的行为，那么对于没有从这种行为中受益的处于弱势地位的少数人就是不公正的。

（二）公益论

1. 概念　公益论即根据行为是否符合社会公共利益来进行道德判断的理论，强调道德规范必须直接有利于人类的共同利益。

公益论主张从社会、人类和后代的利益出发，公正合理地分配医疗卫生活动中的资源，要求医务人员既对患者负责，也对社会、人类、后代负责，在卫生政策、卫生发展战略的制定过程中遵循公正、合理的原则。

2. 公益论的主要内容

（1）经济效益与社会效益的统一　强调坚持经济效益与社会效益并重，社会效益优先。医疗卫生服务作为公益性事业，尤其要注重社会效益。

（2）当代利益与后代利益的统一　提倡可持续发展，不仅对当代人的健康负责，也要为后代创造良好的生存和生活空间。

（3）个体利益与群体利益的统一　公益论着眼于群体的利益，绝大多数人的利益，要兼顾到社会、集体、个人的利益。

（三）后果论在护理实践中的应用

运用后果论的基本思想分析和解决护理实践中的问题：①培养护士的效益理念，指导护士正确分配医疗资源。功利主义主张医护人员要以患者和社会的利益、大多数人的健康利益为道德标准，即把对患者和社会大多数人的健康利益的满足作为判定护理行为的基本道德价值尺度，促使护士将患者和社会人群的生命健康利益放在首位。同时，对其行为后果进行价值分析和判断，将有限的卫生资源按照符合社会整体利益的方向进行分配，从而避免浪费。②培养人性化的护理管理理念。功利主义的伦理思想使护理管理者能兼顾到护理行为后果对护士的影响，从而保护护士自身的正当利益，尊重护士的价值，调动护士工作的积极性，使护理管理工作更加人性化。

但是，由于后果论的局限性，护士在其影响下容易出现过于偏重后果及其所带来的利益，而忽视了动机以及经济社会其他因素在护理过程中的作用，导致利己主义和小团体主义思想的滋长。

三、美德论

美德论的历史源远流长，古希腊哲学家亚里士多德最早构建了较为完整的美德论体系。

（一）美德论的含义

在伦理学中，美德是一种道德意识概念，是对个人或社会集团良好的、稳定的道德品质所作的概括说明。美德与德性密切相关，德性（virtue）意为良好的性格和美德。所以美德论也被称为德性论或品德论。

美德论是美德伦理学的理论体系，它是研究做人应该具备的品格、品德、品性的理论，是一定社会的道德原则和规范在个人思想和行为中的体现，是一个人在一系列的道德行为中所表现出来的比较稳定的特征和倾向。美德论告诉人们什么是道德上的完人以及如何成为道德上的完人。

不同时代、不同阶级对美德有不同的理解。如我国封建社会，忠君被统治阶级奉为美德，而农民则把勤劳看作美德；古希腊的智慧、勇敢、节制、正义为四大美德；中世纪基督教伦理学则以信仰、希望、仁爱为三种基本美德。

（二）美德论的特点

美德论是传统医学道德的基本理论之一，古希腊的伦理思想和我国的儒家思想都讨论了人应具备的美德和如何修养这些美德。美德论主要有以下特点。

1. 伦理认识的对象集中于独立个体的品德 以个体为道德主体和载体，把道德与有道德的人等同起来；重视人的道德主体性，强调自由、自律和负责精神。在解释个人品德的来源上，有天赋说、养成说和神授说等不同观点。

2. 把品德价值视为人的价值的一个部分 美德论不但把品德好坏作为区分人与非人的界限，而且还将其作为衡量人的价值的重要标准，同时把人的美德作为价值追求的目的。

3. 美德论重视个体道德心理分析 伦理认识中，美德论认为道德表现于人的言谈举止及人的品性之中，重视知、情、意等理性和非理性因素对行为选择的影响，以心理学为伦理学之基础。

4. 重视品德范畴的体系建构和实际应用 美德论有一套反映品德现象的特殊语言系统，并与其他的知识性语言系统相区别。

（三）美德论的意义

美德论强调个体的道德品质和良好的道德修为，以及通过何种方式使人成为有德性的善良的人，并认为良好的品德有利于主体的道德实践。一个具有良好道德品质的人会主动严格要求自己，不仅使自己的行为符合基本的道德要求，而且有可能实现升华，达到较高的道德境界。相反，如果一个人的道德品质有问题，即使设计了非常完备的制度、规范，他也有可能为了一己私利想办法钻规范制度的空子，做出违反道德的事。美德论对护理实践具有重要的指导意义。

1. 强调道德品质在护理实践中的重要性，促使护理人员注重自身品格的提升，加强自身道德的完善。

2. 以护理人员良好的道德品质做基础，促进其对护理道德原则、规范的遵守，使其行为符合基本的道德要求。

3. 激励护理人员对道德的更高层次的追求，使护理行为超越基本的道德要求，达到更高境界。

（四）道德品质和护理道德品质

美德论是关于道德品质的理论，道德品质是美德论的核心要素，具备良好的护理道德品质是对护理人员的基本要求。

1. 道德品质

（1）道德品质的含义 道德品质是一定社会和一定领域的道德原则和规范在个人思想和行为中的体现，也是一个人在一系列道德行为中表现出来的比较稳定的特征和倾向。道德品质包含了道德认识、道德情感、道德意志、道德信念和道德行为。

（2）道德品质的特点

1）普遍性与特殊性 道德品质是个体在理解和接受一定的道德原则、规范和要求的基础上，将其转化为道德行为和道德习惯的结果。道德品质反映了一定社会集团在某一特定时代对个体的道德要求，具有普遍性的特点。但是，由于个体在性格、环境等方面的差异，道德主体在接受社会道德要求时，具有一定的差异。所以，道德品质又因人而异，具有极强的个性。任何一个人的道德品质既是社会普遍准则的反映，也体现着道德主体的个性，是普遍性与特殊性的统一。

2）稳定性与可变性 道德品质一旦形成，便具有相对的稳定性，使个体在不同场合、不同情境中常常表露出对事物或人的一贯态度和倾向。但是，这种稳定性也不是绝对的、一成不变的。随着社会环境及时代的变化，人们对良好道德品质的认识会发生变化，道德个体会倾向于形成社会公认的良好品德。同时，道德品质形成后还需要不断保持和完善，如果不注意也有可能失去已有的好品质。因此，道德品质表现出了稳定性和可变性的统一。

3）相关性与连贯性　人的道德品质是一个由诸多要素构成的复杂系统，这些要素不是孤立存在的，而是相互联系、相互贯通、相互渗透、相互制约的。某一道德品质的存在和完善有赖于其他品质的存在和完善的程度，这反映了道德品质相关性的特点。同时，道德品质又具有连贯性，某一道德品质的缺失或变化会影响到其他品质，甚至使已经具备的道德品质发生变化。因此，道德品质是相关性与连贯性的统一。

2. 护理道德品质

（1）护理道德品质的含义　护理道德品质是指护理人员对道德原则和规范的认识，以及基于这种认识所产生的具有稳定性特征的行为习惯，它是护理道德认识与护理道德行为的统一。

（2）护理道德品质的内容　在长期的护理实践中，形成了一系列社会公认的护理人员应该具备的道德品质，主要有以下内容。

1）仁慈　指仁爱慈善，具体来说就是有同情心，关心患者，坚持以患者为本。古代"医乃仁术"的行医宗旨及医德原则便体现了仁慈的基本要义。唐代名医孙思邈强调医生必须"先发大慈恻隐之心，誓愿普救含灵之苦"。我国明代医家陈实功在所著的《医家五戒十要》中提出："贫穷之家及游食僧道衙门差役人等，凡来看病，不可要他药钱，只当奉药。再遇贫难者，当量力微赠，方为仁术。"仁慈是护士的基本美德，体现了医学人道主义的思想。

2）诚实　指坚持真理、忠诚护理科学，诚心诚意对待患者。唐代名医孙思邈在《大医精诚》中，用一个"诚"字来概括和诠释"大医风范"，即忠诚服务对象，热爱护理事业，实事求是，信守承诺。护士在执业过程中要诚心维护服务对象的健康利益，一切为了患者。在护理实践中，自觉抵制弄虚作假、背信弃义、欺诈取巧的不良风气，有了差错要敢于承认并吸取教训。

3）审慎　即周密谨慎，指护士的工作态度应严肃认真，工作中要有周详缜密的思维，有审慎负责的工作作风。在进行护理工作之前周密思考，护理服务过程中小心谨慎，护理任务完成后及时反思提高。在言语和行动上要谨言慎行。我国古代大医药家李时珍把"用药"比作"用刑"，"谈即便隔生死"稍有不慎就有可能危害患者生命，以此说明审慎的重要性。审慎作为一种美德无论是对待患者、同事还是专业操作，都是不可或缺的。

4）公正　即要求护士对待患者要一视同仁、协调护理关系、分配卫生资源要公平合理，在工作中坚持原则，不抱成见，不徇私情。《希波克拉底誓言》中提出"无论至于何处，遇男或女，贵人及奴婢，我之唯一的目的，为病家谋幸福"，表达了对"公正"的珍视。

5）廉洁　指医护人员品行端正、作风正派、不谋私利。在护理工作中办事公道、不图钱财、不图谋私利，将挽救生命作为应该履行的职责。合理获取收入，不接受患者或家属送的钱物，更不向患者索要或暗示性索要财物。

6）进取　即刻苦钻研护理技术，不断加强业务知识与技能的学习。护士进行护理工作的基础是广博的护理专业知识和娴熟的护理技能，只有刻苦学习，不断更新知识，虚心学习，开拓创新，积极思维，勇于探索，不因循守旧，才能不断提高护理质量。

（3）护理道德品质的形成　护理道德品质的培养和形成是一个长期的、逐步发展的过程，是主客观因素共同作用的结果。护理道德品质的培养需要从主客观两方面入手。一方面，创造道德品质形成的良好环境。生活在一定的社会环境、物质生活条件下的个体，其思想观念、行为举止会受到社会生活的影响，护理道德品质的形成必然受到社会环境和物质生活条件的影响。同时，社会通过各种宣传教育活动把一定道德要求渗透到每个个体的思想意识中，以此实现客体对主体道德的影响。因此，良好的道德环境尤其是医疗环境，对护理道德品质的形成具有重要意义。另一方面，要提高道德主体的自觉修养能力。首先，提高道德主体对道德理论、原则、规范的认识，培养其道德判断和选择的能力，把社会的道德要求变为主体的自觉意识。其次，通过自我教育和社会实践活动，把外在的道德要求转化为主体的内在要求。

第二节　护理伦理学的基本观点

⇒ 案例引导

案例：美国迈阿密曾发生一起不寻常的诉讼案。患儿，女，一出生医生便发现她的背部有个红色肿瘤，如果不进行手术，脊髓液流到脑中将造成致命感染或畸形发育。若实施手术，其下肢将瘫痪。是让她自然地死去还是使她尽可能长久地活下去，她的父母和医院方面请求法官公断。其父母的意见是考虑到孩子长大后将受到的社会压力和心理压力以及成为家庭的负担等，最后决定不进行手术，让孩子自生自灭。可是医院方面不同意，说手术有成功的可能，患儿可能长大成人。医生们同时也承认孩子将终生瘫痪，但他们坚持要为孩子进行手术。

讨论： 1. 医院和患儿父母的决定基于何种不同的生命观念？

2. 面对生命取舍时，应如何权衡生命的神圣性、生命质量和生命价值？

一、生命观

生命观是关于生命存在、目的和意义的基本态度和观点，包括生命神圣、生命质量和生命价值三种基本观点。

（一）生命神圣论

1. 生命神圣论的含义及其产生的历史基础

（1）生命神圣论的含义　生命神圣论（theory of divine life）强调人的生命具有至高无上、神圣不可侵犯的道德价值，主张在任何情况下都要保护和延长生命，不可损害生命。我国古代《黄帝内经》中提到"天复地载，万物悉备，莫贵于人"。唐代名医孙思邈提出"人命至重，有贵千金，一方济之，德逾于此"。这些经典论述都反映了珍惜爱护生命的生命神圣观念。

（2）生命神圣论产生的历史基础　生命神圣论的形成及发展是一个历史过程，其产生的基础主要有以下几个方面。

1）生命的短暂性和唯一性引发的对生命的珍视　生命神圣思想起源于人类社会早期，当时生产力水平低下，人类对于抵御自然灾难和自身疾病的能力极其有限，面对短暂而有限的人生，人们形成了"人的生命极为宝贵，应该珍重人的生命"的观念。

2）医学科学的发展及欧洲文艺复兴运动的兴起　近代医学科学的发展和欧洲文艺复兴运动对生命神圣观的发展起到了直接的推动作用。实验医学的发展使生命的奥秘逐渐得到揭示，为维护和尊重生命奠定了科学基础。同时，欧洲文艺复兴运动唤起了人们对自身价值的重视和对自由、平等、人权以及人格尊严的渴望，在客观上为生命神圣的观念提供了政治及理论依据，使其进一步系统化、理论化。

2. 生命神圣论的历史意义和局限性　生命神圣观念具有重要的历史意义，但同时也存在着其自身固有的局限性，正确理解和评价生命神圣论的意义和局限性有助于人们对生命神圣性的客观认识。

（1）生命神圣论的历史意义

1）从道德角度强化了医学及护理学的宗旨 生命神圣论强调生命宝贵，当生命受到伤害时，就需要医疗护理人员用医学知识、医疗技术来护佑生命。古人将医学事业的社会目标概括为"使人生""医者，生人之术也"。当代医学及护理学的宗旨强调把服务对象看作一个具有生理、心理、社会特征的全方面的人，帮助他适应社会和自然环境，从而达到生理、心理、社会的最佳的生命健康状态，这都是基于对生命的尊重和关心。随着人类文明的进步、医学科学的发展、医学技术的成熟，生命神圣的理念更成为医学及护理道德的认识基础。它使医护工作者认识到，人的生命具有至高无上性，生命是第一重要的，离开了生命，世界上万事万物就失去了存在的意义。生命神圣论有利于医护人员树立珍重生命、爱护生命的道德观点和救死扶伤的神圣理想，努力探求诊治疾病的新方法，积极建立维护人类健康的医疗卫生服务体系。同时生命神圣论促进了人类的生存、繁衍、发展和壮大，唤醒了世人尊重、关心、重视生命的良知，为医学护理事业崇高而伟大的职业特性奠定了理论基础。

2）为医学人道主义理论的形成发展奠定了思想基础 生命神圣的观念要求人们热爱和珍惜生命，尊重患者人格、平等待人、济世救人，成为医学人道主义理论形成和发展的重要思想基础。

（2）生命神圣论的局限性

1）生命神圣论具有时代性和阶级性 人的生命并不总是绝对神圣不可侵犯的。在人类社会早期，中青年人的生命是神圣的，老年人的生命并不神圣。例如有记载显示，原始社会一些部落在没有食物、生命受到饥饿威胁的时候，会先吃掉老年妇女，显示了生命神圣观念的时代性。在阶级社会里，生命神圣观具有强烈的阶级性，战争中敌对双方的互相残杀，并不把对方的生命视为神圣。在现实生活中当某人对社会、对他人的危害大到一定程度时，其生命的神圣性就有可能丧失。

2）面临高速发展的现代科学技术的挑战 现代高科技的发展为人类控制生命提供了更多可能，也使生命的存在和延续变得多元而复杂，医学面临众多伦理难题：能否对人口进行数量和质量控制？在医疗卫生资源供不应求的情况下，医疗机构或医务人员，依据什么标准和原则来分配稀有卫生资源、谁有权优先获得、其伦理学的根据又是什么等。依据生命神圣论难以完成对这些问题的理论分析、道德评判和现实决策，生命神圣论面临快速发展的高科技的挑战。

（二）生命质量论

1. 生命质量论的含义 生命质量论（theory of life quality）是主张以人的自然素质（体能和智能）的高低、优劣为依据，来衡量生命对自身、他人和社会存在价值的一种伦理观。

生命质量，主要是指人的生命的自然质量。从医学角度上讲，对生命的质量可从体能和智能两方面来加以判断和评价。生命质量的标准可分为三个基本层次，即主要质量、根本质量和操作质量。主要质量是指个体身体和智力状态，体现了人的生物性特征；根本质量是指生命的意义与目的，体现了与他人在社会、道德层面的相互作用。操作质量是指利用智商、诊断学的标准来测定智能、生理方面的人性质量，如国外用智力测定法衡量人的智力状况。

2. 生命质量论产生的历史背景 20世纪50年代，随着社会发展，尤其是生物医学技术的进步，生命质量的观念逐渐形成，其产生的历史条件主要包括：①现代生物医学技术的发展。20世纪50年代，人类遗传学、分子生物学等新学科的兴起为人类生命质量的改善提供了技术保障，也越来越引发人们思考生命质量问题。②强烈的社会需求。随着社会的现代化乃至进入后现代化社会，制约人类发展的不利因素如人口问题、资源及环境问题等，时刻威胁着人类的生存质量，成为人们关心的迫切问题，生命质量日益引起关注。

20世纪50年代末，美国经济学家（Calbraith J. K）首先提出生命质量（quality of life，QOL）的概念。社会学意义上的QOL分为宏观、微观两个层次：宏观层次研究人口群体的生活质量，如世界、国家和地区人口的生活质量；微观层次研究个体和家庭的生活质量。20 世纪 70 年代末，医学领域广泛开展了生命质量的研究工作，探索疾病及治疗对生命质量的影响，形成了健康相关生命质量（health related quality of life，HRQOL）的范畴。HRQOL 不仅关心患者的存活时间，而且关心患者的存活质量；不仅考虑客观的生理指标，而且强调患者的主观感受和功能状况；不仅用于指导临床治疗，而且还用于指导患者的康复和卫生决策。生命质量论认为生命质量是生命存在的前提和基础，人们不应该只是单纯地追求生命的数量，更应该关注生命的质量。

3. 生命质量论的意义和局限性

（1）生命质量论的意义

1）人们对生命的认识得以完善和提升　由传统的生命神圣到对生命质量、生存状态的关注，人类已经认识到生命质量对其自身和社会发展的重要作用，表现出了对生命认知的完善和提升。

2）促使医务人员追求高质量的生命　使医务人员认识到，医疗卫生工作不仅要解除患者的病痛，维护和延长患者的生命，而且还要尽最大努力促进患者的康复和提高生命的质量，争取使其处于最佳的生命状态。

3）为医疗决策提供了理论依据　面对不同生命质量的患者，如严重缺陷新生儿、不可逆危重患者等，是继续救治还是放弃治疗，生命质量的客观标准为人们提供了重要依据。

（2）生命质量论的局限性　首先，生命质量论强调依据人的自然素质评判生命的价值。就一般意义而言，两者是一致的。但存在身体的自然素质（智能和体能）很高，给他人和社会带来的价值却很小，甚至是负价值的情况；也存在人生命质量很低，但价值很高，甚至超过常人的情况。因此，不能单纯依据生命质量进行判断，必须与生命价值结合起来。其次，对生命质量的极端态度有可能带来对生命的歧视和不公正对待，例如通过强制绝育的手段限制智力障碍者的生育，以避免生出所谓生命质量差的后代，或者以追求优质生命的名义放弃对缺陷新生儿的救治，而这种缺陷并不会影响婴儿今后的正常生活。此类情况都是难以接受的，无法得到伦理学上的支持。

（三）生命价值论

1. 生命价值论的含义　生命价值论（theory of life value）是以人的内在价值和外在价值的统一来衡量生命意义的一种伦理观。生命的内在价值是生命拥有的对自身具有效用的属性，体现生命对自身的效用，是生命价值的前提和基础；生命的外在价值是生命拥有的对他人和社会具有效用的属性，体现生命对他人和社会的效用，是生命价值的目的和归宿。人的生命价值是生命的内在价值和外在价值的统一。

2. 评价生命价值的标准　衡量人的生命价值主要看其外在价值，即对他人和社会的贡献。一个人对社会的贡献越多，价值就越高，生命也就更有意义。当然，生命是复杂的，人的认识也是复杂的，对生命价值的判断会受到各种主客观因素的影响。在评价一个人的生命价值时，必须保持全面、冷静和审慎的态度，尤其不能以生命价值的高低决定生命的取舍，例如对于患有"不治之症"的晚期患者是否可以终止或撤销治疗。

3. 生命价值论的意义

（1）有利于全面认识人的生命价值　生命价值论认为，生命质量固然影响生命价值，但一个人生命价值的高低主要依据其对社会贡献的大小。将生命的物质价值、精神价值和人性价值作为衡量生命个体效益和社会效益的尺度，为全面认识人的生命以及医务人员医疗、护理等行为的选择提供了理论依据。

（2）有利于医学和社会的发展　生命价值论使医学从关注人的生理价值和医学价值进一步扩展到关注人的社会价值，使医学道德的观念从维护生命存在的维度上升到提高生命质量和价值的维度，推动了现代医学科学的发展和社会的文明进步。

医疗高新技术的应用引发了人们对医学目的的思考。从医学发展史看，医学所做的一切，都是为了促进人的生命健康和幸福，为了促进人的生存和发展。医学的终极目的是人，医学的发展最终还是以是否促进人的发展来衡量的。因此，当医学的发展与人的发展出现不和谐或相冲突的情况时，生命价值论有利于人们作出正确抉择，使医学保持对人的敬畏和尊重。

生命神圣论、生命质量论和生命价值论是人类社会发展不同阶段的产物，其形成和发展过程是人类生命伦理观不断完善的过程，是在继承基础上的更新和完善，是人类对自身生命认识的不断飞跃。生命价值论为医务人员处理大量临床工作难题，如不可逆危重患者的救治、缺陷新生儿的处置等，提供了新的思路，对社会的文明和进步产生了积极的影响。

（3）有利于医疗行为的选择　在医疗卫生资源供不应求的情况下，医务人员依据什么标准来分配稀有卫生资源呢？谁有权优先获得？其伦理依据又是什么？这是当今卫生资源微观分配的难题之一。而对稀有卫生资源，是以病情轻重缓急为标准，还是以患者社会地位的高低、才能大小为标准？是以人的生物学生命质量为标准，还是以人的社会学生命质量为标准？生命价值论引导我们进行理性思考并提供了决策的依据。

（四）生命观在护理实践中的应用

生命神圣论是人类对于生命认知的基础，生命质量论与生命价值论在肯定生命神圣的基础上，追求生命的质量与价值，补充、完善了生命神圣论。生命质量论与生命价值论在生命神圣论的基础上，使医学的目的呈现多元化趋势，强调以维护和促进人类的健康为医学的根本目的，同时兼顾个人生命的自然属性与社会属性，将医疗与护理服务对象的范围由单个的人扩展到社会群体。在实践中，应将三种理论结合起来，实现对生命的完整和全面的认识，对生命问题进行客观和科学的伦理评估和判断。例如在分析晚期癌症患者是否该继续接受治疗的问题时，要以生命神圣为根本，尊重患者的生命，不放弃治疗；但也要根据生命质量与生命价值的有关理念，解决患者的痛苦，提高患者的生存质量，不过度使用治疗措施。应根据患者的具体情况，将患者的生命视为"生物—心理—社会—环境"的统一，采用合理的方法对晚期癌症患者进行适度的治疗。

二、人道主义

（一）人道主义基本内涵

人道主义是起源于 14 ~ 16 世纪欧洲文艺复兴时期的一种思想体系。当时的先进思想家为了摆脱教会和经院哲学的思想束缚，提倡关怀人、爱护人、尊重人，以人为中心，反对禁欲主义，提倡个性自由，这些构成了人道主义的基本内容。18 世纪法国资产阶级革命时期，启蒙运动的思想家们又进一步把人道主义具体化为"自由""平等""博爱"的口号，要求充分实现发展人的天性的权利。人道主义广泛地反映在当时的哲学、政治、文学、艺术等领域，被视为反对封建制度和宗教势力的思想武器。

（二）医学人道主义

由于医学本身即是一种人道的事业，医学人道主义成为其古老的传统，体现在医疗实践中的各个环节，得到医学界的广泛认可。1949 年世界医学会采纳的《日内瓦协议法》中首先提出，医生的职责是："……把我的一生献给为人道主义服务。"

1. 医学人道主义的内涵　医学人道主义是指在医学领域内，特别是在医务人员与患者的关系中，医务人员关心患者健康、重视患者生命、尊重患者人格和权利、维护患者利益和幸福的伦理思想。

2. 医学人道主义的内容　中外各个时期的医家所倡导的护理道德，无不体现着人道主义的思想和精神。但是，由于受到社会历史文化环境及医学自身活动的限制，医学人道主义在不同时代具有不同的特点及表现形式，大体经历了古代朴素医学人道主义、近现代医学人道主义和当代医学人道主义几个发展阶段。

（1）古代朴素医学人道主义　这一时期的医学人道主义思想源于人类对生命的追求和渴望，对患者的同情和关切，是对患者朴素的情感流露。其特点是：①具有朴素性；②水平有限；③带有宗教迷信色彩。主要表现为对患者的关心、同情、仁慈、救人活命等。

（2）近现代医学人道主义　近代医学进入实验医学阶段，为医学人道主义的发展提供了科学基础。无论是在广度和深度上，还是在内容和形式上，医学人道主义都比古代有了进一步的发展。这一阶段医学人道主义的特点是：①冲破了宗教神学的束缚，面向自然，面向人本身；②重视科学和临床经验的积累；③以人为出发点，把为患者治病、维护患者的健康和生命作为神圣使命。但是近代医学人道主义更多关注于生命的自然属性，忽视了生命的社会属性。

（3）当代医学人道主义　当代医学人道主义将人作为具有自然属性和社会属性的完整的人予以关注；人道主义关怀的对象由单个患者扩展到社会；医学人道主义的践行，由临床医生扩展到所有的医务工作者，并强调医学是全人类的事业。医学人道主义的内容更加具体、全面，其特点是：①强调医学是全人类的事业，把人的生存权和健康权看成是基本人权的重要内容，坚决反对将医学作为政治斗争的工具去残害人；②医学人道主义的思想内容更加全面、具体。当代医学人道主义不仅是医学伦理学的一条基本原则，而且还是一种带有法律效应的医学规则，在许多国际性和地域性的医学法规中得到了充分的体现，在患者权利和医疗保障、人体试验、精神病患者及俘虏的医疗权利等方面得以张扬。当代医学人道主义的核心内容包括以下五个方面。

1）尊重患者的生命和价值　尊重生命是人道主义最根本的思想。生命对于每个人来说只有一次，生命权是人的基本权利，在临床工作中，维护患者的生命，还要注意提高患者的生命质量和生命价值。

2）尊重患者的人格与尊严　当代医学人道主义强调对患者的人格和尊严的尊重，它要求医务工作者对所有的服务对象，包括老人、儿童、妇女、精神病患者、囚犯等都要平等对待、一视同仁。

3）尊重患者平等的医疗权利　当代医学人道主义尊重患者享受对医疗卫生服务的权利，也尊重人生的权利，尊重人死亡的权利和健康的权利。

4）注重对社会利益及人类健康利益的维护　当代医学人道主义体现社会公益思想，在维护个体健康利益的基础上，扩展到维护社会利益、人类健康乃至后代健康利益。把个人健康利益与社会、人类整体利益统一起来。

5）对医院、医务人员利益和价值的尊重　当代医学人道主义的思想和内容，包括医学整体，即对医患双方的价值和利益的尊重，在维护患者利益和价值的同时，也重视对医院、医务人员利益和价值的尊重，从此实现对社会利益、人类健康利益的共同维护。

（三）人道主义在护理实践中的应用

将人道主义用于护理实践，一是要尊重患者的生命和生命的价值，意识到护理工作对象是人不是物，对患者应给予尊重和关心。一切从患者的利益出发，全心全意为患者服务。二是要尊重患者的人格、尊严和权利。在护理实践中要尊重患者的医疗护理权利，认真倾听患者的意见，了解患者的需求，尊重患者的自主选择。

答案解析

目标检测

一、选择题

A1 型题

1. 我国胎儿性别鉴定在临床实践中被严格禁止，以避免夫妇有倾向性地进行胎儿性别选择，从而实现我国人口性别比例合理。这种政策符合（   ）

    A. 义务论　　　　　　　　B. 生命质量论　　　　　　　C. 美德论

    D. 公益论　　　　　　　　E. 生命神圣伦

2. 衡量一个人的生命价值主要看他的（   ）

    A. 内在价值　　　　　　　B. 外在价值　　　　　　　　C. 物质价值

    D. 精神价值　　　　　　　E. 潜在价值

3. 义务论强调（   ）

    A. 效益　　　　　　　　　B. 公正　　　　　　　　　　C. 责任

    D. 权益　　　　　　　　　E. 价值

4. 关于护理道德的理解，以下错误的是（   ）

    A. 护理道德是研究护理实践活动中道德现象和道德关系的学科

    B. 它不属于职业道德领域

    C. 它调节护理工作中的人际关系

    D. 它是护理人员与社会之间关系的心理意识、原则规范和行为活动的总和

    E. 它促进道德主体的自我提升和完善

5. 关于护理伦理学的理论基础，以下错误的是（   ）

    A. 护理伦理学的理论基础是进行道德判断和评价的基本理论

    B. 美德论是关于人们优良的道德行为和道德品质的概括总结

    C. 传统义务论强调人行为的动机和道德责任

    D. 义务论强调人的行为的功利后果和对他人、对社会的普遍功利效用

    E. 生命神圣论与生命质量论、生命价值论是有机统一的

X 型题

6. 护理道德品质的内容包括（   ）

    A. 仁慈　　　　　　　　　B. 审慎　　　　　　　　　　C. 公正

    D. 廉洁　　　　　　　　　E. 进取

7. 义务论可分为（   ）

    A. 责任义务论　　　　　　B. 美德义务论　　　　　　　C. 规则义务论

    D. 行为义务论　　　　　　E. 后果义务论

8. 美德论的特点包括（   ）

    A. 伦理认识的对象集中于独立个体的品德

    B. 把品德价值视为人的价值的一个部分

    C. 重视个体道德心理分析

D. 重视品德范畴的体系构建和实际应用

E. 重视个体利益与群体利益的统一

9. 当代医学人道主义的核心内容包括（　　）

A. 尊重患者的生命和价值

B. 尊重患者的人格与尊严

C. 尊重患者平等的医疗权利

D. 注重对社会利益及人类健康利益的维护

E. 对医院、医务人员利益和价值的尊重

10. 道德品质的特点有（　　）

A. 普遍性与特殊性的统一　　B. 制约性与开放性的统一　　C. 相关性与连贯性的统一

D. 孤立性与连续性的统一　　E. 稳定性与可变性的统一

二、简答题

1. 简述义务论的意义及局限性。

2. 护理人员应具备哪些优秀道德品质？

3. 简述生命神圣论的意义及局限性。

4. 简述当代医学人道主义的核心内容。

书网融合……

本章小结　　　　　　　　微课　　　　　　　　题库

第三章 护理伦理学的规范体系

PPT

　　"健康所系，性命相托"是医疗救护的灵魂。护士的职责就是将即将熄灭的生命烛光重新点燃，为趋近枯萎的生命之叶注入绿色生机。美国医生特鲁多曾说过："有时去治愈；常常去帮助；总是去安慰"，这句话也表达了护理工作的价值，揭示了护理行为的伦理性特征。本章将主要介绍护理伦理的原则、护理伦理规范和护理伦理学的基本范畴。

第一节 护理伦理原则

⇒ 案例引导

　　案例：患儿，男，3岁。因误服炉甘石洗剂到某医院急诊就诊。急诊医生准备用25%硫酸镁20ml导泻，但将口服误写成静脉注射。治疗护士拿到处方心想："25%硫酸镁能静脉注射吗？似乎不能，但又拿不准。"又想："反正是医嘱，执行医嘱是护士的职责。"于是将25%硫酸镁20ml给患儿静脉注射，致使患儿死于高血镁引起的呼吸麻痹。

　　讨论：1. 请问护士的做法对吗？你怎么看？
　　　　　2. 护士在选择护理行为时，应考虑哪些护理伦理原则？

　　护理伦理基本原则、规范、范畴共同组成了护理伦理学规范体系，既是护理伦理学的核心内容，也是护理人员学习护理伦理学的重点，在护理伦理学理论体系中处于首要地位，起着主导作用。学习和掌握护理伦理规范体系，对于提高护士的职业道德修养、培养良好的护理道德信念、推动护理学科的发展都具有重要意义。

一、概述

原则，依据《现代汉语词典》的解释：指说话或行事所依据的主要法则或标准。护理伦理基本原则是在护理实践活动中调整护士与患者、护士与其他医务人员以及与社会之间相互关系的行为准则和规范。护理伦理基本原则是护理伦理学规范体系的总纲和精髓，不仅是护理实践行为、护理伦理评价和教育应遵循的原则，也是衡量护士道德水平的标准。

二、护理伦理的基本原则

"防病治病、救死扶伤，实行社会主义人道主义，全心全意为人民的健康服务。"这是 1981 年全国第一次医学伦理学学术会议上确立的社会主义医学道德基本原则，它揭示了护理实践活动的本质和规律，明确指出了护士的服务宗旨和目的。

（一）防病治病、救死扶伤

"防病治病、救死扶伤"是医护工作的根本任务，也是医护人员实现"全心全意为人民身心健康服务"的途径和手段。要求护士正确认识"促进健康、预防疾病、恢复健康、减轻痛苦"的基本职责，树立正确的护理伦理价值观与崇高的职业责任感和使命感，刻苦学习基础理论知识，积极参与临床护理实践，不断提高护理技术水平，把临床护理与预防保健护理相结合，并履行好为人民身心健康服务的义务。

（二）实行社会主义医学人道主义

社会主义所倡导的医学人道主义，是传统医学人道主义发展的更高形态，是古今中外医德的精华，在新的历史时期得到了丰富和发展，并注入了新的内涵。它体现了在社会主义制度下，医护工作者对生命价值的尊重以及对提高生命质量的重视，也体现了护理道德继承性和时代性的统一。护士应在坚持人民利益高于一切的基础上，实行社会主义医学人道主义。

首先，尊重生命。人的生命只有一次，不能死而复生。生命的不可逆性赋予人的生命至高无上的价值。护士在医疗护理实践中只有尊重人的生命，才能真正做到珍惜生命、热爱生命，对待处于不幸和痛苦中的患者，才能给予同情、关心和爱护，才能不分民族、地位、职业、美丑、亲疏，一视同仁，平等相待，并竭尽所能地去救治他们。

其次，尊重生命质量。患者在求医治疗过程中都是满怀希望的，如希望环境安全和舒适，希望得到关心和重视。只要这些愿望是正当合理的，护士应予以尊重并创造条件予以满足，这不仅是对患者合理要求的尊重，也是护士的职责。因此，护士应该给患者提供安全、舒适的环境，给予患者亲切、温暖、周到的护理服务，解除患者的痛苦。在护理服务中避免差错事故，为患者实施最佳照护，使患者早日康复。即使患者的要求暂时无法满足，也应以尊重为前提，善言相告，解释清楚，以取得患者的理解和配合。同时还要求护士同情、体贴患者的疾苦，任何一个护理操作都应把患者的痛苦降到最低，努力提高患者的生命质量。

社会主义医学人道主义谴责和反对各种形式的非人道行为，应将战俘、囚犯、精神病患者、智障等与一般人同等对待，给予人道主义待遇。护士应坚持社会主义护理伦理的基本原则，在治疗护理过程中，对精神病患者、智障、残疾人等给予更多的同情和关爱，充分体现社会主义医学人道主义精神。

（三）全心全意为人民的身心健康服务

"全心全意为人民身心健康服务"是社会主义护理伦理基本原则的重要内容，贯穿于社会主义护理道德的全部行为规范之中，社会主义护理道德所提出的一系列行为规范，都是"全心全意为人民身心健康服务"这一要求的具体体现。"全心全意为人民的身心健康服务"是社会主义护理道德与以往一切护理道德的根本区别，是社会主义护理道德的实质和核心，是护理工作的出发点和归宿，更是护士"为人民服务"在职业生涯中的具体化体现。

"全心全意为人民的身心健康服务"要求护士必须树立患者至上的意识，时时处处关心人民的健康和痛苦，自觉地把为人民解除疾苦作为自己的天职，具有为全人类的健康事业而英勇献身的宽广胸怀和高尚情操。

护士服务的内容是全方位的，不仅要为人民群众的身体健康服务，而且还要为人民群众的心理健康服务，以达到心身的统一；在服务态度上做到尽职尽责，敢担风险，迎难而上，一切从人民的利益出发，视人民的健康利益高于一切；在服务技能上要精益求精，真正能起到救死扶伤、治病救人的作用。

综上所述，我国社会主义护理伦理学基本原则，包含着三个不同层次、不同方面的要求，其中"防病治病，救死扶伤"是护理人员的基本工作职责，是实现"全心全意为人民身心健康服务"的重要途径和手段；"实行社会主义医学人道主义"是"全心全意为人民身心健康服务"的内在要求与精神，"全心全意为人民身心健康服务"是前两者的目的与归宿。这三个不同层次组成了相互联系、不可分割的完整统一体。

🌐 知识链接

南丁格尔奖章

南丁格尔奖章是红十字国际委员会为表彰在护理事业中作出卓越贡献人员的最高荣誉奖。弗洛伦斯·南丁格尔在 1854～1856 年的克里米亚战争中首创了护理工作。她将个人的安危置之度外，以人道、博爱、奉献的精神为伤兵提供照护，成为护理工作者的楷模，1907 年国际红十字组织在第八届国际红十字大会上设立南丁格尔奖，1912 年在华盛顿举行的第 9 届国际红十字大会上首次颁发。该奖每 2 年颁发一次，每次最多 50 名。我国自 1983 年首次参加第 29 届南丁格尔奖章评选以来，截至 2021 年的第 48 届，已有 83 名优秀护理工作者获此殊荣。

三、护理伦理的具体原则 🅴微课

国际公认的护理伦理具体原则是由美国著名的生物伦理学家比彻姆（Tom L. Beauchamp）和查尔瑞斯（James F. Chidress）在《生物医学伦理学原则》一书中提出的，包括"不伤害原则、有利原则、尊重原则、公正原则"。

（一）不伤害原则

1. 概念 不伤害原则（the principle of non‐maleficence）是指护士在为患者提供护理服务时不使患者的身心遭受伤害。护士的动机与结果均应避免对患者身心的伤害，不伤害是对护理行为的最基本要求，也是护士的道德底线。

在我国，最早体现不伤害原则应追溯到《黄帝内经》中提到的"征四失论""疏五过论"等戒律。在国外，应该追溯到古希腊著名的《希波克拉底誓言》："检束一切堕落及害人行为，我不得将危害药品给予他人。并不做该项之指导，虽有人请求亦必不与之。尤不为妇人施堕胎手术。"充分体现了不伤害原则的基本伦理精神。

不伤害原则的意义在于强调培养护士对患者高度负责的态度，养成敬畏和尊重生命、谨慎从事的职业意识及职业作风，让患者及家属在接受医疗和护理服务的过程中获得安全感。

2. 医疗伤害的概念和分类

（1）医疗伤害的概念　医疗伤害是指医疗护理行为对患者造成的伤害。在目前的医疗实践活动中，诊疗措施与患者的健康利益及医疗伤害伴随而来。例如，手术后的创伤、药物的毒副作用、检查导致的不适与痛苦等。

（2）医疗伤害的分类　依据性质分类如下。

1）有意与无意伤害　有意伤害是指医护人员主观恶意伤害患者；或者是不负责任，本来应该采取的医疗与护理措施没有实施；或为了不义目的对患者采取了不合适的医疗与护理措施。而无意伤害则是指在进行正常诊治活动中对患者造成的间接伤害，这种伤害是伴随诊疗活动而无法避免的医疗损害，如手术治疗带来的创伤。

2）可知与不可知伤害　可知伤害是指医护人员在采取医护措施之前可以预先知晓也应该知晓的对患者的伤害；不可知伤害则指虽经医护人员提前预测，但难以预料的对患者造成的伤害，主要是指意外伤害。

3）可控与不可控伤害　可控伤害是指经过医护人员努力可以控制甚至杜绝的伤害；不可控伤害则指超出医护人员控制能力的伤害。

4）责任与非责任伤害　责任伤害是指由于医护人员责任问题而导致的对患者的伤害，如有意伤害、可知可控却未加预测与控制的伤害等；非责任伤害则是指并非由医护人员的责任心不强所导致的对患者的伤害，如无意伤害、可知而不可控伤害、意外伤害等。发生责任伤害是一定要追究医护人员的道德甚至法律责任的；对非责任伤害则应该允许其存在。不伤害原则主要是针对责任伤害而提出的，但也应当尽量避免非责任伤害的发生。

3. 不伤害原则对护士的要求

（1）杜绝责任伤害　要求医护人员在临床实践中以患者为中心，严格遵守职业规章制度，坚决杜绝有意和责任伤害的发生，尽量不给患者造成本可避免的身体、精神伤害和经济损失。

（2）努力防范或减少意外伤害　医学是一把双刃剑，在治疗疾病的同时也会给患者带来一定的伤害，如放射治疗、化学治疗、穿刺采集活体组织检查等，这些伤害是不可避免的，是与医疗诊疗活动伴随而来的。尽管如此，医护人员仍要把这些伤害降到最低程度，更要防止本可避免的伤害发生。

（3）进行风险评估　在制定治疗方案时，医护人员应对治疗行为可能造成的利害得失全面评价，权衡利弊，审慎考虑，选择受益最大、伤害最小的诊疗护理措施，并在实施中尽力将伤害降低到最低程度。

（二）有利原则

1. 概念　有利原则（the principle of beneficence）又称行善原则，是指护士始终把患者的健康利益置于首位，尽可能多地为患者考虑，一切医疗护理行为以促进患者健康、增进其幸福为目的。

促进患者利益历来是中外医护人员的价值追求。在我国，医术一直被尊称为"仁术"。早在东汉，著名医家张仲景就提出"仁爱救人，赤诚救世"的高尚医德观。著名的《希波克拉底誓言》明确提出"为病家谋利益"的行医原则。发展到现代，有利原则已经成为规范医疗行为的基本伦理原则。世界医学协会采纳了著名的《日内瓦宣言》中的规定："在我被吸收为医学事业中的一员时，我严肃地保证将我的一生奉献于为人类服务，将患者的健康作为我的首要顾念。"有利原则包括四个方面：①不应施加伤害；②应预防伤害；③应去除伤害；④应做善事或促进善事。

2. 有利原则对护士的要求

（1）树立为患者利益服务的观念　护士要树立全面的利益观，真诚关心患者，既要关心患者以健康利益为核心的治疗、康复、医疗费用的节省等客观利益，也要关心患者合理的心理需要和社会诉求等主观利益。

（2）为患者提供最优化的护理服务　全面权衡医护行为的利害得失，尽可能给患者带来最大的益处和最小的危害。在多种可选的护理方案中选择并实施对患者最有利的诊疗护理措施，尽可能地减轻对患者的伤害和额外的经济负担，努力使其最大限度地受益。

（3）坚持公益　在实际应用过程中，应将有利于患者同有利于他人、社会健康公益有机地统一起来，护士的行为给患者带来益处的前提是不能给他人、社会带来伤害。

（三）尊重原则

1. 概念　尊重原则（the principle of respect for autonomy）又称为自主原则，指护患交往时应该真诚地相互尊重，尤其强调护士要尊重患者及其家属。尊重原则有狭义和广义之分。狭义的尊重原则是指护士应尊重患者及其家属的人格尊严；广义的尊重原则是指护士不仅尊重患者的人格尊严，而且要尊重患者的自主权利。

尊重是建立和谐护患关系的必要条件和可靠基础，因此护患在交往过程中应该相互尊重。尊重原则更加强调护士对患者的尊重，尊重患者是现代护患关系发展的必然趋势和客观要求。护士尊重患者，可以使患者感到独立的人格，从而调动患者积极参与护理决策的主观能动性，有利于护理决策的合理制定与顺利实施；既保障了患者的应有权益，又增进了患者对护士的信任和尊重，有利于和谐护患关系的构建。

2. 尊重原则对护士的要求

（1）尊重患者及家属的人格权利　患者及家属与其他公民一样，享有各种人格权利。人格权利是一个人出生即享有并受到道德和法律肯定和保护的权利，如生命权、健康权、人格尊严权、隐私权、名誉权、荣誉权、人身自由权、姓名权、肖像权、遗体处置权等。护士应树立平等对待患者的观念，尊重患者及家属的人格尊严，维护其各种人格权利。

（2）履行责任，协助患者行使自主权　患者的自主权主要通过其知情同意权的行使而实现。因而护士有义务主动提供适宜的环境和必要的条件，与患者进行沟通和交流，向患者提供医护信息，保证患者知情同意权的充分行使。具体要求如下。

1）知情同意能力的判断　16周岁以上不满18周岁但以自己的劳动收入为主要生活来源的人及18周岁以上，且排除病理性自主选择能力丧失的患者，视为完全民事行为能力人，可以行使知情同意权。病理性自主选择能力的判断，需要根据认知、记忆、思维、行为等指标进行观察。未成年人的监护人依次为父母、祖父母、外祖父母、兄妹、关系亲密的其他亲属或朋友、村民委员会等。精神障碍患者的监护人依次为其配偶、父母、成年子女、其他近亲属等。

2）知情同意权的实现　①信息告知。信息告知是指护士为患者提供作出合乎理性决定所需要的有关信息，如病情、预后、治疗护理方案等。准确的信息告知有赖于护士丰富的专业知识、语言表达能力、临床护理经验及高尚的伦理道德修养。病情告知时，护士应预先做好计划，确定方式和场合，对特殊和重症患者宜留有余地，让其慢慢接受事实，不欺骗患者；同时在告知信息时及时给予心理支持，要让患者有发泄情绪的机会；如可能，在告知后与其一起制定治疗计划。②信息理解。有效的知情同意需要护士向患者提供足够的信息，并要求其对信息有正确的理解。护士应选择适宜的时机，用患者可以理解的方式和语言为其提供足量的、正确的信息。③自愿同意。自愿同意是指患者具有自主决定的自由，不受其他人不正当的影响或强迫。患者接受诊疗应完全自愿，不应受到任何形式的胁迫、操纵或限制。

3）知情同意权的具体实施　在护理活动中，"知情同意"应体现在护理的每一个环节。患者入院时，护士向其介绍医院概况、住院注意事项、病房环境等；在诊疗护理过程中，护理操作前，应向患者解释、说明有关事项及配合方法，以帮助其了解治疗过程；护理措施实施后，应了解患者的感受并作出必要的处理。如护士在为患者注射药物前，除了确认医嘱内容外，还应告知其该药物的名称、作用、注射方法、疼痛程度及注射后可能发生的副作用等基本信息；对一些创伤性操作，如留置导尿管时，向患者解释其必要性、有无替代的其他措施及注意事项等，以取得理解和配合；暴露隐私部位时要告知，同时做好保护工作；患者出院时交代其出院后的注意事项，如用药情况、生活方式、饮食要求、复查时间等，如若有疑问，及时解答。另外，在临床护理中，护士要维护患者知情权中的医护一致性，即护士告知患者或家属的信息应与医生告知的信息保持一致。

4）特殊情况下知情同意权的处理　①紧急情况。患者病情危重或陷入昏迷，需要立即实施抢救，来不及获取患者家属的知情同意，护士可从患者最高利益出发实施抢救措施，不需要知情同意。但建议事后补充至少口头的病情介绍、必要的护理措施并取得患者的理解。②治疗上的特殊状况。某些特殊状况下，为减轻患者的焦虑，允许护士在权衡利弊后不告知对患者健康有害的信息，一旦情况改善，患者有足够的承受能力接收信息时，护士应将原先隐瞒的信息，完全告知患者。③患者自动委托或其无同意能力。有知情同意能力的患者主动把护理决定权委托给护士时，护士应根据患者利益作出护理决策；对没有知情同意能力的患者，在与其法定代理人无法取得联系时，护士应作出给予患者必要处理的决定。④患者和家属所作的错误决策会明显危害患者的健康和生命时，护士应当向其耐心解释说明利害得失，并征得同意，采取正确的护理方案。⑤医护人员在特定情况下有权拒绝患者的不当要求，如患者和家属的自主决定与法律、法规、政策相违背或对他人和社会有危害时（如传染病患者拒绝住院隔离），护士应该按照法律、法规、政策要求，作出符合社会利益的决定。

（四）公正原则

1. 概念　公正即公平正义的意思。公正原则（the principle of justice）指一个人有义务或应给予公平、平等和恰当的对待。护理的公正原则是指护士在护理服务中公平、公正地对待每一位患者，使有同样需求的患者，得到同样的护理待遇，不能因患者的年龄、性别、美丑、贫富、地域、民族和宗教信仰不同而区别对待。公正原则包括形式公正和内容公正。形式公正即在某些方面相同情况的人给予相同对待、对不同情况的人区别对待。内容公正即根据一定的标准来分配相应的负担和收益。

在医疗卫生领域，公正原则主要体现在人际交往公正和资源分配公正两个方面。人际交往公正指护患双方平等交往，护士对所有患者平等对待、一视同仁。资源分配公正是以公平优先兼顾效率为原则，优化配置医疗卫生资源。卫生资源分配包括宏观分配和微观分配。宏观分配是各级立法和行政机构所进行的资源分配，目的是要努力保证所有人都能公平地享有基本医疗服务。微观分配是由医院和医护人员对特定患者在临床诊治中进行的资源分配，分配标准是根据医学标准、社会价值标准、家庭角色标准、研究价值标准、余年寿命标准综合权衡，其中医学标准是最优先的标准。公正原则有利于和谐护患关系的构建，有利于医疗资源利益分配矛盾的解决，有利于缓解和处理好护患矛盾和纠纷，维护良好的医疗秩序。

2. 公正原则对护士的要求

（1）平等对待患者　在护理活动中，护理人员应做到平等对待每一位患者，不能根据患者的地位、职业、性别、金钱和容貌等差别而有不同的救治态度和护理行为，而对于老年人、婴幼儿，应给予更多关爱；对于性病患者、神智异常患者、残疾人和传染病患者等，不能因为疾病特殊而歧视他们。对所有患者的正当愿望和合理要求都应同等对待、尽力满足。同时，本着对患者生命健康高度负责的精神，护士要尽最大的努力满足患者的最大利益，最大限度地减少患者的痛苦，尊重和维护患者平等的基本医疗照护权。

（2）公正地分配卫生资源　护理人员应根据患者的不同健康需求公正、合理地分配医疗资源。在与患者的密切接触中，详细评价患者对医疗资源需求的迫切程度，作为分配医疗资源的客观依据。一名称职的护理人员，在参与作出医疗资源分配决定时，应充分采集与评估患者病情、家庭因素、经济、疗效、社会价值、科研价值等各种因素，确保医疗资源公正、合理地分配，并实现最佳配置。

第二节　护理伦理规范

⇒ 案例引导

　　案例：患者，女，52岁，胆囊切除术后第三天，排尿不畅，医嘱导尿。值班护士备好用物，准备为其进行导尿，却遭到患者拒绝。护士退出病房，不高兴地说："这患者真是不知道怎么想的，太不懂事了，为她好都不知道，咱有啥着急的。"在护士长反复劝说并讲明导尿的必要性后，患者勉强答应导尿，并阐述自己拒绝导尿的理由：一是病床周围无遮拦；二是事先无人告知。

　　讨论：1. 此案例中值班护士的行为是否符合伦理规范要求？
　　　　　2. 在护理实践中，护士应遵循哪些伦理规范？

一、概述

　　规范就是标准或准则，是约定俗成或明文规定的标准。伦理规范（ethical code）是社会规范的一种形式，根据一定的社会关系或阶级利益，用以调整人与人之间的利益关系的行为准则，也是判断、评价人们行为善恶的具体标准。护理伦理规范（nursing ethical code）是护士道德行为和道德关系在治疗护理活动中的规律性的反映，以马克思主义伦理学为指导，是社会对护士职业道德行为的基本要求，是在长期的医疗护理实践中形成并协调各种关系的行为准则。

　　护理伦理规范由国家和医疗卫生部门颁布执行。由于其直接指导护士的护理行为选择，多采用简明扼要，易于记忆、理解和接受的形式，主要有戒律、宣言、誓言、誓词、法典、守则、行为规范等形式。其中，戒律是比较古老的形式，如陈实功的《医家五戒十要》是通过应该做什么或不应该做什么的方式对护士提出底线伦理要求；宣言、誓言等形式的护理伦理规范则强调护士的职业精神与职业要求，如《南丁格尔誓言》《中国医学生誓词》等，它们通过宣誓的仪式给学生一种使命感与神圣感，激发其内心履责的信心和决心；法典、守则等形式的护理伦理规范则是对护理职业精神理性认知的结果，如《护士伦理学国际法》《国际护士守则》《护士守则》《21世纪中国护士伦理准则草案》等都更加强调护理专业伦理，具有权威性和科学性。

二、护理伦理规范的内容

（一）救死扶伤、忠于职守

　　救死扶伤、忠于职守是护理事业和人民健康利益的根本要求，也是护士正确对待护理事业的基本准则。国际护理学会1973年修订的《国际护士守则》中，规定了护士的职责为"促进健康，预防疾病，恢复健康，减轻痛苦"。因此，护士要树立职业自豪感和荣誉感，把维护患者的生命、增进人类健康，看作是自己最崇高的职责；要具有对患者身心健康高度负责的精神，无论何时何地，对处在痛苦危难中的患者，都应竭诚以待，尽力施救，无愧于"白衣天使"的称号。

（二）尊重患者、一视同仁

　　南丁格尔认为护理工作的对象是"有生命和热血的人类"，护士既要重视患者的生理因素，又要重视患者的心理因素，要对患者体贴入微、观察细致。护士应亲切、诚挚地与患者沟通，消除其心理压力，使患者尽快恢复健康。对待患者不受民族、性别、职业、信仰、党派、国籍及其他社会属性和自然属性的干扰，一视同仁地尊重患者的人格、权利和生命价值，满足患者的正当愿望和合理要求。决不可厚此薄彼、亲疏不一、轻民薄义。

（三）举止端庄、言行文明

在护理活动中，护士的言谈举止会影响患者对护士的信赖和治疗的信心。护士言谈举止文明不仅是自身良好素质和修养境界的体现，也是赢得患者信赖与合作的基础。护士的一言一行、一举一动都将直接影响护患关系，也影响护士自身的形象和医院的形象。因此，要求护士仪表端庄，着装整洁规范，自然大方；举止稳重，遇事沉着冷静而有条不紊；态度热情、和蔼可亲；作风严谨细致、操作娴熟、动作轻柔；语言文明、亲切、富有感染力。希波克拉底曾指出："世界上有两种东西可以治病，一是治病的药物，二是良好的语言。"护士应根据实际工作需要，恰当地使用规范性语言、礼貌性语言和安慰性语言，语调和语速要适宜，以实现良好的护患沟通。

（四）廉洁奉公、遵纪守法

廉洁奉公、遵纪守法是护士的医德要求和医德品质，是全心全意为人民身心健康服务的一项重要标志。护士在任何时候都要正直廉洁、奉公守法、不徇私情、不图私利，明确患者的利益高于一切。不接受患者或家属的钱物，更不可向患者索要钱物。护士在医疗护理实践中应该自觉抵制歪风邪气，在无人监督的条件下仍然能够遵守护理伦理规范，廉洁自律，努力达到"慎独"的境界。

（五）互学互尊、团结协作

互学互尊、团结协作是正确处理护理人际关系的基本准则，是现代医学发展高度分化、高度综合、高度社会化的客观要求，也是保证护理工作顺利有序开展的需要。互学互尊、团结协作，要求护士在一切有益于患者利益的前提下，彼此平等，互相尊重；彼此独立、互相帮助；彼此信任、互相支持；互相学习、共同提高；发挥优势、密切配合，使患者得到优质的医疗护理服务，共同维护患者的身心健康。在工作中如果意见有分歧或发生了矛盾，都应以实事求是的态度，以诚相待，协商解决问题。正确处理护际间的竞争，遵守竞争规则，做到公平、公开、公正，使竞争真正起到提供优化服务、推动护理事业发展的作用。

（六）积极进取、精益求精

护士要积极进取，熟练掌握各项护理专业技能，做到精益求精。随着医学事业的不断发展，对护理工作也提出了更高的要求，这就需要护士要有强烈的求知欲望，刻苦钻研，治学严谨，精益求精，不断学习现代护理知识以及相关的医学心理学、医学伦理学和医学社会学等人文社会科学知识，从而完善自身的知识结构。同时，熟练掌握各项护理操作新技能，提高护理技术水平，从而更好地为人类健康服务。

⊕ 知识链接

医疗机构从业人员基本行为规范（节选）

2012年6月，卫生部、国家食品药品管理局、国家中医药管理局联合印发了《医疗机构从业人员基本行为规范》，对专业技术人员作出了如下规定。

以人为本，践行宗旨。坚持救死扶伤、防病治病的宗旨，以患者为中心，全心全意为人民健康服务。

遵纪守法，依法执业。自觉遵守国家法律法规，遵守医疗卫生行业规章和纪律，严格执行所在医疗机构各项制度规定。

尊重患者，关爱生命。遵守医学伦理道德，尊重患者的知情同意权和隐私权，为患者保守医疗秘密，维护患者合法权益；尊重患者被救治的权利，不因种族、宗教、地域、贫富、地位、残疾、疾病等歧视患者。

优质服务，医患和谐。言语文明，举止端庄，认真践行医疗服务承诺，加强与患者的交流与沟通，自觉维护行业形象。

廉洁自律，恪守医德。弘扬高尚医德，严格自律，不索取和非法收受患者财物，不利用执业之便谋取不正当利益；不收受医疗器械、药品、试剂等生产、销售企业或人员以各种名义、形式给予的回扣、提成，不参与其提供的各类娱乐活动；不违规参与医疗广告宣传和药品医疗器械促销，不倒卖号源。

严谨求实，精益求精。热爱学习，钻研业务，努力提高专业素养，抵制学术不端行为。

爱岗敬业，团结协作。忠诚职业，尽职尽责，正确处理同行同事间关系，互相尊重，互相配合，和谐共事。

乐于奉献，热心公益。积极参加上级安排的指令性医疗任务和社会公益性的扶贫、义诊、助残、支农、援外等活动，主动开展公众健康教育。

三、护理伦理规范的作用

护理伦理规范是护理伦理基本原则的展开与补充，也是对护士的规范和约束，其作用具体表现如下。

1. 在护理伦理学规范体系中的重要作用　护理伦理规范是护理伦理学规范体系的主要内容，具有重要的地位。护理伦理规范既是护理伦理原则的主要体现者，也是护理伦理范畴的直接指导者，它规定着护理伦理范畴的实质内容和价值取向。护理伦理规范明确规定了护士应该做什么，不应该做什么。因此护理伦理规范是护理伦理学规范体系中的重要组成部分。

2. 对护士行为的评价作用　护理伦理规范是评价和判断护士伦理行为的基本准则。人们通过伦理评价，对符合护理伦理规范的护理行为，即善的行为，通过社会舆论予以褒扬；违背伦理规范的护理行为予以谴责，从而促进护士形成正确的道德认识，激励护士积极进取，献身护理事业。

3. 对人际关系的调节作用　在现代医学活动中，医、护、患三者之间的和谐关系有利于提高护理工作的质量及维护患者的生命健康。护理伦理规范是通过长期的护理实践总结概括出来，为正确处理护理工作中人们相互关系和适应护理实践而制定的具体行为准则，它对于调整护理实践中的人际关系、加强护士的思想道德建设及护理工作的顺利开展都起着非常重要的作用。

4. 对护理管理的规范作用　护理伦理规范是医院制定管理规范和制约措施的准绳，是加强护理伦理道德教育并实施规范化护理管理的重要依据。只有运用护理伦理规范并配合其他手段管理，充分发挥医护人员工作的积极性，才能使整个护理工作得以良好运转。

第三节　护理伦理范畴

⇒ **案例引导**

　　案例：患者，女，22 岁，未婚，因子宫出血过多而住院，主诉子宫出血与其月经有关，而且去年发生过几次。一位正在妇科实习的护士和她关系融洽，在一次聊天时谈及病情，患者说："你能为我绝对保密吗？"在实习护士保证为她保密的前提下，她说自己怀孕了，自行服用了流产药物后造成出血不止。

　　讨论：如果你是这名护士你将怎么办？并说出你的原因。

一、概述

　　范畴是构成一门学科的基本概念，是指在实践基础上对客观事物的本质属性和普遍联系的反映和概括。护理伦理范畴（nursing ethical category）是对护理实践中最本质、最重要、最普遍的伦理关系和伦理现象的反映和概括，主要包括权利和义务、情感与良心、荣誉与幸福、审慎与保密。护理伦理范畴是护理伦理基本原则和护理伦理规范在护理活动中的具体运用，同时它也受护理伦理基本原则和规范的制约。

二、护理伦理范畴的内容

（一）权利和义务

1. 权利

（1）含义　权利（right）通常包含两个方面：①法律上的权利，即公民或法人依法行使的权利和享有的利益；②伦理学意义的权利，即伦理上允许行使的权利和应享受的利益。护理伦理权利是指患者在医疗实践活动中应享有的权利和利益以及护士在工作中应有的权利和利益。

（2）患者的权利　也称患者权益，是患者在患病期间所拥有的道义上的权利和利益，患者权利是公民基本权利的一部分。目前我国没有关于患者权利的专门法案，依据现行的《中华人民共和国民法典》《医疗事故处理条例》等法律法规的有关规定，患者的权利主要包括：生命权、健康权、平等医疗权、知情同意权、隐私保护权、医疗诉讼索偿权、因病免除相应的社会责任权。在护理实践中，患者权利的实现，有赖于护士对患者权利的认识和护士义务的实现，有赖于患者自身的维权意识和义务的实现。如若护士不履行解释说明的义务，患者对自身疾病认知的权利就不可能得到实现。护士只有明确患者的权利和自己应尽的义务，才能在护理过程中尊重、维护患者的权利。

（3）护士的权利　是指护士在执业活动中，依法所享有的利益和可行使的权利。护士的权利是法律、道德赋予护士角色的权利。护士在其执业过程中所享有的权利包括：人格尊严和人身安全不受侵犯的权利，在注册范围内进行正当执业的权利，有要求合理待遇、维护个人正当权益的权利，有获得诊疗护理相关信息的权利，医疗护理自主权，遇有特殊情况行使特殊干涉权。护士正当的权利得到尊重和维护，可以提高护理职业声誉和社会地位，调动广大护士履行义务的积极性和主动性，有利于护士在维护和促进人类健康中发挥更大的作用。

2. 义务

（1）含义　义务（obligation）是指在一定道德意识支配下，人们对他人、集体和社会所自觉承担的责任。在伦理学意义上，义务与责任、使命、职责具有同等的含义。护理道德义务是指护士在提供护理服务过程中对患者、集体和社会所承担的道德责任，也是患者在接受医疗卫生服务中对护士行为的道德要求。

（2）患者的义务　患者在享有权利的同时，也应履行其应尽的义务，对自身的健康负责，对他人和社会负责。患者的义务主要包括：如实提供病情和有关信息的义务；积极配合检查、治疗和护理的义务；自觉遵守医院规章制度的义务；自觉维护医院秩序的义务；保持和恢复健康的义务；尊重医护人员及其劳动的义务；按时支付医疗费用的义务。

（3）护士的义务　指护士对患者和社会所承担的道德责任，也是对护士行为的基本要求。护士的义务包括：在执业活动中，发现患者病情危急，应立即通知医师；在紧急情况下为抢救垂危患者生命，应当先行实施必要的紧急救护；尽职尽责地为患者提供最佳护理服务；遵守职业道德和医疗护理工作的规章制度及技术规范；积极主动而负责地执行医嘱；尊重患者人格和权利，保护患者隐私；努力提高专业知识、技术水平和发展护理科学；参与公共卫生和疾病防控工作，促进社会人群健康。

护士的义务对其行为的作用有：引导护士端正专业思想，帮助其树立热爱本职工作的思想观念；增强护士的职业责任感，帮助其正确处理个人与患者、社会之间的利益关系；促使护士的人格完善，升华其道德境界。

3. 护患双方权利与义务的关系

（1）医疗护理实践中，护患双方均有各自的权利和义务，患者的权利应该是居于首位的，不受任何经济利益、社会压力以及管理需要的影响。无论遇到何种情况，护士首先要尊重、维护患者的权利。

（2）患者权利与护士义务在总体上是一致的，患者享有的权利意味着护士要履行相应的义务。如患者有隐私保护权，护士就有为患者保密的义务；但是，有时也会出现患者权利和护士义务之间可能不一致的情况，如患者权利与护士对他人和社会应尽的义务发生矛盾，患有法定传染病的患者要求护士为其保密、尊重其隐私保护权，这会妨碍护士履行对社会的义务，可能会危及社会公众的利益。这种情况下，护士应如实把疾病疫情上报给卫生行政部门。

（3）护士权利和患者权利应该是一致的，护士要维护、保证患者医疗权利的实现，护士权利是维护患者健康的权利。但有时护士权利和患者权利会出现不一致甚至发生冲突的情况，如患者自主权和护士特殊干涉权的冲突，这种情况应以患者的最大利益为出发点考虑和处理问题。

（二）情感与良心

1. 情感

（1）含义　情感（feeling）是人们内心世界的自然流露，是对客观事物和周围环境的心理反应和内心体验。护理伦理情感，指护士在护理实践活动中对各种伦理现象的主观态度和心理反应，它正面诠释了护士的内心世界，是护士对患者生命价值的敬畏、对他人正当权利和人格的尊重。如在医疗护理实践中所产生的爱慕或憎恶、崇敬或鄙夷、信任或疑惑、同情或反感、喜悦或痛苦等主观上的心理反应。

（2）护理伦理情感的内容　在护理实践中，护士的伦理情感主要表现为同情感、责任感和事业感。

1）同情感　是护士应该具有的最基本的护理伦理情感，是真心待人的朴素情感的自然流露，是一切善良美德和行为的基础与原动力。主要表现为能够对患者的病痛理解和同情，进而在行动上关心帮助患者。正是因为有了同情感，护士才能设身处地为患者着想，急患者所急、想患者所想，竭尽全力解除患者痛苦。

2）责任感　是同情感的升华，它克服了同情感的朴素性和简单性。这种情感表现为对工作、对患者高度负责的精神，工作中认真仔细，严谨周密，能够自觉地视患者的健康利益高于一切，把挽救患者的生命作为自己崇高而神圣的职责。与同情感相比，护士的责任感具有主动性和理性成分。

3　事业感　是责任感的进一步升华，是最高层次的护理伦理情感。这是一种把本职工作与护理事业紧密联系起来，把人类健康和护理事业看得高于一切，并作为自己终生追求的执着情感。强烈的事业感有助于护士树立敬业、乐业的职业精神，促进护理事业的发展。

（3）护理伦理情感的作用　情感是护士伦理生活的内在动力源泉，良好的情感对护士的行为起着促进和推动作用。

1）可以促进护士努力做好工作，加速患者早日康复　护士对患者有同情感和责任感，促使其关心、体贴患者，从而能使患者消除焦虑、恐惧、悲观失望等不良情绪，振奋其精神，产生良好的心理效应，从而改善患者的精神状态，增强患者战胜疾病的信心和勇气，促进患者早日康复。

2）可以推动和促进护士不断提高自身业务素质　高尚的护理伦理情感，可以激励护士刻苦学习、勤奋工作，在医疗护理实践中不断提高自身的道德修养和技术水平，从而实现整体素质的提高。

3）可以激励护士为护理科学和护理事业发展作贡献　强烈的责任感和事业感能激励护士对护理事业执着追求，发愤图强，不畏艰险，勇挑重担，从而推动护理科学和护理事业不断向前发展。

2. 良心

（1）含义　良心（conscience）是指人们对他人、对集体、对社会履行义务的道德责任感和自我评价能力，是一定的伦理观念、情感、意志和信念在个人意识的反应。良心与义务密切相关，义务是一种客观、外在的使命和责任，良心则是一种内在的、自觉意识到并隐藏在内心深处的使命和责任。它具有稳定性、自觉性和深刻性的特点，不随外界的压力、引诱而改变，是一种自觉行动的动因。

（2）护理伦理良心的内容

1）护士在任何情况下都应忠实于患者，维护患者的利益　护理操作在很多情况下往往无人监督，这就对护士的伦理良心提出了更高的要求。护士应忠诚于患者的利益，尊重患者的人格与价值，在进行任何操作时一丝不苟，从良心出发，做到"慎独"，即使一时疏忽出了差错，也应及时纠正，主动汇报，敢于承担责任。

2）护士应忠于护理事业，具有为护理事业献身的精神　护理事业是以救死扶伤为使命的崇高的事业，这就要求护士在医疗护理活动中，不仅要抛弃个人名利，还必须要有不惜牺牲为护理事业发展作贡献的精神。

3）护士应忠于社会利益　护士既应对患者负责，也负有对社会的责任。护士应依靠自己的职业良心，遵守职业伦理道德，正确处理患者利益和社会利益的关系。如有些患者为了个人目的，可能作出有损社会利益的选择，护士应依靠自己的职业良心恪守职业道德，从社会利益出发自觉维护护理事业的纯洁性。

（3）护理伦理良心的作用

1）良心在护士行为之前对其动机起选择作用　支配护士的动机选择，道德高尚的人在良心的支配下，会对行为动机进行自我检查，严肃思考，能够选择对社会和患者应尽的义务和应负的责任的行为。因此，当护士准备从事医疗护理活动时，应根据护理伦理规范要求对行为动机进行检查，对于符合护理伦理规范要求的动机予以肯定，反之则加以否定，从而促使护士选择符合护理伦理要求的行为。良心支配自己的动机选择。

2）良心在护士的工作过程中起监督作用　护士的工作是在良心的监督下进行的，是护士自知其护理道德义务，自主决定其行为的动机、目的和手段等，自觉践行护理伦理理论、原则和规范的护理工作，并对其行为进行自我约束的自律活动。对符合护理伦理原则、规范的情感和行为总是给予支持和肯定；对不符合护理伦理原则、规范的情感和行为则会予以制止和纠正，从而避免错误行为带来不良后果，自觉地保持高尚的品德。

3）良心在护士行为之后起评价作用　护士以护理伦理原则和规范作为依据和出发点对自己的行为进行伦理评价。凡是符合护理伦理原则和规范要求的行为，给患者带来健康和幸福，内心就会感到满足和安慰，产生精神上的喜悦；而不符合要求的行为给患者带来不幸和痛苦时，就会受到良心的谴责而羞愧和内疚。护士正是在良心的不断自我评价中反省自身行为，从而促使其修正行为中的失误和缺点，不断提高自身的道德修养。

（三）荣誉与幸福

1. 荣誉

（1）含义　荣誉（honor）是指人们的道德行为及其社会价值得到社会的褒奖与肯定。护士的荣誉是指护士在履行自己的职责义务之后得到他人、集体或社会的赞许、表扬和奖励。护士的荣誉包括两个方面：一方面是指护士履行了对社会的义务，对社会作出一定的贡献后，得到社会的公认和褒奖，人们或社会对护士道德行为的社会价值给予客观的肯定性评价；另一方面，是指护士在道德上的自我肯定性评价以及对社会评价的自我认同，是医务人员道德情感上的一种满足。护理伦理荣誉是护士追求的目标和护理行为的动力。

（2）护理伦理荣誉观的内容

1）护理伦理荣誉观是建立在全心全意为人民身心健康服务的基础上的　护士只有忠于自己的职责，热爱医学事业，努力履行护理伦理义务，全心全意为人民身心健康服务，努力在自己的岗位上作出贡献，就会得到社会的赞扬和人民的尊敬。

2）护理伦理荣誉观是个人荣誉与集体荣誉的统一　个人荣誉中包含着集体的智慧和力量，是集体智慧的结晶。同时，集体荣誉也离不开个人辛勤工作所作出的贡献。因此，集体荣誉是个人荣誉的基础和归宿，个人荣誉是集体荣誉的体现和组成部分。

3）护理伦理荣誉观与个人主义虚荣心有着本质的区别　虚荣心是以个人主义思想为基础，把追求荣誉当作个人奋斗的目标，当作猎取物质、权力的手段和资本。有虚荣心的人，常常会在获得荣誉后沾沾自喜，未能如愿时则怨天尤人。护理伦理荣誉是把荣誉看作是社会和他人对自我追求价值的肯定，是对自己的鞭策和鼓励。两者虽然水火不容但是又可以相互转化，一个护士要有荣誉感但同时要提防滋生虚荣心。

（3）护理伦理荣誉观的作用

1）护理伦理荣誉观实际上就是一种肯定的评价，是社会对个人和集体工作的评价　社会舆论是一种无形的力量，通过社会舆论对护士行为的评价，护理人员从中得到肯定与奖励，可以促使他们更加努力，保持荣誉，更好地为患者服务。这种荣誉感一旦成为广大护士的共同愿望，对于护士开创护理工作新局面将产生巨大力量。

2）荣誉是鼓励护士不断进取的精神力量　护士树立了正确的荣誉观，就会把履行护理伦理原则、规范变成内心的信念和要求，将这种信念和要求自觉转化为相应的道德行为。当其为患者及社会尽了最大的义务之后而得到荣誉时，这种荣誉就会成为一种巨大的精神动力鼓舞其前进。得到肯定是人的一种心理需要，社会舆论是一种无形的外在动力，使护士从荣誉中得到肯定和激励。

2. 幸福

（1）含义　幸福（happiness）是一种较高层次的道德范畴，与人生理想与价值的实现密切联系，是由一定社会的经济关系和社会生活条件所决定的。护理伦理幸福观是指护士在物质和精神生活中因实现了既定的理想和职业目标而获得的持久的精神上的满足感。

（2）护理伦理幸福观的内容

1）护理伦理幸福观是物质生活与精神生活的统一 护理伦理幸福观既包含物质生活的改善与提高，也包含着精神生活的充实。只有用健康、高尚的精神生活指导物质生活，才能真正感受到人生的意义。护士在医疗护理服务工作中，不仅获得了应有的物质报酬，还从患者的康复中感受到工作的意义和自身的价值，从而获得精神上的满足，感受到幸福和快乐。因而护理伦理幸福强调精神生活和物质生活的统一。

2）护理伦理幸福观是个人幸福与集体幸福的统一 国家富强和集体幸福是个人幸福的基础，离开集体幸福，护士的个人幸福是无法实现的。护士个人的幸福依赖于集体的幸福，而集体的幸福又高于个人的幸福。在强调集体幸福高于个人幸福的前提下，也应积极关怀和维护护士的个人幸福，并积极创造条件保障护士能够通过自由充分地发挥自己才能和智慧，实现个人幸福，并达到个人幸福与集体幸福的统一。

3）护理伦理幸福观是创造幸福与享受幸福的统一 幸福是在劳动、斗争和创造的过程中获得的，只有创造幸福才能获得享受幸福的资格。护士在为患者医疗护理服务中，在挽救患者的生命、减轻患者的痛苦、增进患者的健康后，方能获得来自患者、他人和社会的认可，并从中得到满足感和幸福感。所以，护士的幸福既在奋斗与创造的过程中，也在享受创造的成果后，是创造幸福和享受幸福的统一。

（3）护理伦理幸福观的作用

1）有助于护士树立正确的幸福观 护士不仅要获得物质上的幸福，还要在挽救患者的生命、减轻患者的痛苦、增进患者的健康中，通过付出辛勤的劳动和高质量的服务获得精神上的满足和幸福；护士不仅要通过个人努力获得个人幸福，还要与集体幸福联系起来，既依赖于集体的幸福，又赋予集体幸福至高无上的地位；护士要在创造幸福的过程中享受自己创造的幸福。因此，护理伦理幸福能激励护士为了实现个人幸福和集体幸福而努力奋斗，以"救死扶伤、防病治病、实行社会主义的人道主义、全心全意为人民健康服务"为己任。

2）有助于护士树立正确的世界观、人生观和价值观 护理伦理幸福是物质幸福与精神幸福、个人幸福与集体幸福、创造幸福与享受幸福的统一。可见护理伦理幸福观需要护士正确处理物质与精神、个人与集体、创造与享受之间的辩证关系。物质幸福是精神幸福产生的基础和保证，精神幸福是物质幸福的延伸和发展；个人幸福是集体幸福建立的基础，它依赖于集体幸福，而集体幸福又高于个人幸福；创造幸福才能享受幸福，不能不劳而获。在此基础上，护士应树立正确的世界观、人生观和价值观，既承认追求正当的物质利益的合理性，又要有更高的精神上的追求；既通过个人努力获得个人幸福，又要顾全集体的利益；懂得要享受幸福必须通过艰辛的劳动创造幸福，从而在社会发展与进步中实现人生价值与对理想的追求。

（四）审慎与保密

1. 审慎

（1）含义 审慎（circumspection）即周密谨慎，是指人们在行为之前的周密思考与行为过程中的小心谨慎。审慎不同于胆小怕事，它是一种处世之道，体现了道德主体周密而慎重的生活态度和行为倾向，是一种生存智慧。护理伦理审慎是指护士在医疗护理行为前详细周密的思考与行为过程中的谨慎、认真、细心的一种道德作风。审慎是护士内心信念和良心的具体体现。

（2）护理伦理审慎的内容

1）语言审慎 语言可以"治病"也可以"致病"。保护性语言可以使患者心情愉快，有利于疾病治疗；刺激性语言可导致患者病情加重，甚至恶化。患病后，患者的心理变得异常敏感和脆弱。因此，护士要语言审慎，注意语言的科学性、严谨性，注意语言的表达技巧。在与患者或其亲属沟通时，要注意尊重患者人格，并用通俗、准确和安慰性语言给患者解释、鼓励，增加患者战胜疾病的信心，发挥语言治病的作用。

2）行为审慎　护士在医疗护理工作的各个环节都应自觉做到认真负责、谨慎小心，这是护士必须具备的职业道德素质。严格遵守各项规章制度和操作规程，一丝不苟，做到精益求精，提高医疗护理质量，从而确保患者的安全和治疗护理效果，防止医疗差错，杜绝医疗事故。

（3）护理伦理审慎的作用

1）有利于提高护理工作质量，保证患者安全　审慎促进护士在护理工作中小心谨慎、一丝不苟，对患者严密观察，及时了解病情变化；熟练掌握护理操作技能，准确、及时、有效、安全地完成各项治疗措施；严守岗位，严格遵守操作规程，从而防止因疏忽大意、敷衍搪塞而造成差错事故。

2）有助于护士钻研业务知识和护理技术　临床护理工作只有具备丰富的医学科学知识和熟练的操作技能，才能真正做到周密思考，谨慎处理，准确判断各种病情变化。审慎能够促使护士自觉，苦练基本功，从而不断提高知识和护理技能。

3）有助于提升护士的伦理道德境界　审慎要求护士具有高度负责的精神，护士必须谨遵护理伦理学基本要求，加强自身伦理道德修养，不断提高伦理道德水平，从而做到在任何情况下，即使是在无人监督的时候，都能自觉坚持道德要求，尽职尽责为患者服务。

4）有助于建立和谐的护患关系　文明、准确、恰当的语言会畅通护患之间的交流与沟通，周密谨慎的护理行为会赢得患者对护士的信任。所以，护理伦理审慎有助于构建和谐的护患关系。

2. 保密

（1）含义　保密（confidentiality）即保守秘密，不对外泄露，是指道德主体为杜绝秘密的外泄或外漏，不对外宣传或张扬自己、他人、组织等不愿让外界知悉的信息，并采取必要的保护性措施的责任。护理伦理中的保密是指护士在治疗护理过程中对患者的隐私和病情予以保密，保密是对护士的基本要求，也是与护理工作关系非常密切的伦理范畴之一。

（2）护理伦理保密的内容

1）保守患者的秘密　护士对患者由于治疗需要而提供的有关病情和隐私不能随意泄露，更不能任意宣扬。同时有责任采取有效的措施保证患者的秘密不被他人获得。

2）对患者保密　因治疗护理的需要，一些患者的病情和可能出现的不良后果，应该对患者保守秘密，这是一种保护性治疗措施。因为针对一些预后效果不佳的患者，如果如实告知其病情，悲观绝望的不良情绪有可能会影响治疗甚至导致病情恶化。但必须对患者家属如实告知病情，以免造成不必要的医疗纠纷。

（3）护理伦理保密的作用

1）有利于维护患者的尊严、增进患者的健康　保守患者的秘密是尊重患者人格和尊严的具体体现，能让患者感受到来自护士的关心和温暖，并产生安全感和信任感；对患者保守秘密避免刺激性的话语对患者产生的直接性的、冲击性的影响，增强其对恢复健康的希望，并促使其积极配合医护人员的工作。

2）有利于建立和谐的护患关系　护士从患者及其利益相关者的根本利益出发，充分考虑到患者的身心健康而采取必要的保密措施，体现了护士对患者发自肺腑的关心和人文关怀。有利于取得患者及家属信任，促使护患之间更好地交流与合作，建立良好的护患关系，从而促进护理工作的开展和护理质量的提高。

3）有利于构建和谐的家庭与社会秩序　保守患者的秘密，不将其患病的信息随意散播出去，可以避免患者被动地接受来自社会和他人的特殊对待、歧视等；对患者保守秘密而告知其监护人有关患者病情的相关信息，可以避免对患者的直接身心打击，使患者家属做好准备，与患者齐心协力同病魔做斗争。所以，保密有利于维护家庭的和睦、社会的和谐，构建和谐的家庭和社会秩序。

三、护理伦理范畴的意义

1. 强化护士的伦理意识　护理伦理范畴与护理伦理基本原则和规范是紧密相关的，护理伦理基本原则和规范是护理伦理范畴的基础，护理伦理范畴则是护理伦理基本原则和规范的体现。护理伦理范畴是对护理行为中起关键作用的伦理意识的高度概括，通俗易懂，简单明了，可以调整护士行为，促使护士自觉将客观外在的护理伦理基本原则和规范转化为内在的道德愿望，从而产生强烈的道德责任感，对强化护士的护理伦理观念和责任心都具有重要的作用。

2. 帮助护士将护理伦理原则转化为护理伦理品质　护理伦理范畴是把伦理基本原则、规范转化为护理伦理品质的直接环节，护理伦理基本原则和规范是社会对护士的客观要求，护士必须借助权利、义务、情感、良心、荣誉、幸福、审慎、保密等概念去感知这些客观要求，从而将其转化为自己的伦理品质。

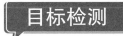

答案解析

一、选择题

A1 型题

1. 以下没有违反不伤害原则的是（　　）

    A. 护士的知识和技能不足

    B. 护士为治疗疾病适当地限制患者的自由

    C. 护士诱导患者接受检查和治疗

    D. 护士对患者的呼叫或提问置之不理

    E. 护士的行为粗心马虎

2. 下面不属于护理伦理学基本原则的是（　　）

    A. 随机原则　　　　　　B. 不伤害原则　　　　　　C. 尊重原则

    D. 有利原则　　　　　　E. 公正原则

3. 下列不属于护理伦理规范内容的是（　　）

    A. 热爱专业，忠于职守　　B. 尊重患者，一视同仁　　C. 注重形象，文明护理

    D. 关注荣誉，维护权益　　E. 遵章守纪，恪守慎独

4. 下列不属于护理伦理范畴内容的是（　　）

    A. 权利　　　　　　　　B. 情感　　　　　　　　C. 荣誉

    D. 慎独　　　　　　　　E. 保密

5. 某成年患者因心脏病发作被送到医院，检查结果明确提示心肌梗死，患者意识很清醒，但拒绝住院，坚持要回家，此时医生应该（　　）

    A. 尊重患者自主权，立即同意他回家

    B. 行使行政权，强行把患者留在医院治疗

C. 尊重患者自主权，但应尽力劝导患者住院，无效时行使干涉权

D. 行使医生自主权，强行把患者留在医院治疗

E. 尊重患者自主权但应尽力劝导患者住院，无效时办好相关手续

6. 患者李某，73岁，离休工人，因呼吸困难于某院住院治疗。从入院到用上药物长达8小时，病程记录空白。同时入院的患者赵某为某局长，因肺炎入院，入院用药仅用40分钟，且医护相伴，此现象违背了护理伦理规范的（　）

A. 尊重患者，一视同仁　　　　B. 遵章守纪，恪守慎独　　　　C. 注重形象，文明护理

D. 互尊互助，团结协作　　　　E. 热爱专业，忠于职守

X型题

7. 护理伦理具体原则主要有（　）

A. 自主原则　　　　　　　　　B. 不伤害原则　　　　　　　　C. 公正原则

D. 行善原则　　　　　　　　　E. 最优化原则

8. 护理伦理规范，其内容有（　）

A. 救死扶伤，实行社会主义的人道主义

B. 尊重患者的人格和权利

C. 文明礼貌服务

D. 廉洁奉公

E. 互学互尊，团结协作

9. 护理伦理荣誉观是（　）

A. 建立在全心全意为人民身心健康服务的基础上

B. 个人荣誉与集体荣誉的统一

C. 个人荣誉中包含着集体的智慧和力量

D. 集体荣誉也离不开个人所作出的贡献

E. 与个人主义虚荣心有着本质的区别

10. 护理伦理幸福观的内容是（　）

A. 物质生活与精神生活的统一

B. 强调精神生活和物质生活的统一

C. 个人幸福与集体幸福的统一

D. 创造幸福与享受幸福的统一

E. 创造幸福和集体幸福的统一

二、思考题

1. 简述护理伦理审慎的内容和作用。

2. 简述护理伦理良心的作用。

3. 简述护理伦理规范的内容。

4. 简述护理伦理基本原则的内容和要求。

三、案例分析

患者，女，35岁。因胃溃疡合并大出血，由其夫护送到某医院急诊。因夫妇俩的宗教信仰认为输了别人的血是一种罪恶，终生不得安宁。尽管医生再三劝她输血治疗，甚至告知其不输血会有生命危险，但她仍拒绝输血。此时，患者面色苍白，呼吸急促达32次/分，脉搏快而弱，血压低至60/40mmHg。此时，其夫表示同意输血，但患者却用低弱的声音回答"不要违背我的信仰"。

提问：1. 面对这种情况医护人员应该怎样做？

　　　2. 该案例涉及护理伦理中什么原则？

书网融合……

本章小结　　　　　　　微课　　　　　　　题库

第四章　护理人际关系的伦理

PPT

📖 学习目标

知识要求：

1. 掌握　护患关系、护际关系、医护关系的伦理要求。

2. 熟悉　护患双方权利和义务的内容、护患冲突的调适原则。

3. 了解　护患关系的性质、发展趋向、基本内容。

技能要求：

1. 能正确运用护患权利和义务于临床护理工作中，防范护患冲突。

2. 将伦理规范应用于人际交往中，处理好护理人际关系。

素质要求：

1. 树立生命至上的理念，尊重患者的权利。

2. 树立团结协作的理念，正确处理护理人际关系。

第一节　护患关系伦理

➡ **案例引导**

案例： 患者，女，因右卵巢囊肿入住某医院，接受囊肿切除和粘连分离手术。医生在进行囊肿切除手术的过程中，发现患者右侧子宫、输卵管及卵巢囊肿粘连严重，分离困难，于是擅做主张把患者右侧卵巢切除。这一情况既未告知患者及其家属，亦未在手术记录中记载。10 天后，患者病愈出院。3 年后，患者因感觉下腹隐痛不适，行妇科检查，被告知右侧卵巢已被切除，可能导致不孕不育，之后其又陆续前往数家医院检查，结论都是一致的。

讨论： 该案例中，医护人员的行为侵犯了患者的哪些权利？

在护理工作中，良好的护患关系有利于护理质量的提高，有利于社会主义精神文明的建设。护士与患者只有在相互尊重、平等协商的基础上才能建立起和谐的护患关系。

一、概述

护患关系（nurse - patient relationship）是指在护理实践活动中形成的护理人员与患者之间的特殊人际关系，是护理实践活动中最主要的一种专业性人际关系。在医院这个特定的环境里，护士将面临与患者、医生、护士之间以及医院内其他工作人员，如药房、洗衣房、供应室、化验室等的人际关系，但其中最重要的人际关系是护士与患者之间的关系，即护患关系。随着护理实践范围和功能的扩大，护患关系中的活动主体包含了更加丰富的内容。护理人员一方可以是护理员、护士、护士长或护理部主任，而患者一方可以是患者及其家属、陪护人、监护人、患者所在的单位，甚至媒体舆论。护患关系的好与坏、和谐与矛盾，直接影响着护理服务的水平和质量，影响着护士及医疗机构的声誉。

（一）护患关系的发展历程

良好的护患关系是处理好一切护理工作的前提条件，医学模式的不断变化也在引领护患关系的不断演变。

1. 神灵主义医学模式时期的护患关系　　神灵主义医学模式出现在大约1万年前的原始社会，那时候的人类尚未开化，对人体结构和疾病的认识处于蒙昧无知的状态，人们认为世间的一切是由超自然的神灵主宰，疾病的性质和原因的原始概念是恶魔致病观，是神灵的惩罚或者是妖魔鬼怪附身。此期的医护是同源的，他们对于人的生命和健康的干预，被认为是对神的旨意的执行，医护的早期形象，也就是神的形象，神主宰着人世间的一切，医者与患者之间的关系就完全被神与人的关系所代替了，护患之间是一种松散、无序的关系。在这个时期，医者处在国家权力的顶端同时享有崇高的社会地位。

2. 自然哲学医学模式时期的护患关系　　自然哲学医学模式在公元前5世纪前后开始出现，随着生产力的发展和人类对自然认识能力的不断提高，积累了一些治疗疾病的经验，使人们认识到疾病并非神鬼怪所为，而是可以治愈的和有规律可循的。当时的医者兼医、药、护于一身，具有"医中有护""医护合一"的鲜明特点。在这一时期，医生的地位是备受尊敬的，在社会等级划分中处于尊贵级别，这种情形决定了劳动群众就要求医问药，就要卑躬屈膝。治疗的决定权被医者牢牢攥在手中，医者享有决定性的地位，而求医者只能被动接受、听从医者的吩咐，但如果求医者是封建统治者或贵族，则医者唯有"叩头请命""君饮药臣先尝之"。治愈疾病，可得到丰厚的赏赐、宠遇，但一有差池，便人头落地，甚至祸及九族，这时的护患关系有明显的等级色彩。

3. 机械论和生物医学模式时期的护患关系　　机械论和生物医学模式从15世纪文艺复兴时期开始，很多学者将人体的生命运动看作是机械的活动过程。英国唯物主义学者弗兰西斯·培根（Francis Bacon）明确提出了整个世界和人类都是物质的，均是由大小不一的各种物质组合而成，法国著名的科学家笛卡儿也延续了这种学说，甚至还为此专门撰写了《运动是机器》一书。法国的拉马特利医生也提出类似的观点，他在《人是机器》一书中提到医疗设备的出现代替了以往医生护士在诊治护理的过程中与患者直接的、密切的交往，并将护患关系机械化、物化和非人性化了，把二者简单地看作是一种操作与被操作、修补与被修补、施令与被动服从的关系，更加减少了护士与患者的交流，忽视了对患者的关心、尊重以及在心理社会方面对患者应有的安慰和指导。

4. 生物—心理—社会医学模式时期的护患关系　　在这个新的医学模式下，医生要弘扬高尚的医德医风，平等地对待每位患者，尊重患者的权利和隐私。最终达到预防和减少疾病的发生，提高生命质量的目的。这时期医护工作分离，真正实现了医护身份、工作职责明确。1956年，美国医生萨斯（Sxas）和霍伦德（Holade）正式提出了"医患关系的基本模式"，护患关系可据此分为三种类型。

（1）**主动—被动型**　　适用于意识丧失的患者（如昏迷）、婴幼儿、危重、休克、智力严重低下及某些精神患者。护士处于主导地位，要求患者绝对服从所有处置和安排。因此，护士要有慎独精神，高度的责任心，为患者提供规范、安全、有效的服务。

（2）**指导合作型**　　适用于患者意识清楚状态下的急性病及手术后处于恢复期的患者。在护理活动中，患者有一定的主动性，可以向护士提供有关自己疾病的信息，也可以提出意见和要求，但护士的权威仍是决定性的，护士应严密观察病情变化，及时、准确地提供护理服务，并尊重患者的知情同意权。

（3）**共同参与型**　　多用于慢性疾病且具有一定文化知识水平的患者，在这种模式下，患者不仅是合作，而且积极主动地参与自己的治疗护理活动，护患双方有同等的主动性和权利。护士应充分并尊重患者，指导患者自我护理。在临床实践活动中，护士与患者间的护患关系类型不是固定不变的，随着患者病情的变化，可以由一种类型转向另一种类型。

（二）护患关系的发展趋向

近年来，随着医学科学进步、社会发展以及医学模式的转变，护患关系也发生了很大变化，出现了以下几方面的发展趋向。

1. 护患关系的经济化趋向　随着社会主义市场经济的建立和发展，医疗市场和医院管理体制改革不断深化，医院过分重视经济效益，为了满足不同的市场需求，提高运营收入，护理服务出现了向高端倾斜的趋势，如设置贵宾病房、特需病房等。使护患关系中的经济因素增强，使部分护士忘掉了全心全意为人民服务的宗旨和应有的职业道德，一切向钱看，极大地损害了正常的护患关系。

2. 护患关系的民主化趋向　传统的护患关系是护士凭借着对护理技术的掌握而具有权威性，而患者只能绝对服从。但随着患者参与意识及权利的不断增长，在护理活动中，患者不再是被动的接受体，而是在知情同意的前提下，主动参与治疗护理，共同制定护理目标及措施，护患双方地位越来越平等，护患关系变得越来越民主。

3. 护患关系的多元化趋向　随着生物—心理—社会医学模式和整体护理的实施，社区护理、家庭护理、康复护理等快速发展，护士的工作内容不断扩展，工作任务也越来越重，护士也不再是被动地执行医嘱，而是主动地为患者提供健康教育、心理护理等；同时随着人民生活水平的提高，人们更加关注健康水平和生活质量的提高，注重精神享受和营养保健，患者的维权意识增强，护患关系呈现出多元化的发展趋向。

4. 护患关系的法治化趋向　传统的医患关系中，护患双方的权利和义务是约定俗成的，在很大程度上依赖护患双方的道德自律。护患之间形成了以"负责—信任"为纽带的人际关系。随着我国法制建设的不断完善，患者的法律意识、维权意识不断增强，护理工作中涉及很多的法律问题，要解决这些问题，单靠职业道德的约束是不够的，相关部门已经制定了专项的卫生法规来规范护患双方各自的行为，如 2008 年国务院颁布并实施的《护士条例》，明确规定了护士的权利、义务，有效地规范了护士的行为。这也是护患关系演化的必然趋势。

⊕ **知识链接**

两种不同的医患关系

三国时，关羽右臂中箭，毒已入骨，名医华佗前来医治，刮骨疗毒。关羽任其医治，谈笑弈棋。经华佗刮骨保住了关羽的手臂。而曹操恰恰相反，他生性多疑，讳疾忌医，拒绝华佗开颅取涎，不治身亡。华佗与关羽、曹操之间就是两种截然不同的医患关系。一个是忍着剧痛，配合华佗全力医治；一个是不予配合，拒绝救治，反倒怒杀了一代名医。

（三）护患关系的性质

护士与患者的关系是双向的，是以一定目的为基础并在特定的背景下形成的。从伦理层面看，护患关系属于一种信托关系；从法律上看，护患关系是一种契约关系。在医疗过程中，患者将自己的生命健康、隐私都托付给护士，护士要靠自己的专业知识和技能，考虑患者的利益，减轻患者的痛苦，给患者更多的人文关怀和帮助。

1. 护患关系是帮助与被帮助性关系　护患关系是一种特殊的人际关系，是帮助者与被帮助者之间的关系。有时还是两个系统之间的关系，即帮助系统（包括医院的护士和其他工作人员）和被帮助系统（包括寻求帮助的患者和家属等）之间的关系。护士与患者之间的关系往来体现了这两个系统的往来。护士对患者的帮助一般是发生在患者无法满足自己的基本需要时，其中心是帮助患者解决困难，通过执行护理程序，使患者能够克服病痛，生活得更舒适。

2. 护患关系的实质是满足患者的健康需要　护士与患者之间的交往是一种职业行为，患者因疾病住院接受治疗护理，护士利用专业的知识和技能，履行职责，以服务对象的健康为中心，与患者建立并保持良好的信任关系，真诚地为其提供各项护理服务，帮助患者恢复健康，促进患者身体的康复，满足患者的健康需要。

3. 护患关系具有特定的相互作用　护患互动是一种护士与患者之间互动的关系，是建立良好护患关系的基础。建立这种相互作用的良好关系，在一定程度上受护患双方的个人阅历、感情、知识积累和对健康与疾病的看法以及不同的生活经验的影响，这些因素会影响互相的感觉和期望，并进一步影响彼此间的沟通和由此所表现出来的任何行为和所有行为，即护理效果。

4. 护患关系是以护士为主要影响的人际关系　患者由于疾病的折磨，来到医院接受治疗，处于被动地接受帮助的地位。护士处于帮助者的主动地位，其行为在很大程度上决定了护患关系的状态。在这一关系中，护士影响患者，患者则接受护士的影响，护士的态度和行为对护患关系的建立与发展起着决定性的作用。护士良好的素质、扎实的专业知识、精湛的技术，对护患关系的建立起到帮助作用。并且，良好的护患关系具有治疗作用，能使患者心情舒畅，有利于疾病的康复。

5. 护患关系是短暂性的人际关系　护患关系是患者在接受护理服务过程中形成的一种人际关系，有一定的时限性，一旦护理服务结束，这种人际关系就会结束。在这一过程中，如果产生积极健康的后果，患者战胜疾病逐渐康复；若是消极后果，护患关系紧张，影响疾病康复。

二、护患关系的基本内容

护患双方由于生理、心理、文化背景、经济收入等多种因素的影响，在护理活动中会形成不同内容的护患关系，主要表现在技术性和非技术性关系两个方面。在实际工作中，技术性关系是前提、是护患关系的基础。但非技术性关系对于维持良好护患关系更为重要。

（一）技术性关系

护患关系的技术性关系是护患双方在护理职业活动中所建立起来的，是以护士拥有相关的护理知识及技术为前提的一种帮助与被帮助的关系。如患者提出主诉、反映病情变化，护士观察病情，为患者提供用药护理、生活护理、健康指导等。护士是具有专业知识和技能的人，处于主动地位，利用专业护理技术帮助患者，是护患关系的基础。如果护士技术熟练，则很快能取得患者的信任；相反，护士就很难取得患者的信任。因此，技术性关系是良好护患关系建立的前提和基础，是维系良好护患关系的桥梁和纽带。

（二）非技术性关系

非技术性关系是指护患双方除护理技术关系以外，在情感、思想和心理等具体护理行为中一切非技术因素所构成的互动关系。包括道德关系、利益关系、价值关系、法律关系和文化关系等。

1. 道德关系　是非技术关系中最重要的内容。由于护患双方所处的地位、环境、利益、文化教育以及道德修养的不同，在护理活动中，对一些问题和行为的看法及要求也会有所不同。为了协调矛盾，护患双方必须按照一定的道德规范及原则约束自己的行为，护患双方要尊重对方的人格和权利，掌握好分寸，自尊、自重、自爱。一般来讲，由于护患关系中护士处于主导地位、患者相对弱势被动，这就对护士提出了更高的道德修养要求，护士应该给予患者更多的人文关怀。

2. 利益关系　是指在护理过程中为满足护患双方各自需要而产生的物质和精神利益关系。患者的利益表现为支付了一定的费用之后，满足了解除病痛、恢复健康等需要。护理人员付出体力和脑力劳动，为患者提供服务，获得正当的劳动报酬，以及由于护理患者康复后所得到的精神上的满足和欣慰，获得工作上的成就感。应强调的是，护理人员的物质利益是由国家和集体以工资、奖金形式提供的，决不能再从患者身上额外索取。

3. 价值关系　是指以护理活动为中介的护患双方为实现或体现各自的人生追求而形成的社会价值关系。护士运用护理学的知识、技能及爱心为患者提供优质服务，使患者解除病痛、重获健康，得到了对方和社会的尊重和认可，实现了护理人员的社会价值。同样，患者恢复了健康而重返工作岗位又对他人及社会作出贡献，实现了其个人的社会价值。护士与患者的价值互为基础、互相联系，这正是我国"人人为我，我为人人"的社会主义价值关系的高度体现。

4. 法律关系　是指护患双方在法律框架内行使各自的权利与履行相应的义务所形成的关系。自患者进入医院挂号开始，护患双方便建立起契约关系，受到一系列法律、法规的保护和监督。患者有权因就医权利受到侵犯造成不应有的伤害诉诸法律、追究医务人员的责任；反之，医方的正常权益和诊疗秩序同样受到法律的保护，如果患者辱骂、殴打护理人员、破坏医院秩序等违法行为，同样要受到法律制裁。

5. 文化关系　是指在护理活动中，护患双方因个人认知和文化背景的不同而形成的互动关系。护理服务对象存在着各种各样的文化背景，有信仰、宗教、风俗、语言、生活习俗等方面的差异，这必然导致护患双方在许多问题上产生不同的看法，甚至是误解或矛盾。因此，护士在护理活动中要尊重患者的宗教信仰和风俗习惯，提供个性化的护理服务，满足不同患者的合理需求。

三、护患关系的伦理要求

（一）护患关系的伦理原则

1. 互相尊重原则　护患之间要真诚相待，互相信任，互相尊重，平等待人。①要尊重患者的人格，为患者保守秘密，与患者交谈时要用尊称、敬语，不可用命令的语气和患者讲话，对患者不能直呼床号。不能把在护理工作中了解到的有关患者疾病和治疗的一些情况向无关人员透露，如因特殊情况需要透露，也应在伦理和法律允许的范围内，审慎地向相关人员提供。不可将患者的隐私作为茶余饭后聊天的话题。②不因患者身心缺陷而加以取笑；不因患者处在弥留之际或已经死亡而心存漠视；不因患者对医学知识的一知半解而挖苦讽刺。③护士要平等待人，不论患者国籍、宗教信仰、民族、性别、年龄、金钱、职位、相貌有何差异，都有接受护理、延长生命和提高生命质量的权利，护士均应一视同仁。

2. 尊重生命原则　珍爱生命，关爱患者，促进患者的健康、减少痛苦是护士的崇高职责。护士要具有高度的同情心，理解患者，关心患者，尤其对患有绝症、心灵遭受巨大打击、生命垂危的患者，要给予更多的关心、爱抚和同情，随时准备为他们提供力所能及的帮助和支持。任何对患者的痛苦漠不关心、视而不见、麻木不仁的态度都是缺乏同情心和爱心的表现，而缺乏同情心和爱心就很难与患者有效交流，影响良好的护患关系的建立。护士要对工作极端负责，急患者之所急，痛患者之所痛，想患者之所想。患者的健康、患者的生命高于一切，在任何情况下，都不受干扰。

（二）护患关系的伦理规范

1. 认真负责，确保安全　要确保患者的安全，对护士来说，首先要在专业技术上过硬。护士只有热爱护理事业，认真负责地对待护理工作，不断更新专业知识，掌握专业技能，对护理技术精益求精，才能确保患者的护理，满足患者生理和心理上的需要。护理工作关系到患者的安危和千家万户的悲欢离合，每个护士都必须对患者的健康、安全和生命高度负责，自觉意识到自己对患者、对社会所负的责任。在临床护理工作中，遵守各项规章制度，严格执行各项操作规程，遵守"三查七对"制度，使各项护理措施及时、准确、安全和有效；工作中要不计较个人的得失、不厌其烦、不怕脏累，发扬乐于奉献、任劳任怨的精神。

2. 尊重患者，一视同仁　尊重患者，是指尊重患者的生命、尊重患者的权利、尊重患者的价值观，平等待患，对患者一视同仁。严守患者的秘密，保护患者的隐私也是对患者尊重的体现。患者的情况千差万别，但他们的生命都具有一定的价值或潜在价值，护士应尊重患者的生命价值，尊重患者的人格，不论患者的地位高低、不论贫穷富贵、不论病情轻重，都要以诚相待。

3. 举止端庄，态度和蔼　护士精神饱满、亲切自然，会给患者一种愉快的感觉。护士应举止端庄、自然大方、高雅脱俗、行为得体，以表现出自己良好的文化修养及对患者的尊重。护士举止端庄，会赢得患者的信任与尊重；护士态度和蔼，可消除患者的紧张和焦虑情绪；护士语言亲切，可使患者产生亲切感和温暖感，有利于建立良好的护患关系，提高护理质量。

4. 语言贴切，保守秘密　护理工作大部分时间是在与人打交道。护士对患者是否有同情心、是否关心体贴，在很大程度上是通过语言表现出来的。护士的语言应该规范、文明、亲切和富有感染力。对初次入院的患者，护士应热情接待，耐心解释，用礼貌性语言使患者情绪稳定，增强治疗的信心；当患者受到疾病折磨和生命受到威胁时，常会产生焦虑、悲伤，甚至绝望等情绪，护士要使用安慰性语言，和气、亲切地进行开导，消除患者顾虑，使患者感到温暖，树立战胜疾病的信心。出于人道主义精神，护士对患者的生理缺陷、隐私，以及疾病的不良预后，都应使用保护性语言。但是，护理服务实施过程中常常有侵犯患者隐私权的现象发生，如有的护士在护理操作中暴露患者身体的私密部位时未采用屏风或隔帘进行遮挡，也未劝退陪护人员及无关人员，使患者的身体暴露于众目睽睽之下；有的护士甚至在茶余饭后将患者的隐私作为谈资等。护士只有加深对维护患者隐私权的理解，提高自身人文素质的修养，才能够逐步形成保护患者隐私的文化素养。

5. 知识广博，精益求精　随着医学新技术的发展以及各种先进医疗技术设备的广泛应用，护理专业的内容也不断扩大。因此，护士必须掌握扎实的医学、护理学专业知识及其他各种相关的知识，具有熟练的操作技术和丰富的临床经验。护士应熟悉有关疾病的特点、疗程及病情可能发生的变化；熟悉药物的主要适应证、剂量、副作用及药物配伍禁忌；掌握医疗仪器的使用操作规程，以及在技术操作过程中如何防止交叉感染等专业技能。因此，护士要勤奋学习，不断汲取新知识、新技术，使护理技术精益求精。

6. 理解家属，耐心解疑　护理工作离不开患者家属的配合，护士与患者家属关系的好坏，直接影响患者的情绪，进而影响疾病的治疗和护理。所以护士应理解家属并做好其思想工作，以尊重和同情的态度对待他们。对于家属提出的要求，凡是合理的、能够做到的，应虚心接受并予以满足；对要求合理但由于条件限制难以做到的，应向家属做好解释工作，以求得对方谅解；对家属提出的不合理的要求也要耐心解释，不可急躁，更不能置之不理。

第二节　护患双方的权利及义务

⇒ 案例引导

　　案例：患者，女，67 岁，以肝癌诊断收入院。住院后，患者女儿反映其母亲性格敏感，感情脆弱，担心其母知道自己所患疾病的真实情况后会出现强烈的情绪反应，失去生活的勇气。因此，她请求相关医护人员不要告知患者诊断结果和病情的严重程度，建议大家统一说辞，只告知患者诊断结果是"肝硬化"。

　　讨论：该案例中的伦理争议是什么？如果你是该患者的责任护士，你将怎么处理？

在护理活动中，护士与患者作为两个不同的社会角色都享有各自的权利并承担应尽的义务。护患权利义务是统一的，良好的医疗效果需要护患双方共同努力。医护人员所拥有的道德权利与义务具有非对称性，因此在不割断二者相互联系的基础上，应明确强调患者权利和医护人员的义务，以提高护理质量，减少护患纠纷。

一、患者的权利及义务 [e] 微课

患者的权利与义务是建立在护士与患者双方交往的基础上，以患者为中心的各种信息交流与双向作用的过程。在护患关系中，双方应按照一定的道德原则和规范来约束、调整自身的行为，尊重彼此的权利和履行义务。护士尊重患者的权利并督促患者履行相应的义务，是提高护理服务品质的重要内容。

⊕ **知识链接**

患者权利问题的由来

患者权利问题始于18世纪90年代法国大革命时期（"天赋人权"），最早开展关于患者权利的讨论。在此以前，患者只是同情和怜悯的对象。1946年《纽伦堡法典》明确提出了患者的知情同意权。1946年，美国通过了一个要求医院符合一定标准的法案，赋予州在法律上有对医院的医疗质量进行监督和保障患者权利的权力。1972年美国医院协会采纳了《患者权利法案》。1981年第三十四届世界医学会通过了《患者权利宣言》。1986年第三十八届世界医学会通过的《医师专业的独立与自由宣言》中也提到了患者的权利。1991年，关于患者权利的国际会议在日本召开，日本掀起了关注患者权利的热潮。我国政府在宪法、消费者权益保护法和相关卫生法规中均有保护患者权利的条款。

（一）患者的权利

患者的权利是指患者在医疗卫生服务中应享有的合法、合理的权利与利益。因此，患者的权利一方面涉及法律所赋予的内容，另外一方面也包含伦理所赋予的内容。根据我国的国情，患者的权利应包括以下内容。

1. 基本医疗权 基本医疗权是指患者享有就医的权利。它是指社会成员享有国家和政府给予基本医疗保障与医疗救济的权利。对医疗权的承认已经成为文明国家的共识，即使是战俘、罪犯、精神病患者、智障患者也不例外。患者的基本医疗权包括平等医疗权和自主医疗权。

（1）平等医疗权 是指患者平等享有医疗卫生资源和医疗、护理保健服务，即获得公正、平等的医疗和护理服务的权利。患者享有平等医疗权的主要伦理要求是：人际交往与医疗卫生资源分配平等。人际交往平等强调医护人员与患者以及家属双方交往平等，对待所有的患者一视同仁。医疗卫生资源分配平等要求医护人员在满足患者基本医疗保健需求时体现绝对公平，在满足患者不同层次尤其是特殊医疗保健需要时体现和保证相对公平。目前，在我国医疗机构具体体现这一权利的制度包括挂号制（遵循"先到先救治"原则）和急诊制（体现"危急先救治"原则）。

（2）自主医疗权 是指患者对医方及其所提供的诊治护理决策所享有的自主选择权和决定权。自主医疗权是患者权利中最为基本的一种权利，护士应尊重和保障患者及其家属的自主性或自主决定。但当患者作出了不合理的决定，可能对自己、他人造成伤害时，医护人员可依据行善原则和不伤害原则予以干涉，这属于医护人员的特殊干涉权。

值得强调的是，对基本医疗权的理解应避免以下误区：①承认基本医疗权意味着国家负担社会成员的全部医疗服务；②承认基本医疗权意味着可以无偿地要求医疗机构满足社会成员的医疗需求；③尊重

患者的自主权意味着医护人员可以放弃或减轻自己的道德责任，听命于患者的任何意愿和要求。

2. 知情同意权 是指患者在医疗卫生服务中，享有知晓病情、治疗和护理方案、预后、诊疗费用等情况，并自主选择诊疗方案的权利。知情同意权包括知情权和同意权。知情权是指患者有权利知晓疾病诊断、诊疗方案、预后、诊疗费用等方面的信息；同意权是指患者在充分知情的基础上，对检查、治疗、护理作出自愿及自主的决定。医护人员为患者实施诊疗，尤其是侵入性诊疗时，要同时具备以下三个要件：①国家法律的许可和保障；②具有治疗目的；③患方的承诺。

知情同意权的理解应避免的几个误区：①认为知情同意权是患者本人的权利，不必考虑家属的意见。在我国《医疗机构管理条例》中规定："医疗机构施行手术、特殊检查或者特殊治疗时，必须征得患者同意，并应当取得其家属或者关系人同意并签字；无法取得患者意见时，应当取得家属或者关系人同意并签字；无法取得患者意见又无家属或者关系人在场，或者遇到其他特殊情况时，经治医师应当提出医疗处置方案，在取得医疗机构负责人或者被授权负责人员的批准后实施。"②知情同意是医护人员规避医疗风险、自我保护的一种手段。尊重患者知情同意权的目的并不是为了消除医疗风险，而是为了使护患双方、特别是患者方面对将要采取的护理及其风险有一个充分的了解，并在此基础上作出尽可能合理的选择。患者签字只能说明患方同意实施医疗行为，并不能免除医疗机构和医务人员的责任，即患方的签字并不意味着要承担所有不利的后果，关键是看医护人员有无过失。③知情同意仅是一个签字的形式，认为知情同意的关键是同意，只要患者或其家属签字就行，从而忽视了知情这一前提。

3. 隐私保密权 是指患者要求医务人员不得侵犯自身隐私的权利。患者有权要求医务人员对其既往史、婚育史、生理缺陷等进行保密。如果护士对患者的隐私进行披露、宣扬、威胁，或者将隐私用于治疗、科研范围外的不正当目的，则侵犯了患者的隐私权，对艾滋病、遗传病、肿瘤、妇科疾病、精神病等患者要特别注意保护隐私。但是，在下列情况下护士可向获得授权的人提供患者的个人资料：①患者签署的知情同意书；②患者患有传染性疾病会威胁他人和社会的健康；③患者的资料仅用于匿名教学和科研；④司法部门经授权需要获取患者资料。

4. 自由选择权 是指患者有比较和选择医疗机构、诊疗方案、相关检查等的权利。医务人员应尽可能较详细地介绍诊疗方案，以使患者对方案有完整的了解，从而作出正确判断和选择，不能强迫患者接受各种检查和治疗，也不能强行让患者使用其不愿意使用的药品。

5. 医疗监督权 是指患者在医院治疗期间，有权对医院规章制度的执行情况、医疗护理行为、医护人员的职业道德、收费标准、后勤等方面进行监督，对各种妨碍其权利实现以及对患者带来危害的医疗护理行为有权提出批评与指责，并有权要求医护人员改正。护士要自觉地接受患者的监督，对患者的合理意见和建议要及时地采纳并给予反馈，切忌对患者的监督进行刁难，更不可对其实施打击报复。

6. 医疗诉讼权 因医护人员违反部门规章制度及护理规范等构成医疗事故，造成患者组织器官损伤导致功能障碍或使患者病情加重或死亡等，患者及家属有权向卫生行政部门或法院提出诉讼，追究医疗卫生机构和医护人员的法律责任并获取赔偿。

7. 被照顾和被探视权 患者在治疗护理过程中享有被护士、家属、亲戚朋友等照顾的权利称被照顾权。患者在住院期间，有被家属、亲戚朋友、同事等探视的权利称被探视权。由于疾病的影响，患者的生活自理能力下降，需要家属和护士给予不同程度的照顾，以满足患者生理、心理和社会方面的需要，探视对患者来说是一种重要的心理安慰，也能有效地满足患者被爱与归属的需要，因此，医院在保证正常的诊疗护理秩序的基础上，要创造条件，方便患者家属、亲戚朋友、同事等探视患者。

8. 复制个人病历资料权 病历资料包括客观性病历资料和主观性病历资料。发生医疗事故争议时，患方有权要求复印客观资料，对于主观病历资料患方虽不能要求复印，但可以要求封存，可以作为医疗机构需提交的材料之一交医疗事故技术鉴定专家组。

（二）患者的义务

患者的义务是指在医疗卫生活动中，患者应履行的责任。义务与权利是相对应的，患者在享有正当权利的同时，也应负起应尽的义务，对自身健康和社会负责。

1. 配合医疗护理的义务　患者患病后，有责任和义务接受医疗护理，和医务人员合作，共同治疗疾病，恢复健康。患者在同意诊疗方案后，要遵循医嘱。为了取得理想的治疗效果，患者及家属应密切配合医护人员的检查、治疗和护理计划，做到：①诚实表达求医的目的，尽可能详细、真实地提供病史，告知医护人员治疗前后的情况；②患者在同意某种诊疗方案后，必须严格遵循医嘱；③传染病患者或疑似传染病患者应当遵守有关住院制度和隔离制度，自觉接受隔离，以免造成传染源扩散，危害他人和社会的健康。

2. 尊重医护人员的义务　包括尊重医护人员的人格、劳动以及职业自主权。医护人员担负着防病治病、救死扶伤的重大责任，他们为患者疾病的诊治和康复不断地学习、不辞辛劳，长期超负荷地工作、承受着巨大的心理压力，因此，患者应尊重医护人员的人格尊严和劳动。另外，在医疗和护理的过程中，患者及其家属应该尊重医护人员的职业自主权，遇到医疗和护理纠纷，应该以科学为依据、以法律为准绳来加以解决，决不允许出现患者打骂医护工作者、侵犯其人身安全的行为。

3. 自觉遵守医院规章制度的义务　医院是一个救死扶伤、实行人道主义的公共场所，医院的秩序具有特殊的要求，包括：①保持安静，这是对患者的最基本要求。在医院不能大声喧哗，说话走路要轻，各种物品要轻拿轻放，不能发出高调刺耳的噪声；②保持清洁，患者和家属应自觉爱护医院内公共卫生设施，保持院内整洁，以防院内感染；③不干扰医护人员的正常医疗活动；④不损坏医院财产。患者入院后，护士应通过多种形式将医院的规章制度（如出入院制度、探视制度、陪护制度、病房管理制度、作息制度、转诊制度等）向患者及家属介绍或公示，患者及家属有义务遵守。

4. 保持和恢复健康的义务　在医疗活动中，很多个人卫生及保健活动需要患者的积极参与，只有患者积极承担保持和恢复健康的义务，才能使其维持在最佳的健康状况，如糖尿病、高血压、冠心病等，这些疾病除了通过药物治疗以外，还需要选择合理的生活方式，养成良好的生活习惯；疾病治疗好转出院后，也应按要求定时复诊，尽早恢复健康，减少疾病复发，保持和促进健康。

5. 缴纳医疗费用的义务　收取医疗费用是医院正常医疗秩序得以维持的必要保证，医疗护理服务是有偿的，它不同于一般的商品买卖，不以治疗是否有效和成功作为收取费用的依据。医护人员按照诊疗护理规范、常规为患者提供医疗服务，付出辛勤的劳动，无论效果是否明显，患者都有责任按时按数缴纳医疗费用。当前大部分医院实行的是先交费、后治疗，但如果是急诊、危重患者，医护人员要本着人道主义的精神，对患者实行先救治、后收费。

6. 支持医学教育和科研的义务　医学教育和研究支撑了医学科学的发展和进步，其顺利开展需要患者的理解、参与和配合。为了维护和促进人类健康，患者有义务在自己不受伤害或收益与伤害（风险）成比例的情况下，经知情同意，配合医护人员开展教学、科研等活动（例如为医学生做示教、参加人体试验、无偿献血、死后捐献遗体和器官等）。不过这只是患者的道德义务，并没有法律的约束力，医护人员事先应取得患者的同意，不能采取强迫的方式，在此过程中涉及患者隐私，应加以保护。

二、护士的权利及义务

护士必须是在中等职业学校、高等学校完成国务院教育主管部门和国务院卫生主管部门规定的普通全日制 3 年以上的护理、助产专业课程学习，包括在教学、综合医院完成 8 个月以上护理临床实习，并取得相应学历证书，身体健康、考取护士执业证书才能够担任的。《护士条例》（下称《条例》）于 2008 年 1 月 23 日经国务院第 206 次常务会议通过，自 2008 年 5 月 12 日起施行。该条例从立法层面规定了护士的权利和义务，明确了政府及有关部门在促进护理事业发展中的责任，明确了医疗卫生机构在保障护士权利和义务方面的职责。明晰护患双方的权利与义务，有利于护患双方的理解和沟通，有利于建立和谐、双向的护患关系，有利于防范护患纠纷产生。

（一）护士的权利

护士的权利是指护士在护理工作过程中应该享有的权利和应该获得的利益。

1. 自主护理权　这是护士的一项基本权利。是指在注册的执业范围内，持有执照的护士有权根据治疗护理的需要，询问患者的病史、进行体格检查、制定与实施护理措施，有权报告与隔离传染病患者，护士必须十分认真、审慎地运用这一权利。这些要求不仅体现了护理伦理原则，同时也对权利实施作出制约和限定。

2. 特殊干涉权　是指在特定情况下，护士具有限制患者自主权利实现自己意志以达到维护患者、他人或社会的根本利益的目的，这种特殊权利称为特殊干涉权。一般来说，护士权利应该服从于患者权利，护士特殊干涉权对患者权利的限制是否与患者自主原则相违背，关键在于行使特殊干涉权来否定患者自主权利是否必要和正确。只有当患者自主原则与生命价值原则、有利原则、无害原则、社会公益原则发生根本冲突的时候，护士才有权利使用这种特殊干涉权。在下列情况下，护士可考虑行使特殊干涉权。

（1）当患者拒绝治疗时　当精神病患者、意志丧失和自杀未遂等患者拒绝治疗时，护士可以使用特殊干涉权进行干预，强迫治疗。

（2）必须实行行为控制时　某些传染病患者、发作期的精神病患者，他们意识不清或丧失自制力，对他人和社会有可能造成严重后果的，为保护患者和他人，护士有权采用合理的、有效的、暂时性的措施来隔离患者或控制患者的行为。

（3）保密会给患者或他人带来危害时　患者有权要求护士对其个人信息、隐私保密，但当保密会对患者或他人产生危害时，护士可行使特殊干涉权。如急性传染病患者、有自杀倾向的患者要求护士为其保密时，护士可根据具体情况，通知有关部门和个人。

（4）适当隐瞒病情有利治疗时　患者有对疾病知情的权利，有权了解所患疾病的性质、严重程度、治疗及预后情况等。护士应认真负责地给予解释和说明。但若患者知情后会影响治疗过程或效果，甚至有可能给患者带来不良后果时，如患者得知患恶性肿瘤后拒绝治疗或选择自杀等，护士不得不对患者隐瞒病情真相，并将实情告诉患者家属，护士的这种做法是必须的，也是道德的。

3. 经济待遇权　在执业活动中，护士享有按照国家有关规定获取工资报酬、享受福利待遇、参加社会保险的权利。任何单位或者个人不得克扣护士的工资，降低或者取消护士福利等待遇。

4. 安全执业权　在执业活动中，护士有获得与其所从事的护理工作相适应的卫生防护、医疗保健服务的权利。从事直接接触有毒有害物质、有感染传染病危险工作的护士，有依照有关法律、行政法规的规定接受职业健康监护的权利；患职业病的，有依照有关法律、行政法规的规定获得赔偿的权利。

5. 职称晋升、学习培训权　护士有按照国家有关规定获得与本人业务能力和学术水平相应的专业技术职务、职称的权利；有参加专业培训、从事学术研究和交流、参加行业协会和专业学术团体的权利。

6. 人格尊严和人身安全不受侵犯权　护士依法执业过程中，人格尊严和人身安全受到法律保护，任何单位和个人不得侵犯。对于扰乱医疗秩序，阻碍护士依法开展执业活动，侮辱、威胁、殴打护士或有其他侵犯护士合法权益的行为，依照相关规定由公安机关给予处罚；构成犯罪的，依法追究其刑事责任。

7. 获得表彰和奖励权　在护理工作中作出杰出贡献的护士，应当受到各层级的肯定和表彰。《护士条例》中规定：国务院有关部门对在护理工作中作出杰出贡献的护士，应当授予全国卫生系统先进工作者荣誉称号或者颁发白求恩奖章，受到表彰、奖励的护士享受省部级劳动模范、先进工作者待遇；对长期从事护理工作的护士应当颁发荣誉证书。

（二）护士的义务

护士的义务指在护理工作中，护士对患者、社会应尽的责任。护士应把对患者、社会应尽的义务和责任转化为自身的信念和道德观念，在工作中自觉地加以履行。

1. 尊重患者的义务　护理人员应尊重患者的生命、人格、尊严、价值观、宗教信仰及风俗习惯，有义务依患者的个人特征，提供人性化护理服务。对濒临死亡的患者，护士要尊重患者参与研究或实验性医疗的意愿，并提供保护，避免受到伤害，并确保患者应得的权益

2. 帮助患者解除痛苦的义务　护士不仅要努力解除患者躯体上的痛苦，同时还要同情、理解和关心患者，努力解除患者心理上的痛苦。尤其对那些治疗无望的患者，如晚期癌症患者，当治愈他们疾病的希望已成为泡影时，对这类患者的义务已不再是治疗而应是照料，尽量保证他们的舒适，提高生命质量。

3. 遵守医疗卫生法律、法规和诊疗护理规范的义务　护士在执业活动中，应当严格遵守医疗卫生法律、法规、部门规章和诊疗护理规范，这既是护士从事护理工作的根本原则，即合法性原则，也是从根本上避免护理不良事件发生，为患者、社会及医疗卫生机构履行的最基本义务之一。

4. 正确执行医嘱的义务　医嘱是护士对患者实施观察评估和治疗的法律依据，随意篡改医嘱或无故不执行医嘱均属违法。在护理工作中，护士应按规定核对医嘱，当医嘱准确无误时，应及时正确地执行。当护士发现医嘱违反法律、法规、部门规章、诊疗技术规范或与患者病情不符时，护士应及时向开医嘱的医生提出质疑。若医生执意坚持，则应报告有关负责人。这是护士的责任，也是护士的义务。对患者负责，呵护生命是护士的天职。如果明知医嘱有误不提出或由于疏忽大意未发现而执行酿成严重后果的，护士将与医生共同承担法律责任。

5. 向患者解释和说明的义务　为了很好地维护患者的知情同意权，护士应将患者的病情、诊疗护理措施、医疗费用和预后等情况如实告诉患者，并及时回答患者的疑问和咨询。如因诊断结果不良如恶性肿瘤、精神性疾病等，需对患者实行保护性医疗时，护士应将有关情况告知患者家属。

6. 尊重和保护患者隐私的义务　在护理活动中，护士有责任对患者隐私加以保护，并且未经患者同意，护士不得复印或转发患者病历，不得将患者个人信息泄露给治疗护理无关的其他人员。不少医疗机构已要求床头卡中不写患者的单位、职业、病情，而将此写在病历里；对患者的隐私问题立法，并且，护士不得泄露或者公开谈论、渲染患者的隐私，否则便侵犯了患者的权利。

7. 及时救治和积极参与突发公共卫生事件救护的义务　护士在临床工作中，发现患者病情危急，应立即通知医生进行抢救。在紧急情况下为抢救垂危患者生命，护士应先行实施必要的紧急救护，如吸氧、吸痰、包扎止血、建立静脉通道、胸外心脏按压和人工呼吸等，待医生到达后，护士应立即汇报抢救情况并积极配合医生继续抢救。当发生严重威胁公共生命安全的自然灾害、公共卫生事件时，护士应当服从县级以上人民政府卫生主管部门或所在医疗卫生机构的安排，立即奔赴现场或临床一线，全力参与伤员的救治，决不能推诿、逃避或耽误患者的抢救工作。

三、护患冲突与防范措施

护患冲突（nurse - patient conflict）是指护患双方在诊疗护理过程中，为了自身利益，或对某些医疗护理行为、方法、态度及后果等存在认识、理解上的分歧，以致发生争执或对抗。其不但对医院整体服务质量与服务水平的提高有严重影响，还可直接或间接地涉及双方的权益、健康和经济问题，以及人

格和有关道德、法律责任等问题。

（一）护患冲突的分类

1. 积极性冲突 又称为建设性冲突。此类冲突的结果能够激发护士工作的主动性和创造性，提高护士的工作责任感和患者的参与意识，能够帮助护患双方发现存在的问题，并通过护患双方的争论寻求解决问题的最佳方法。

2. 消极性冲突 又称破坏性冲突。这种冲突造成双方的不满与不信任，使相互支持、相互信任的护患关系变得紧张，不但阻碍护患沟通交流，而且给双方造成心理上的不适及伤害。

（二）护患冲突发生的原因

在临床工作中，护士与患者接触机会多，护患之间出现矛盾冲突的机会也相对增多。护患冲突的发生除有社会和医院管理方面等外在深层次因素外，还有患者和护士自身的原因。

1. 社会因素

（1）医疗保健供需矛盾 随着市场经济的逐渐确立，医疗卫生服务逐渐走向市场化。卫生资源配置的不合理，基层医疗卫生机构服务能力不足，利用效率不高，资源要素之间配置结构失衡，护士配备不足，造成了在任务重、压力大的状况下医护人员与患者缺乏沟通，导致护患之间的误解和矛盾而引发护患冲突。

（2）卫生法律法规有待健全 虽然我国先后制定和颁布了一系列卫生法律法规，但卫生立法仍显缓慢，尤其是有关医疗事故及纠纷处理方面的法律法规更是滞后于医疗和司法实践，导致护患冲突发生后无法有效处理。

（3）部分新闻媒体的片面报道 新闻媒体对医疗事故、护患纠纷的负面报道无形中加深了护患之间的对立，使患者对医务人员的不信任感增加，导致护患矛盾激化。

2. 医院管理因素

（1）工作目标出现偏差 一些医院管理者过分追求经济效益导致患者的经济负担过重。一旦患者认为医疗费用不合理，存在乱收、多收等情况，护士在执行收费和解释中将可能成为冲突的对象。

（2）缺乏有效管理 有些医院管理机制不健全、制度不完善、方法不科学或缺乏有效的监督和处理机制，造成医疗秩序不规范、医疗流程不合理、医疗环境差等状况和有章不循、违章操作等现象的发生。部分医院缺乏有效的护患冲突应对和处理机制，一旦发生冲突，部分管理者应对不当导致事态扩大。

（3）护理人力资源缺乏 护理人力资源配置不足以及人力资源未能有效利用，导致临床护士工作强度和负荷过大，使护士忙于繁重的护理操作而只注重患者生理上的康复，无暇顾及与患者的沟通交流、健康教育、心理护理等，使患者合理的需求得不到及时和有效的满足，导致护患关系紧张从而引发护患冲突。

3. 患者因素

（1）对疗效的期望值过高 由于医学科学的特殊性，医疗服务行为具有较多的不可预测性和不可控制性。尽管现代医学发展突飞猛进，仍存在很多局限，使很多疾病的疗效难以预测。对此，部分患者及其家属不能理解和接受，对医护人员产生怀疑、发泄怒气，从而引发护患冲突。

（2）传统重医轻护观念 少数患者及家属重医轻护，对护士不尊重、不理解，同时护士在医疗服务中与患者接触时间最长，相应引起冲突的机会较多，患者对医院产生的不满情绪也容易发泄到护士身上，从而导致护患冲突。

（3）不当的维权行为 当遇到护患冲突时，有的患者在维护自己权益时，不能尊重护士的尊严和考虑护理人员的权利，甚至采取一些极端方式，如打骂、伤害护理人员，导致护理人员不能保护自身安全，加剧了护患冲突。

（4）不良的求医行为　个别患者未能履行其应尽的义务，在治疗、饮食、康复锻炼等方面不遵从医护的要求，当出现不良后果时，就将责任推向护士，导致护患关系紧张。加之由于疾病的影响，部分患者产生紧张、焦虑、恐惧、绝望等不良的心理反应，当这些情绪不能有效疏导时，容易向医护人员发泄而导致护患冲突。

4. 护士因素

（1）专业知识缺乏　少数护士专业知识缺乏或临床经验不足，未能及时发现患者病情变化，以致延误诊断和治疗，导致病情恶化，引发护患冲突；在治疗过程中，因护士操作技术不熟练，给患者增加了额外的痛苦，引起患者及家属的不满，导致冲突发生；对科室的仪器设备特别是新引进的仪器设备性能不熟，操作生疏，给患者及其家属造成怠慢或抢救延误的印象，一旦抢救失败或患者病情恶化，很容易导致护患冲突的发生。

（2）护患沟通不良　部分护理人员在诊疗过程中很少主动与患者及其家属进行有效的沟通，对患者的提问缺乏耐心，语气生硬、态度冷漠，缺乏沟通技巧，解释不到位或用刻板的医学专业术语解释，导致护患双方对信息的理解不一致，产生距离感和疏远感，为护患冲突埋下了隐患。

（3）职业道德滑坡　部分护士不注重职业道德修养，个人行为严重影响了白衣天使的高尚形象，导致了患者对医生护士的信任危机。一些护士对患者缺乏应有的尊重和同情，在操作中未能有效维护患者的各项权利，引起患者和家属的不满，导致护患冲突。

（三）护患冲突的调适原则

1. 相互尊重原则　护患交往中，护士要尊重患者及家属，以患者为中心，严于律己、宽以待人、胸怀宽广。患者由于深受病痛的折磨，在语言、行为等方面都可能表现出异常之举，这就需要护士不能像对待常人那样去要求患者。与患者沟通时，护士应少用说理的方式，多倾听并引导患者诉说，切勿轻易打断，借此提升患者的自尊，增强其自我价值感。对患者的尊重，还包括对其平等权利的认同，不论男女老幼、种族国别、关系亲疏、金钱多寡、地位高低，都要给予尊重和关怀。患者也有义务尊重护士，尊重护士的人格和劳动，积极配合护士的工作，履行自己的义务，使护士的价值得以充分体现，只有这样，才能赢得护士的尊重。护患双方彼此尊重、相互理解，才能和谐相处。

2. 理解互谅原则　互相理解是互相帮助的前提，护患双方都应该互相理解。患者由于疾病缠身，求医心切，常常感性重于理性，较少考虑客观环境和科学事实。护士要理解患者的心理、需求与愿望，学会换位思考；患者也需要理解护士工作的难处，理解现代医学科学发展的客观条件。只有护患双方都互相理解、互相包容，才能建立和谐的护患关系。

3. 相互信任原则　信任是护患沟通的前提，丰富的专业知识是获得信任的关键。护患在交往中相互传递的信息多种多样，十分复杂，而护患双方的内心活动又受外界因素的影响，使动机、行为及结果常常处于矛盾的状态中。在这种情况下尤其需要建立相互信任的关系。患者对护士的信任是综合性的，它和护士的风貌、态度、行为及技术等都有直接关系。如果护士具有较高的道德修养，尊重患者、作风优良、热情服务、文明礼貌、业务精湛和操作熟练，就会更好地取得患者的信任与合作。因此，护士要努力学习专业理论知识，提高自身的业务水平，为患者提供优质服务，同时，态度和蔼、主动热情、工作认真负责，从而加深患者对护士的信任，使患者增加信心和希望，促进患者身心康复。

4. 诚实守信原则　诚实守信是公民基本的道德要求。护士作为收费的执行者，要做到公开、合理、透明。护理专业的诚实守信表现在独自工作、无人监管的情况下，应有慎独思想，能按制度和操作标准去做，并形成良好的工作习惯。杜绝衣帽不整、操作不规范、不按级别进行查房等散漫行为。护士的诚实守信还表现在对患者善意的隐瞒，如对某些癌症患者不直言病情，这是尊重患者的一种表现。当然，护患之间的诚信应是双向的，患者应如实告知自己的病情，按时缴纳医疗费用，积极配合诊治，从而获得护士的信任，确保有效的治疗。

5. 求同存异原则 和谐人际关系需要求同存异。护患关系中，首先要正视性格、经历、文化、修养等个体差异的存在，进而护患双方在交往中互相理解、互相包容、求同存异。护患关系中双方的根本目的是一致的，都是帮助患者减轻痛苦、尽早康复，彼此应该尽量看到双方的共同点。患者不应因医方没有完全满足自己的需要而妄加指责，护士也不应因患方与自己有不同想法而有反感，双方应求大同存小异、彼此包容、和谐相处。

6. 依法调适原则 在法治社会，医护活动与法律是不可分割的，护患关系是一种契约关系，具有法律强制性。因此，调适护患冲突不仅要依据道德规范，还必须遵照有关法律法规来处理。护士必须认真学习《医疗事故处理条例》《护士条例》等与护理实践有关的卫生法规，加强对护理工作中潜在的法律问题的研究与分析，防微杜渐，学会用法律来处理矛盾和分歧，化解护患冲突。

（四）护患冲突的防范措施

1. 增强服务意识 护士要树立"以人为本""以患者为中心"的服务意识，在护理的过程中提倡"微笑服务"，加强责任心，工作认真负责，提高服务质量，急患者之所急，想患者之所想，及时向患者通报有关的诊断、检查、治疗、医疗收费等信息。面对患者、家属因各种原因引起的不满和迁怒，护士必须具备良好的服务心态，主动热情服务，用换位思考的理念真正从患者的角度、利益出发，理性面对并给予理解、包容。把满足患者身心需要、为患者解决问题，作为检验护理工作的准绳和工作成效的标准，使患者获得安全感、信任感。

2. 提高业务技能 与护理相关的医疗纠纷中，部分是由于护士操作技术不过硬、业务知识缺乏、对患者的病情观察缺乏预见性等原因造成的。因此，护士要不断加强业务学习，努力提高护理技术操作水平，如开展技术练兵，不断提高无痛注射水平及静脉穿刺一针见血率；提高敏锐的观察力，能用预见性的眼光观察病情，及早发现问题；学习常用急救技术操作和急危重症急救处理规范，培养在紧急情况下处理护理问题的综合技能和应变能力；最大限度降低操作失误率，增加患者对护士的信任感。

3. 严格规章制度 护理操作规程和各项护理规章制度都是护理前辈长期护理实践经验的总结，护士要养成严谨审慎、细致负责的工作作风，牢记"五个不可"：不可随意简化操作程序；不可存在丝毫的侥幸心理；不可忽视每一查、每一对；不可凭主观经验和估计行事；不可忽视操作中的病情观察。护士必须严格执行医院的各项规章制度和操作规程，规范各项技术操作，实行护理质量"零缺陷"，认真分析护理工作中的不安全隐患，时刻牢记自己的职责，加强慎独修养，规范护理行为，防范护理差错、事故。

4. 加强护患沟通 是减少护患冲突、防范护理纠纷的重要环节。护患冲突常常是因为患者不了解医院的制度、对病情变化不理解而造成的。因此，护士应多与患者进行交流沟通，认真倾听患者的叙述和倾诉，理解患者及其家属的内心感受，耐心做好医院各种规章制度的解释工作，合理收费、提高透明度，让患者明白消费，使患者能积极配合并参与医疗及护理。及时发现和处理潜在的护患冲突，力争把矛盾化解在萌芽状态。对患者提出的疑问和某些过激的语言行为，护士应心平气和，体谅患者，做好解释工作，缓和紧张的气氛。对于患者的各种批评或投诉，应以虚心接纳的心态认真倾听，不要急于辩解，注意控制调节自己的情绪，以礼相待，用心与患者沟通以减少护患冲突。

5. 改善就医环境 积极主动征求患者对护理工作、病区环境及后勤保障服务等方面的意见和建议，做好信息的收集和反馈工作，加强医院护理管理，创造条件尽最大可能满足患者的需求，争取患者对护理工作的理解和支持，提高患者的满意度。

第三节 护士与其他医务人员关系的伦理

护士除了需要正确处理与患者的关系外，还需要与其他医务人员建立良好的沟通和人际关系，共同承担起患者的医疗护理责任。互相团结、互相协作的人际氛围，能增强群体凝聚力和向心力，有利于组织目标的实现。

一、医护关系的伦理要求

医疗和护理是两个不同的学科，在临床医疗过程中两者密不可分，缺一不可，在治疗过程中发挥同等重要的作用。医护之间只有建立互相协作、互相信任的新型、和谐的关系，才能发挥现代医院的整体效应，提高服务质量。随着现代护理工作在临床工作中的地位和作用的提高，医护关系（doctor – nurse relationship）已逐渐成为新型的"并列–互补"型关系，即并排平列，无主次、从属之分；医护之间互相协作、互为补充、互相配合、互相制约、互相监督。在医疗护理过程中两者相对独立不可替代，各有主次，各有侧重，构成了治疗疾病的全过程。

（一）建立良好医护关系的意义

1. 有利于患者的康复　和谐融洽的医护关系有利于医护人员相互尊重、相互学习、团结一致。医护人员在轻松愉快的氛围下钻研业务，传授知识和技能，集体的业务水平会不断提高；同时医护人员团结协作，对患者来说也是一种无形的激励，它促使患者很好地与医护人员配合，其本身就可以提高治疗护理的效果。相反，如果医护人员关系紧张，互相推诿、扯皮，不仅会影响自身业务水平的提高，而且也会影响患者对医护人员的信赖和配合，最终会影响患者的康复和生命安全。

2. 有利于提高医疗护理质量　现代医疗实践是一种协调性很强的集体活动，医疗护理质量除了取决于医护人员各自的专业技术水平，还依靠医护人员的整体配合。医护人员之间协调配合的好坏，会直接影响治疗护理效果，如危重患者的抢救，缺少医生的正确判断或护士及时准确地执行，都会导致延误抢救或抢救无效。因此，医护之间只有团结协作、密切配合，才能高质量地完成治疗护理任务。

3. 有利于建立积极稳定的医护团队　现代诊疗护理活动不是某个医护人员的个人行为，而是需要多个医护人员共同协作的整体性活动。在这个整体中，如果医护之间能够发挥自身优势，密切配合，关系融洽，就会使每个人强化敬业精神，提高工作效率，最大限度地发挥团队效应，使群体产生一种超乎个体能力简单相加的集体力量，这种集体力量具有任何个体所不具备的性质和功能，是医护团体整体正效应的结果。

4. 有利于医学事业的发展　当代医学发展呈现出综合性的特点，医学各领域、临床各学科出现了交叉融合与渗透，医护人员之间的合作变得日益密切。为了适应这种综合化趋势，一方面医护人员要博学多才，努力扩大自己知识的广度和深度；另一方面，不同专业的医护人员必须加强协作和配合。攻克医学难题、参与危重患者的救治需要这样，常见病、多发病的诊治也是如此。这种协作和配合除了依靠医院的规章制度以外，还得靠医护人员的自觉信念和建立在共同信念基础上的良好关系。

（二）医护关系的伦理规范

1. 彼此平等，相互尊重　医护虽然分工不同，但两者的目标是一致的、地位是平等的，双方应相互尊重。护士要尊重医生，主动协助医生，及时向医生汇报患者病情的变化，维护医生的威信；医生应重视护士提供的患者病情信息，理解护士的辛勤劳动和无私奉献，尊重护士的人格和尊严。

2. 团结协作，密切配合　医生的诊疗过程和护士的护理过程既有区别又有联系，既有分工又有合作。医生主要负责疾病的诊断并制定合理的诊疗方案，以医嘱形式表达出来；护士主要负责及时准确地执行医嘱，动态观察患者的病情变化、药物的治疗效果和不良反应等。护士执行医嘱只是医护协作的一种形式，并不说明护士从属于医生。医护双方虽然各自的任务和职责不同，但有着共同的服务对象和目标，因此医护应团结合作、密切配合，最大限度地提高治疗效果。

3. 相互制约，彼此监督 为了维护患者的利益，防止差错、事故的发生，医护双方必须相互制约和监督。医生如果发现护士违反了诊疗护理常规，应及时加以制止；护士如果发现医嘱有误，应主动向医生核实、提出质疑。医护双方在工作中应虚心接受别人的帮助和监督，对彼此出现的差错、事故要及时提醒，不能遮遮掩掩，更不能互相责难或拆台，这是不负责任的态度，也是不道德的。

4. 加强沟通，协调一致 在制定诊疗护理方案时，医护之间要互通信息，使医生的诊疗方案与护士的护理计划协调一致。当医疗护理工作出现矛盾和争议时，医护双方应本着患者至上的原则进行沟通和协调。

二、护际关系的伦理要求

护际关系（nurse‐nurse relationship）亦称护护关系，是指护士与护士在工作中互相交往的关系。它包括同一科室、不同科室护士之间以及护理管理者与护士之间的关系。

（一）建立良好护际关系的意义

1. 有利于满足患者的需要 护理工作具有连续性、完整性的特点，它需要不同科室、不同护士的紧密合作。良好的护际关系可使护士始终以患者利益为重，在工作中相互协作，主动配合，从而使患者获得连续、完整的护理。

2. 有利于提高护理工作效率 良好的护际关系是保证护理工作高效率运转的前提和关键。一个和谐与融洽的护理群体必然具有很强的凝聚力和集体荣誉感，在这种氛围的影响下，护士和谐共处、心情舒畅，工作积极性、主动性和创造性得到充分发挥，工作效率大大提高。相反，如果护士之间关系紧张、工作中斤斤计较，互相推诿、扯皮，这必然会导致内耗，护士情绪压抑，个人潜力得不到发挥，工作效率低下。

3. 有利于护士的成长与发展 护士的成长与发展单靠自身的努力是不够的，还得依靠同事的帮助和支持。良好的护际关系有利于护士之间的交往，有利于互通信息、互相启发，从而使自己知识更加丰富，思维更加活跃，思路更加开阔，最终达到互相促进、共同提高的目标。

4. 有利于体现护士良好的专业形象 建立良好的护际关系是社会主义精神文明建设对护士的要求，是护士树立良好专业形象的重要内容。良好的护际关系能促进护士互相交流情感和技术，形成团结合作的局面。紧张的护际关系会影响患者的治疗和护理，导致护患关系恶化，甚至引起护患纠纷，最终会严重影响护士在患者心目中的专业形象和地位。

（二）护际关系的伦理规范

1. 患者至上，荣辱与共 在护理工作中，护士间的相互联系和交往是以患者为中心，即遵循患者利益第一原则。在处理个人关系时，护士应始终将患者利益放在首位，切忌因为个人利益而影响患者的治疗与护理。同时护士要共同发挥集体的潜能，正确对待荣誉，当工作中出现困难时，护士要共同担当，做到同甘共苦、荣辱与共。

2. 互相尊重，互相爱护 在护理工作中必须尊重他人的意见，尊重他人的人格，出现矛盾时及时沟通，主动协调。护士应维护同行在患者及家属心目中的形象，切忌在患者或家属面前议论他人的不足或护理缺陷。维护同行在患者及其家属心目中的形象，以免影响患者对护士的信任和依赖，影响护理工作的开展。

3. 相互关心，团结协作　护士之间有着明确的分工，各自承担不同的任务与责任，但分工不分家，护理工作任务的完成，不仅依赖于护士个人的专业素质与能力，还需护士的团结协作、互相配合，如当其他护士任务繁重、执行困难时，虽然不属于自己的职责范围，也应主动提供帮助，使整个护理群体更具凝聚力和向心力。护理工作的目的是促进患者的健康。当遇到突发事件，如抢救危重患者时，要求护士不能计较个人的得失，不分分内分外，积极参与救治工作，形成一种团结协助、和谐向上的工作氛围。

4. 互相学习，取长补短　不同年龄、资历、职称和专长的护士各具优势，应当相互学习、取长补短、真诚相待，实现共同进步。低年资护士要尊重高年资护士，资深护士应爱护扶持新护士的成长，耐心传、帮、带，帮助低年资护士尽快提升工作能力。

三、护士与其他医务人员关系的伦理要求

在护理工作中，护士与检验、药房、供应科人员经常发生业务上的联系，牵涉较多部门的保障、配合、支持。由于双方的工作内容、工作性质和工作环境不同，对同一问题的看法和处理方式也难免存在矛盾。

（一）护士与医技科室人员关系的伦理规范

在临床护理工作中，护士除了要注意护际关系、医护关系，还要与其他医务人员保持良好的沟通和协作关系。

1. 相互理解，相互尊重　护士与医技科室人员之间，也是平等团结协作的关系。护士在与药房、检验科等科室的业务来往中，要遵守患者利益第一的原则，同时遵循忠于职守、团结合作、相互体谅的道德规范。为了保证患者得到正确的诊断和及时治疗，医技科室人员必须为诊疗、护理工作提供及时、准确的依据。工作中如双方发生不同意见和矛盾时，都应本着实事求是的态度，以诚相待，协商解决问题。

2. 相互支持，相互配合　护士必须了解医技科室的工作特点和规律，遵循相互支持、相互配合、团结协作的道德原则，为临床提供及时、准确的诊疗依据，为不失时机地抢救患者而共同协作。护士比任何人都更了解患者的各种情况，应协助医技科室把好安全和质量关，如标本的核对和及时送检等。如果发现有关人员有不称职、不道德或危及患者健康安全的行为时，要敢于坚持原则，采取实事求是的态度，主动进行协商，寻找解决问题的办法，一切为了患者的利益着想。护士要体谅医技人员的辛勤劳动，医技人员也要关心理解护士的工作，做到团结合作、相互负责。

（二）护士与行政、后勤人员关系的伦理规范

随着我国政治、经济、社会的发展，医院管理已由经验管理向科学管理转化，医疗技术设备不断更新，要求行政管理人员、后勤工作人员把医疗任务放在首位，协调与各类医务人员之间的关系。

1. 护士与行政人员关系的道德规范　相互理解，相互支持。护士要尊重行政管理人员，既要如实反映临床第一线的需要，要求行政管理人员解决实际问题，又要树立全局观念，理解行政人员的艰辛，支持他们的合理决策。各级行政人员都要树立为临床医护工作服务的思想，要支持、帮助护理人员做好工作，要维护护理人员的正当权利和合法利益，在人力资源配备、专业培训、设备更新等方面为第一线着想。

2. 护士与工勤人员关系的道德规范　相互尊重，相互配合。工勤工作（如负责物资、仪器设备、生活设施的提供和维修，环境清洁卫生）是医院工作的重要组成部分，也是护理工作正常进行不可缺少的环节，是提高护理质量的保证。护士要充分认识工勤工作的重要地位，尊重工勤人员，珍爱他们的劳动成果。工勤人员则要树立为临床一线做好服务的思想，共同为提高医护质量而努力。

答案解析

目标检测

一、选择题

A1 型题

1. 形成良好护患关系的基础是（　）

    A. 认真负责、任劳任怨　　　B. 尊重患者、一视同仁　　　C. 语言贴切、保守秘密

    D. 热爱本职、精益求精　　　E. 以上都对

2. 在护患非技术关系中最重要的内容是（　）

    A. 法律关系　　　　　　　　B. 价值关系　　　　　　　　C. 利益关系

    D. 道德关系　　　　　　　　E. 文化关系

3. 护护关系应遵循的伦理规范不包括（　）

    A. 互相帮助　　　　　　　　B. 互相尊重，对其他护士与患者的关系不要介入

    C. 共同保守患者的秘密　　　D. 在道义上支持同事的合理行为

    E. 共同营造良好的工作氛围

4. 当代医护关系应是一种（　）

    A. 并列互补关系　　　　　　B. 各自独立的关系　　　　　C. 指挥和助手的关系

    D. 主从关系　　　　　　　　E. 服务和被服务关系

5. 护士的权利不包括（　）

    A. 维护患者身心健康

    B. 维护患者正当权益

    C. 作出护理诊治决策

    D. 在特殊情况下干涉，限制患者自主权

    E. 劝阻患者参加人体试验，以免患者受到伤害

X 型题

6. 建立良好的护理关系的重要意义是（　）

    A. 圆满完成医院护理任务　　B. 为患者提供优质服务　　　C. 提高护理质量的重要条件

    D. 护理道德对护士职业素质的必须要求　　　E. 完成工作需要

7. 护患关系伦理规范要求护士（　）

    A. 尊重患者　　　　　　　　B. 保护患者隐私　　　　　　C. 平等对待患者

    D. 确保患者的安全，满足患者的合理需要　　　E. 举止端庄，态度和蔼

8. 护士与医生合作伦理规范应包含（　）

    A. 互相尊重，以诚相待　　　B. 彼此平等，相互尊重　　　C. 团结协作，密切配合

    D. 相互制约，彼此监督　　　E. 以上都不对

9. 指导医护关系的伦理规范有（　）

    A. 理解与尊重　　　　　　　B. 沟通与协助　　　　　　　C. 分工与合作

    D. 相互监督　　　　　　　　E. 相互配合

10. 指导医护关系的伦理原则有（　　）

    A. 患者利益至上原则　　　　B. 互相尊重原则　　　　C. 平等协作原则

    D. 互相监督原则　　　　　　E. 相互了解原则

二、简答题

1. 护士的义务有哪些？

2. 患者的权利有哪些？

3. 医护之间如何才能处好关系？

4. 如何防范护患冲突的发生？

三、案例分析题

1. 某医院内科病房，治疗护士误将甲床患者的青霉素注射给乙床患者，而将乙床患者的庆大霉素注射给了甲床患者。当她发现后，心里十分矛盾和紧张，并对乙床患者进行了严密观察并没发现青霉素过敏反应。该护士原想把此事隐瞒下去，但反复思考还是报给护士长，同时作了自我检查。请对治疗护士的行为进行伦理分析，并说明应否告诉患者真相。

2. 患儿，因诊断"麻痹性肠梗阻"入院，不能进食而插了鼻饲管并行输液支持治疗。医师查房后口头医嘱："有尿后给氯化钾 10ml 推入管内。"待患儿有尿后，护士执行医嘱时未再追问，即将 10% 氯化钾 10ml 直接推入静脉输液壶内，致使患儿心搏骤停，抢救无效死亡。此医疗事故中护士的行为违背了哪些伦理规范？

书网融合……

本章小结　　　　　　　微课　　　　　　　题库

第五章 护理实践伦理

PPT

学习目标

知识要求：

1. **掌握** 临床护理实践中特殊人群护理的伦理要求。
2. **熟悉** 临床护理实践中不同护理活动的特点。
3. **了解** 临床护理实践中不同护理岗位的伦理要求。

技能要求：

1. 能在临床护理活动中用伦理要求来规范行为，提升伦理修养。
2. 能运用护理伦理规范解决临床工作中发生的伦理问题。

素质要求：

能在临床工作中恪守职业道德规范。

第一节 整体护理伦理

整体护理（holistic nursing）是以现代护理观为指导，以护理程序为核心，将护理临床业务与护理管理的各个环节相结合，按照护理程序的科学工作方法，为服务对象解决健康问题的系统化的护理工作模式。这种模式具有整体性、科学性、参与性等特点，整体护理这一新理论突出了现代护理专业的独立性。探讨整体护理中的道德问题，有助于完善与发展整体护理，从而更好地为患者提供优质护理服务。以患者为中心，就是整体护理最根本的道德要求。整体护理使护理岗位职责明确化，除了协助医生做好诊疗工作，更要为患者或服务对象负责，独立解决护理问题，这就要求护士要善于独立思考，大胆实践，不断总结。整体护理使护理工作的内涵加深、外延扩展，护士需要不断更新知识，扩大知识领域，在刻苦钻研中不断进取，做到科学地实施护理。整体护理强调人的整体健康，即生理、心理和社会适应的良好状态，那么在这些方面还需要遵守更为具体的伦理道德规范，才能使护士更好地为患者提供优质的全方位的专业性服务。

一、基础护理与专科护理伦理

案例引导

案例：护士小崔配制完药液后，同事小陈发现小崔丢弃的阿洛西林瓶中有药液未抽吸干净，有的瓶壁内甚至有残留的未溶解的药物颗粒。于是小陈善意地提醒小崔，但小崔极其反感地说："跟你有关系吗？液体这么多，不快点能配完吗？不配完拿什么去给患者输液？那么吹毛求疵干什么？"见小崔不虚心接受意见，小陈只得向护士长汇报了上述情况。

讨论：如何评价以上两位护士的行为？

基础护理（basic nursing）是满足患者基本需要的一系列临床活动，是护理工作的重要组成部分，是临床专科护理的基础。主要包括：为患者提供安全且适合于治疗及康复的环境；保持患者的个人卫生；保证患者睡眠充足，维持合理的营养及正常的排泄；观察患者的病情变化，监测生命体征并做好护理记录，随时配合医生进行抢救；协助患者检查、采集标本、消毒隔离、执行医嘱；解除痛苦、不适和避免伤害；给患者提供心理护理和咨询等。专科护理（specialty nursing）是指临床各专科特有的基础护理知识和技术，包括各种专科疾病护理，如心肌梗死、脑出血、胃及十二指肠溃疡、宫颈癌等疾病以及各种手术患者的护理技术，还包括各种专项治疗护理技术，如机械通气气道护理技术、骨牵引护理技术、泪道冲洗技术、新生儿抚触技术等。基础护理与专科护理的完成质量，不仅与护士的专业水平有关，还与护士的道德修养密切相关。

（一）基础护理与专科护理的特点

1. 基础护理的常规性、连续性与整体性 基础护理工作是各科具有共性的技术服务和生活服务，常规性工作居多。护理工作昼夜 24 小时连续进行，通过口头交班、床边巡回交班及书写交班记录而实现换岗，时刻不离患者，以保证患者最基础的治疗与护理，同时满足其需要。如晨、晚间护理，进餐、排泄、睡眠、处理医嘱、生命体征的测量、给药、输液等，这些护理活动在实践中被科学合理地安排并以常规或制度的形式基本固定，有利于提高治疗护理效果。在基础护理工作中，医护是一个整体，要求医护之间协调一致，从而有利于调整诊疗方案或保持诊疗方案的全面性，并及时有效地采取各种护理措施。

2. 专科护理的专业性、复杂性与阶段性 专科护理技术往往仅限于本专科，有的甚至只限于某一种疾病，体现着极强的专业性。专科护理多配有仪器设备，技术复杂，操作难度大，护理人员除掌握专科基础知识和技术外，还需懂得仪器的基本原理和操作程序。通过专科护理，可以使患者对疾病的诊断、治疗方案、治疗护理措施、康复计划等有一定程度的了解。疾病发展、治疗的不同阶段有着不同的特点，专科护理就需要护士针对各阶段的特点进行，例如手术患者的专科护理通常按入院、术前准备、手术、术后监护、功能锻炼、康复出院等阶段进行，在不同的阶段提供相应的专科护理内容，有的放矢地解决患者在不同阶段应当要解决的问题。

3. 基础护理与专科护理的整体性与科学性 基础护理是临床专科护理的基础，为临床各专科护理提供了必要的基础知识和基本技能，在临床护理工作中二者密不可分，相辅相成。护理对象是有着生理、心理、社会等需求的整体的人，护士应在整体观指导下完成护理活动，并将基础护理、专科护理、心理护理等有机结合，保证对患者实施身心护理的协调性。专科护理以医学理论为依据，并且愈来愈多的高新尖的技术、仪器被广泛应用于临床诊断、治疗和护理，其科学性被广泛认同，而对基础护理的科学性还存在认识不足的现象。相当数量的患者及家属认为护理工作没有技术含量，部分护士从本职工作中感受到的是工作的琐碎与繁重。但事实上，每一项基础护理操作都有科学的理论基础作为依据，如用药的间隔时间、药物的配伍禁忌、体位的选择、环境的要求等。如果对基础护理的科学性重视不够，护理措施不当，极可能给患者造成严重的后果。

（二）基础护理与专科护理的伦理要求

1. 爱岗敬业，无私奉献 热爱本职是护理人员应有的首要道德品质。南丁格尔之所以成为世界女性和护理界最光辉的形象代表，成为全球护理人员的楷模，与她热爱护理工作和对护理事业的执着追求是分不开的。因此作为一名护理人员一定要做到热爱本职，充分认识到护理专业所具有的科学性、技术性、服务性、艺术性等特点，树立职业自豪感和荣誉感。2010 年，国家卫生部提出开展"优质护理服务示范工程"活动，要求夯实基础护理，全面提高医院临床护理工作水平，足以体现基础护理工作在保障患者生命安全中的重要性。有了这种对职业的高度认同感，护士才能积极地将掌握的知识和技术有效地运用于护理实践当中，树立"患者的事情无小事"的服务理念，为了患者的健康尽职尽责地做好每一项工作。

2. 审慎严谨，精益求精　由于基础护理工作是常规性的工作，同样的操作每天可能重复若干次，极易使操作者出现懈怠情绪。护士要克服心理定式的影响，严格遵守各项护理技术操作规程，认真落实核心制度，审慎地对待每一次操作。切不可轻视基础护理、简化基础护理，更不可依赖家属或护工从事基础护理，否则会为因此埋下安全隐患而付出更大的代价。护士应时刻将患者的安危放在第一位，严谨操作、勤于观察、善于思考，随时了解治疗护理的效果，捕捉病情变化的征兆，不放过任何有意义的发现，努力为患者提供安全舒适的医疗环境。总之，要努力做到精益求精，让患者理解不同阶段医疗、护理活动的意义并积极配合，以达到促进康复的目的。

3. 互尊互学，团结协作　随着医学科学的发展，护理工作的分工越来越细。基础护理和专科护理工作的完成，需要医生、各班护士、患者及其他辅助人员的相互支持和密切合作。如治疗计划的落实与医嘱的执行、卫生材料的供给与消毒、设备的维修与保管、配餐、环境卫生的保持等，无论哪项工作都与患者的康复有关。医护人员在工作关系上都是平等的，要相互尊重、相互理解、相互支持。尤其医护间要保持有效沟通，确保向患者传递信息的一致性，切忌在患者及家属面前暴露工作矛盾，发现问题应该及时协调解决，避免患者因此质疑医院的整体水平而对治疗失去信心。基础护理与专科护理工作的顺利进行，还有赖于患者的理解。护士要尊重服务对象，引导其参与并配合治疗护理。

4. 与时俱进，不断创新　随着医学的迅猛发展，护理学也在不断进步。护士必须不断地钻研业务，洞察医学的新进展，掌握护理新知识与新技术，与时俱进，以适应医学发展的速度。患者对健康服务要求的提高也促进了护理服务的不断创新，如 PICC 技术的开展、无针化静脉留置针的应用、留置胃管改为无胶布式固定等。为了能给患者提供更有效、更舒适、更经济的护理措施，也为了减少职业损伤、减轻工作负荷，需要护士在最普通的日常工作中善于发现问题，勇于技术创新，不断发明或更新护理操作器具，使护士受益，同时更好地促进患者的康复。

二、心理护理伦理

⇒ **案例引导**

　　案例：患者，男，23 岁，行闭合性颅脑损伤术后转入 ICU，并行气管切开术。通过医护人员的治疗护理，患者意识清楚，生命体征平稳。由于脑外伤遗留了一侧肢体受限，患者难以接受现状，常常哭闹，乱发脾气。护士小王对此不予理睬，只完成日常的护理操作。

　　讨论：1. 接受相同手术的不同患者，其心理状态与需求相同吗？

　　　　　2. 对此患者，护士应怎样进行护理？

在以患者为中心的整体护理的实施过程中，心理护理占有重要地位。研究心理护理的道德要求对于做好心理护理具有重要意义。

（一）心理护理的特点

心理护理（mental nursing）是指在护理过程中，护士通过各种方式和途径，积极地影响和改变患者的心理状态，增强患者在疾病状态下的适应能力，使之有利于疾病的转归与健康的恢复。心理护理是心理学理论知识在临床护理工作中的具体应用。

1. 艰巨性　患者在疾病状态下，心理活动中的认知、情感、性格、意志等方面都会产生变化，如主观感受异常、适应障碍、退化、孤独、猜疑、恐惧、愤怒、期待等。同时，又产生了心理需求，包括安全感、被尊重、被接纳、美感、社会支持与适应等。而每一位患者的性别、年龄、职业、地位、文化背景、社会经历、所患疾病及病情不同，出现的心理问题与心理需求也不相同，都需要具体分析，针对性地满足其心理需求，解决其心理问题。

2. 程序性 进行心理护理时遵循一定的程序，会更科学、更高效地解决患者在疾病发生、发展及转归过程中的心理问题。首先要了解患者的基本需要并观察其心理反应与心理特点；再收集患者的心理信息并分析；然后制定心理护理计划并实施；最后进行效果评价。如此连续而动态地进行若干个循环，直至心理需求的满足和心理问题的解决，达到最佳心理状态。

3. 对护士的要求高 心理护理要贯穿护理工作的全过程，融合在各项护理措施中，任何一项护理工作都需要贯彻心理学的原则，对护士的要求很高。首先，护士自身要具有较高的心理健康水平，才能以热情、饱满而稳定的情绪来感染患者，并积极面对患者的心理问题，帮助患者解决心理问题。其次，要求护士不仅要具有扎实的护理学基本理论和心理学知识，而且还要有教育学、管理学、伦理学、社会学、美学、行为科学等人文社科知识，以便在心理护理的实际操作中找准问题、解决问题，实现良好的心理护理效果，有效地提高整体护理的水平。

（二）心理护理的伦理要求

1. 平等尊重，相互信任 做好心理护理的前提是良好的护患关系，而尊重患者、相互信任是建立良好护患关系的基础，也是进行心理护理时必须遵守的伦理规范。患者感受到来自护士的尊重，才愿意持开放态度，将困扰自己的心理问题甚至个人隐私表达出来。在积极给予心理护理的同时，护士应为患者保守秘密，努力在护患之间建立高度的信任感。否则，会导致患者对护士的信任危机，轻者难以继续解决患者的心理问题，重者会导致护理纠纷。

2. 同情体贴，真诚关爱 护士应以高度的同情心和责任心对待每一位患者。在心理护理过程中，护士要真诚认真地倾听患者的表述，对其所表述的内容不评价，更不轻易批评，不把自己的价值观强加给患者。而要设身处地去感受患者的内心体验，理解患者的立场和感受。护士要体贴关爱患者，在临床护理实践中关注患者的心理需求、观察其心理反应。当患者不愿意倾诉时，不强迫表达。要引导患者正确对待自身面临的问题，帮助其适应患者角色。·

3. 积极调适，自我完善 有研究表明，护士作为一个特殊的职业群体，护士的工作压力已成为一种职业性危险，如不及时调整，会直接影响护士的健康状况及护理工作的质量。而积极的应对方式可以缓解情绪的疲惫感及对工作的冷漠感，也可增加护士的成就感。因此，护士在运用心理学理论与技能为患者提供心理护理时，也要审视自身的心理状况，积极选取最可能减轻压力的策略，不断进行自我完善，使自身人格与角色人格相匹配，从而增强个体和组织效能，使患者受益。

三、自我护理伦理

⇒ 案例引导

> 案例：患者，男，54岁，行直肠癌根治术，于左下腹行永久性乙状结肠造口。患者在术后真实面对造口时表现出悲哀、绝望的消极情绪。年轻的护士小王希望患者能尽快了解如何预防相关并发症并掌握结肠造口的护理，便为患者讲解与演示相关内容，但收效甚微。
>
> 讨论：在患者的心理状态不佳时，为患者提供过多的知识与护理技能指导，能否帮助患者快速提高自我护理能力呢？

自我护理（self-care），最早是由美国奥瑞姆（Orem）提出的，又称自护或自顾，是人类个体为了维护自身生存、健康及安适所进行的护理活动。按照奥瑞姆的自我护理学说，护理之目的就是帮助患者进行自我护理，从而增进健康，促进疾病的痊愈或安然逝去。奥瑞姆称健康人为自我护理者，而一旦健康状态发生变化，以致必须依赖他人才能维持生命或继续生存下去时，这个人就由自我护理者变为护理接受者。患者病情逐渐稳定趋于恢复时，要帮助患者逐渐提高自我护理能力，由患者角色逐渐向自我护理者角色转化，使之增强重返家庭、工作岗位及社会的信心。自我护理不仅应用于患者，还可应用于婴儿、儿童、老年人和残疾人，还包括健康人，在人们没有疾病时帮助其增强体质、预防疾病。自我护理实践的不断深入，将从整体上提高人群的自我护理意识和能力，进而提高人们的健康水平和生命质量。因此，自我护理有着重大的社会意义。

（一）自我护理的特点

1. 教育性　患者是自我护理能力有缺陷的人，根据其自护能力缺陷的程度，需要护士提供完全补偿、部分补偿或辅助教育。自我护理要求护士把自我护理的知识与技术传授给患者或健康人，使患者通过自我护理逐步恢复自主生活，充当社会生活的角色；使健康人通过自我护理能够应对影响机体内外环境稳定的不利因素，来维持和增进健康。护士通过讲解理论、示范操作等方式使患者或健康人理解、接受、掌握自我护理的理念，达到促进、维持和恢复个体自理能力的目标。因此，自我护理具有明显的教育性。

2. 主体性　自我护理是在护士教育、帮助下以患者或健康人为主体的护理活动，其目的是使人们从护理的接受者逐步转变为自我护理者。这个转变的过程离不开自我护理对象的密切配合及参与。护士必须调动其主观能动性，实现自我护理对象由被动到主动的转变，提高其自我护理的意识和能力，从而达到自我护理的目的。强调自我护理的主体性，并不否认护士在提高服务对象的自我护理水平过程中所承担的主导作用以及护士提供护理服务的主动性。

3. 渐进性　人体是一个完整的有机体，是一个"自我支持、自我改造、自我控制、自我完善"的非平衡稳态系统。机体与环境的关系，不是被动地受外部条件的影响，而是缓慢有序地自动进行自我调节，逐步适应外部条件的变化，自我护理就是这样一个循序渐进的过程。患者经过治疗，随着身体的逐渐康复，原来的自我护理缺陷得到日益改善或修复。要求护士在对患者进行自我护理教育时，坚持渐进性原则。根据患者病情及接受能力有计划地安排学习内容，由简到繁，由浅到深，实现由补偿护理向自我护理的转化，逐渐适应社会活动的角色。

4. 社会性　自护也称自顾，健康人也需要自顾，要进行保持机体健康稳定的活动，如呼吸、饮食、排泄、安全、活动与休息、独处与社交、维持正常状态等。所以自我护理不仅适用于患者，同样也适用于健康人。帮助他们提高自护能力，增强体质，让人们普遍地、自觉自愿地参加维持和促进健康的活动。这无疑更加显示了自我护理教育日益增强的社会作用。

（二）自我护理的伦理要求

1. 认真细致，高度负责　要做好患者的自我护理，就要从对患者病情的了解，到自护缺陷的判定，再到护理计划的制定与实施以及自我护理能力与效果的评价，认真负责地处理好每一个环节，谨防意外和差错发生。例如：安装心脏起搏器的患者出院时，护士要为其准备标明了心脏起搏器的型号、安装时间、主要性能指标的"心脏起搏安全卡"，并嘱咐其随身携带。出院前评估患者是否掌握心率、脉搏的监测方法，是否知晓日常生活和工作中要注意避免接受电磁场的干扰，是否知晓出现何种情况应该立即就医等，确保其具备相应的自护水平才可离院。

2. 护士主导，鼓励自护　自我护理是以患者为主体、以护士为主导的活动。切不可以提高患者自护能力为由，把一些护理工作交由患者或家属去做，更不能嫌弃患者动作慢，为了快速完成任务，将由患者进行的自主操作代为完成，使患者失去学习与锻炼的机会。以上都是对患者的不负责行为，不符合自我护理的伦理要求。护士的主导作用，在于对整个过程各环节的控制以如期完成计划，使患者的自护能力得到预期的进步，而且要评估各种意外发生的可能性，并采取有效措施予以防范。

3. 尊重患者，耐心解释　制定护理计划和评价护理效果时，要向患者或家属说明疾病的发展与转归，介绍治疗护理过程及自我护理的意义和方法，认真听取他们的意见，并给予时间以充分考虑。这是对患者的人格和价值的尊重，也是对患者感受的进一步了解，有利于避免护理计划的不全面。亦可促使患者在护理计划的落实中主动配合，更好地掌握自我护理技能。

⊕ **知识链接**

　　"互联网＋护理"上门服务是指医疗机构注册护士借助互联网等信息技术，通过线上申请、线下服务相结合的模式，为居家患者提供健康指导、专科护理等服务，是一种新型护理服务模式。日本、美国等国家"互联网＋护理"已建立了较为完善的服务体系，我国部分试点省市医疗机构也逐步开展"互联网＋护理"上门服务。该模式有利于扩展护理活动的照护场所，包括亚急性和急性疾病发病后的护理场所、患者的家庭、社区医院、专业护理场所和长期护理机构，达到患者从医院到社区/家庭的安全顺利过渡。

第二节　特殊人群护理伦理 ⓒ微课1

一、儿童患者护理伦理

➡ **案例引导**

　　案例：患儿，2岁，被开水烫伤，面积约13%，部分为浅Ⅱ度烫伤，部分为Ⅰ度烫伤。在住院期间，护士小李为其换药，当棉球涂在伤口时，患儿大声哭叫起来，家长提醒护士轻一点，护士不理，继续上药，其父再次提醒护士，此护士大怒，干脆将一瓶药倒在伤口上，操作结束即刻离开病房。

　　讨论：护士小李在儿童患者护理中违反了哪些伦理要求？

　　儿童是一个国家的希望，关注儿童健康就是关注国家的未来。儿童的身心健康关系到家庭幸福、民族繁荣。由于儿童的体格和智力均处于不断的生长发育过程中，其生理、病理、心理、营养、代谢等方面均与成年人有所不同，因此，护士应针对儿科（pediatrics）患者的特点施护，恪守儿科护理伦理规范。

（一）儿科患者特点

1. 免疫能力相对较低　儿童生长发育尚不成熟，免疫能力相对较低，易患传染性疾病；同时，儿童患病后，病情发展变化较快，如未及时发现还可能引起其他疾病。

2. 病情表达不准确　婴幼儿患者的语言表达能力和理解能力差，往往不会主诉病情，很可能通过哭闹等形式表达出来。因此，要辨别疾病发生和变化情况，需要综合观察各种表现形式。

3. 自我保护能力弱　儿童归属弱势群体的原因之一在于缺乏自我保护能力，他们无法识别危险情境。同时，儿童生性好动，好奇心强，也容易发生意外伤害事件。

4. 心理承受力差　患儿离开熟悉的家庭环境，来到陌生的医院环境，疾病引起的痛苦和对治疗的恐惧，容易使儿童产生紧张、恐惧的心理，出现大声哭闹、不敢说话、东张西望等情况，不愿配合医护人员诊疗。

（二）儿童患者的护理特点

儿科护理的服务对象是从新生儿期至青春期的患者，此时期患儿处于不断生长发育的阶段，具有不同于成年人的特征及特殊需要，在护理过程中表现出如下特点。

1. 护理工作难度大　儿童患者的身心尚未成熟，缺乏适应能力及实现自身需要的能力，往往靠哭闹不安、拒食、不愿活动、精神萎靡或表情呆滞等外观形式来表达疾病，给护士了解病情带来很大困难。同时，儿童患者病情发展过程易波动、易反复、变化多；小儿身体稚嫩、幼小，表现为接受医护的耐力差，致使护理手段选择的范围小。儿童护理的常规技术操作，如小儿头皮静脉穿刺、股静脉采血、股动脉采血、肌内注射、皮内注射等都比成人困难，加之现代家庭独生子女多，儿童成为全体家庭成员关注的重点，一旦生病往往引起全体家庭成员的焦虑、恐惧，甚至质疑，导致护患矛盾增多，增加了护理工作的难度。

2. 护士心理压力大　随着社会发展，人口素质和生活水平的提高，人们对护理质量的要求也越来越高。在临床护理工作中，护理儿童患者的压力大于护理成人患者，其压力来源于两方面：一方面是患儿本身，其身心正处于发展阶段，语言行为缺乏一定的评判能力，特别是完全依赖型患儿，甚至不能准确表达病情；另一方面来自家长，其具体表现为紧张、焦虑、对患儿的过分照顾，无法忍受孩子承受任何痛苦，对护士的工作要求不断提高，甚至超出理性范围。例如，如果护士静脉穿刺不能"一针见血"便与护士发生矛盾冲突，甚至辱骂殴打护士，无形中增加了护士的压力。

3. 护患关系更为复杂　在成人患者的护理中，除失去意识的患者外，主要以护患关系为主，护士与患者亲属的关系相对处于次要地位；而在儿童患者的护理中，护士、患儿、患儿亲属三者处于均衡的位置上，而且患儿的陪伴者经常变换，有可能是爸爸、妈妈、爷爷、奶奶或外公、外婆等，因此从事儿童患者护理的护士被赋予多元化角色，是患儿的保护者、健康教育者、健康协调者，是护理活动的执行者、患儿及亲属的代言人，也是亲属的教育者、患儿健康的咨询者等。

4. 病情急，变化快　小儿代谢旺盛、生长发育快，对营养物质特别是蛋白质、水和能量的需求较成人多，但消化功能差，易发生营养缺乏。婴幼儿期肾功能较弱，易导致水及电解质的紊乱、细胞免疫功能低，易感染疾病。患急性传染病时表现为发病急、来势汹，往往易并发败血症，并可导致呼吸衰竭、循环衰竭。

（三）儿童患者的护理伦理要求

1. 关爱患儿，奉献爱心　患儿住院后，陌生的医院环境、疾病的痛苦，或者曾经治疗的痛苦体验等，都会使患儿产生紧张、恐惧心理，出现经常哭闹、拒绝护理、治疗等情况。加之部分患儿的家长不能全程陪伴，这就要求护士要关爱患儿，发自内心地爱患儿。护士在工作中要体现耐心、爱心、细心、同理心，与患儿及亲属多多接触，与其建立友好感情。环境布置应考虑儿童生理、心理特点，营造儿科舒适清洁的环境，尽快消除陌生感。病房模仿家庭、幼儿园的温馨风格，如墙壁贴卡通图片、使用卡通的床单、被罩及病员服，安全可爱的儿童床，墙上悬挂儿童喜爱的卡通画，桌上放玩具，凳子可用彩塑，配置电脑，播放轻音乐、动画片，营造欢乐气氛；如果条件允许，可设儿童娱乐室，地面铺设塑胶地板，提供小型玩具及简易的滑梯、跷跷板，满足儿童爱玩乐的天性；护士可着粉色服装，减轻患儿对医院"白大褂"的恐惧感，让患儿在就医过程中感觉像在家一样。减少疼痛刺激，给予有效的静脉或动脉置管，避免反复穿刺对患儿的刺激。术后患儿可留置镇痛泵止痛，新生儿可采用鸟巢式护理，即患儿以宫内的屈曲姿势侧卧或仰卧，用柔软的毛巾将其围绕起来以便给患儿安全感。对于门诊输液患儿，义工可扮成儿童喜欢的卡通形象分散患儿注意力。总之，护士要一切以患儿为中心，努力为患儿及家属提供人性化服务。培养彼此间的信任，从而使患儿配合治疗和护理。

2. 观察细致，工作严谨 大部分患儿年龄小，甚至不具备语言能力，不善于表达其自身的变化，故儿科护士要善于观察患儿的病情变化，特别是夜间值班不能麻痹大意。护士要通过观察患儿的精神状态、体温、脉搏、呼吸以及吸吮能力、大小便性状、啼哭的声音等变化，了解病情变化的征兆，并对观察结果认真分析、作出判断，及时给医生提供病情变化的信息并共同采取处理措施以免病情加重或因发现不及时而延误抢救。密切关注患儿接受治疗后的反应，尤其是药物的毒副反应；进行侵入性检查、治疗时，要求护士动作准确、轻柔，以免误伤组织、器官，甚至发生医疗事故。由于儿科护理的特殊性，护士工作要严谨，应严格遵守各项操作规程。门诊护士必须对患儿进行预检和分诊，在病房必须对传染病患儿严格地进行隔离，对体弱、白血病、免疫力低下等患儿要做好保护性隔离；同时，护士要严格履行探视、陪护制度，认真执行卫生清洁、消毒制度和操作规程，使病房内空气、物体表面和治疗物品达到卫生标准，防止感染和交叉感染的发生。

3. 技术求精，处事审慎 患儿发病急、病情变化快，稍不注意就可能出现险情，因此，要求护士理论水平高、操作技能好，对不同的患儿采取不同的护理手段。培养敏锐的观察力，定期接受培训，不断地丰富自己的专业知识、技术，做到精益求精。由于大部分患儿年龄小，甚至不具备语言能力，不能对护士行为进行有效的监督和评价，因此，护士必须尊重患儿的基本权利，尊重患儿的生命价值。无论是白班或夜班，有人或无人监督，都要认真负责和做到"慎独"。

4. 心理护理，治病育人 患儿患病住院，心理变化复杂，时而欣喜、时而哭泣、时而顺从听话、时而拒绝治疗等，护士应针对每个患儿的特点进行心理护理，要尊重患儿的人格，尽量满足患儿需要。护士要做到"言而有信"，切忌为了患儿一时配合打针或服药而哄骗孩子，要将高度的责任感贯穿于对患儿认真观察、耐心护理的整个过程中，为孩子们提供力所能及的教育，并注意自己的一言一行对患儿道德品质形成的影响，如不哄骗、恐吓患儿，以免使其染上说谎、不诚实的习惯。总之，护士既要努力尽量使患儿痊愈，又要培养患儿良好的道德品质，尽到治病育人的责任。

5. 理解家属，耐心细致 一名患儿住院牵动全家人的心，陪护人员多，家属紧张、担心、焦虑，这种不安直接影响患儿的情绪。护士要有同理心，换位思考，理解家属这种心情，及时与家属沟通，全面了解患儿的生理、心理和社会情况，关心体贴患儿；在不违反原则的前提下尽量满足患儿及家属的需求，取得他们的信任和配合；根据患儿的病情做好健康教育，使患儿尽快康复。对不同年龄段的患儿，应按照小儿生长发育中各阶段的生理变化及心理需求给予不同的护理：对于婴儿，他们与自己的亲人长时间相处，家长的配合尤为重要；对于幼儿，他们有一定的语言表达能力，操作时可以通过转移注意力或讲道理获得配合；对于学龄前儿童，他们对事物已有一定的认识，操作前可以通过许诺或鼓励性语言分散注意力。

（四）儿科护理伦理问题

1. 忽视患儿的知情同意权 儿科工作对象中的大多数是患儿，他们还处于父母的合法监护下，在医疗行为的选择过程中，父母和孩子经常会发生冲突。为了减少冲突，家长常常会替患儿作出决定，不告诉孩子即将进行的治疗、护理操作方式，患儿因不知将面临的是什么样的处置而恐惧不安。因此，护理工作人员要充分与家长沟通，告知患儿知情同意的必要性，协助家长告知患儿病情。

2. 缺乏对患儿隐私的尊重 儿童从幼儿期开始已经对暴露身体有了害羞感，学龄前期已经有了自己的秘密，但由于家长和医护人员的惯性思维，认为孩子还不懂得害羞，常常在众目睽睽之下询问病史、进行体格检查等诊疗工作，没有尊重患儿的隐私权。因此，护士需树立保护患儿隐私的意识，在操作中注意避免暴露患儿与操作无关的部位，必要时在病床周围拉上围帘，使其成为独立的单元，以期获得患儿的积极配合。

儿童患者临床护理新技术、新业务发展迅速。对早产儿进行抚触有利于婴幼儿的生长发育、血液净化在儿科中的应用、先心病介入治疗、造血干细胞移植、呼吸机辅助呼吸、经外周中心静脉穿刺技术（PICC）在新生儿、血液病、肿瘤等方面的推广应用大大推动了儿童患者临床专科技能的发展，促进专科护理人才的培养。同样，儿科护理也不断涌现出新领域、新理念。例如新生儿疾病筛查和新生儿听力筛查、早期教育、儿童疼痛管理、儿科伦理护理、以家庭为中心的护理等，也大大促进了儿科学的进步。

二、老年患者护理伦理

⇒ 案例引导

案例：患者，女，72 岁，老伴已病故 4 年，子女在外务工，因帕金森病长期居住于社区养老院进行疗养。某日，护士小徐值夜班，一个人正忙得不可开交时，患者按呼叫器需行小便，小徐赶到病室时，患者已尿床。护士小徐边为患者收拾边口头抱怨。

讨论：请分析护士小徐的行为是否符合伦理规范？

中国在 1999 年开始进入老龄化社会，人口老龄化（population ageing）是社会发展的必然趋势。根据联合国有关的统计规定，60 岁以上老年人占总人口 19% 以上的国家即为"老年型国家"。2020 年第七次全国人口普查数据显示，我国老年人口超 2.64 亿，占人口总数的 18.7%。老年人（elderly people）在过去的几十年为社会作出了巨大的贡献，步入晚年仍在继续创造人生价值，老年人理应享有最佳的医疗保健服务。进入老年后，老年人会出现生理心理老化、储备力降低等情况，极易患病。护理人员应了解老年患者生理心理的特点，为老年患者提供最佳的健康保健服务，自觉遵循老年患者的护理伦理规范。

（一）老年患者特点

1. 生理变化　随着年龄的增加，老年人在生理上处于明显的衰退阶段，表现为器官、组织、细胞的自然老化，功能日益减退，机体免疫力下降，常见表现为视力障碍、耳聋、行动不便等。

2. 心理变化　老年人因衰老而出现的心理特点包括：①感知觉减退（如敏感度下降，视力、听力衰退）；②记忆力下降，近期记忆能力差，远期记忆的保存效果较好；③接受新知识、学习新技能以及解决问题的能力均下降；④情绪趋向不稳定，表现为易兴奋、激怒、喜与人唠叨、好与人争辩等；⑤人格特征改变，常感到孤独、寂寞、焦虑、猜疑、嫉妒、性情顽固。

（二）老年患者的护理特点

1. 心理护理要求高　老年患者住院后对疾病的转归和预后十分担心，常常忧心忡忡、焦虑多疑、担心被遗弃，因住院离开亲朋好友，环境陌生，不能参加社交活动，常常产生孤独感。老年患者住院一般都合并几种疾病如高血压、冠心病和糖尿病等，他们对病情的估计比较悲观，担心自己得了不治之症，从而产生恐惧心理。老年患者都有不同的社会经历，虽然生病，但仍好胜好强，希望得到认可、被尊重。

2. 护理任务艰巨　老年人的身体功能随着年龄的增长日趋下降，慢性病的发生率高、多种病理改变或多种疾病同时存在，治愈率下降，且有些疾病尚不能根治，反复发作、住院时间长，再加上行动不便、某些感官失灵，生活自理能力差，使临床护理更为复杂，护理任务更艰巨。

3. 临床护理难度大 由于老年患者患的大多是慢性疾病，如糖尿病、高血压、肺源性心脏病、慢性支气管炎、冠心病等，病程长、易反复、治疗效果差，部分感知觉减退，常常出现听力下降，影响与外界信息沟通。老年患者解决问题的能力随着年龄的增长而逐渐下降，对近期记忆的保存效果差、情绪易变，一旦情绪激动难以平静下来，便容易出现心理偏激、固执、不易合作等情况，以上这些特点都为护理带来难度。

（三）老年患者护理的伦理要求

1. 有效沟通，高度关怀 老年患者由于视、听、嗅及触觉功能的减退，不同程度地影响着语言交流能力，护士需使用有效的语言交流方式进行沟通。在与老年患者进行交流时应做到以下几点：尽量使用通俗易懂的语言，避免使用专业性术语；熟悉助听器的功能以及正确使用方法；进行交流时，可联合运用肢体语言和非肢体语言，如谈话、触摸、手势、面部表情、身体姿势和活动等，使患者感到温暖。

2. 仔细观察，审慎护理 老年患者由于器官、组织、细胞的自然老化生理功能减退，机体抵抗力下降，易患多系统疾病和退行性疾病；同时感觉迟钝、症状体征不太明显，护士必须认真观察患者病情，不能粗心大意，不放过任何疑点或微小变化。老年患者对降压药及血管活性药物较敏感，易发生体位性低血压等，护士要有前瞻性思维及评判性思维，要注意安全问题，防跌倒、防坠床及防压疮的发生。患者入院时，要对患者进行综合评估，根据评估结果采取合适护理措施，避免不良事件发生。在平时护理工作中，进行每一操作时更需要对患者进行个体评估，如为防跌倒，年老体弱患者行清洁灌肠时，护士应指导患者在床上使用便器，而不是到卫生间；患者穿裤子时指导坐着穿，裤腿不能太长。设施方面：卫生间地板保持干燥防滑，采用坐便器；卫生间及走廊加扶手，门口不设槛；生活用品放置于方便患者取用处；为防坠床，应确保床档的性能良好，必要时予以约束；为防压疮，定时翻身，保持局部皮肤清洁干燥，采用水垫或气垫床减轻局部受压情况，密切观察，认真做好床边交接，发现问题及时处理。

3. 维护尊严，鼓励自护 老年人阅历深、资格老、生活经验丰富，在家庭及社会中德高望重、自尊心强，患病住院后，他们对病情的判断较为悲观，担心自己的预后，特别恐惧死亡，易造成强烈的心理反应，对安全感、被尊重感表现出更高的要求。因此，护士要以患者为中心，尊敬老人，主动热情接近患者，了解患者的性格特点、爱好，尊重患者的生活习惯，耐心倾听患者的诉说，对患者特殊需求尽量满足；同时，护士应根据患者的具体情况实施个性化护理，鼓励患者做一些力所能及的事情，比如吃饭、洗漱、尽早离床活动等，使患者保持积极良好的情绪，早日回归社会。

（四）老年护理中的伦理问题

1. 适度关怀问题 老年护理（geriatric nursing）是指在老年人生活和健康方面给予适当的关怀和照顾，这也是社会文明的标志之一。德国和美国的心理学家研究发现，对老年人过多帮助反而会加速他们的衰老过程。研究人员指出，护理人员在工作中对老年人关怀备至，包揽老年人生活中的一切事情，这种过度关怀，会使老年人对护理人员产生强烈的依赖心理，无法按照自己的意愿和喜好安排生活，从而使老年人失去了主观能动性，加剧了其衰老过程。因此，对于老年人力所能及的事情，最好由他们自己完成，这样老年人可以勤动手脚、动脑，有助于身心健康。

2. 尊重知情同意权与保护性医疗的冲突 尊重患者知情权与保护性医疗的冲突是伦理学的研究焦点。我国民众较少公开谈论死亡，当老年人患病预后差时，部分家属会选择回避与老年人谈论疾病实情，要求实施保护性医疗，由家属代为选择治疗和护理方案，期望尽可能减少不良预后信息对老年人心理带来负面影响。这种做法损害了患者的知情同意权，并且不知晓真实病情是否真正对老年人有利亦值得商榷。如何在避免对患者产生不利后果、实施保护性医疗的同时，又尊重患者本人的知情同意权，需要审慎对待，全面考虑。此外，由于疾病或者生理功能减退导致的认知功能下降甚至意识障碍，老年患者没有能力决定和处理相关事务时，所有的医疗决策均由家属代理完成。但是，家属的决策是否符合老年患者的意愿、能否保障老年患者的利益，需要医护人员肩负起监督的责任，必要时应加以干预。

三、孕产妇护理伦理

⇒ 案例引导

　　案例：患者，女，35 岁，异位妊娠，行保守治疗，夜班护士小曹巡视病房时，患者主诉下腹部不适。触诊下腹部压痛明显，需行彩超检查。患者刚刚排尿，须行膀胱灌注，但患者拒绝。护士小曹再三讲解异位妊娠破裂的危险性，并明确告知主观感觉症状的减轻并不等于危险的排除，且耽误时间越长危险越大。经彩超检查：左侧输卵管壶腹部妊娠破裂，腹腔积血 200ml，手术后患者对护士小曹非常满意。

　　讨论：从护士小曹的言行中你能学到些什么？该护士的行为符合哪些护理伦理要求？

　　女性在家庭和社会生活中都起着举足轻重的作用，妇产科（obstetrics and gynaecology）是直接为妇女健康服务的科室，服务对象包括妇科疾病患者、孕产妇、人工流产及引产者、不孕不育者等。妇产科的护理质量不仅关系到妇女的健康，还关系到家庭的幸福、人类的繁衍和社会的稳定。

　　（一）孕产妇护理的特点

　　1. 护理对象特殊　孕产妇的护理既要面向孕妇或产妇及其家属，又要兼顾到治疗护理措施及药物在目前或将来对孕产妇、胎儿、新生儿的影响，关系到家庭的幸福和民族的繁衍。

　　2. 健康教育任务重　随着科学文化知识的普及和人民生活水平的提高，人们对妊娠与分娩的健康意识逐渐增强。孕产妇对保健的需求越来越高，期望从医护人员处获得孕产期预防保健相关知识，以提高自身生理和病理变化的认知能力，以便妊娠期及产褥期如发生病理情况能及时就医，为及时得到恰当的诊治提供必要的条件。除了胎儿与孕产妇的安危，围产儿的保健也越来越受到更多家庭的关注。

　　3. 护理技术要求高　产妇分娩时间无规律、急诊多、病床周转快。若出现病理妊娠和分娩期并发症时则患者病情变化快、紧急而危险，需护理人员正确判断、迅速反应。

　　4. 护理涉及范围广　孕产妇护理不仅涉及妊娠全过程的生理病理变化，也涉及服务对象的婚姻、家庭、生育等问题，还涉及保护妇女权益、优生优育、计划生育、人流堕胎、婚外性生活、性别鉴定、胎盘处置、生命质量等诸多社会问题，有的还涉及国家法律及有关政策，如婚姻法、计划生育政策等，因此，护理活动涉及面广、社会性强、影响面大。

　　（二）孕产妇护理的伦理要求

　　1. 尊重生命，保护隐私　妇产科护理人员呵护生命从萌芽、孕育到降生，在女性发育、分娩、衰老和疾病的各个重要环节都给予护理，这是护理人员对于生命尊重的具体体现。尊重生命包括尊重接受诊治的每个人，也包括尊重尚在发育中的胎儿。由于在工作过程中常会因诊治需要了解女性患者的隐私，护理人员对于患者的个人隐私要予以保护，仅作为医护人员诊疗的参考依据，不得向患者以外的其他人员透露。在护理操作中，护士要注意遮盖患者的乳房、腹部、会阴部、臀部等隐私部位，男医生为患者做检查时应有女性医护人员在场。

　　2. 态度诚恳，和蔼可亲　妇产科患者容易因女性特殊生理、病理因素的影响而造成情绪波动大、忍耐性差、自我感受突出、痛阈值降低、依赖心理强等问题，护理人员要以诚恳的态度取得信任，以和蔼可亲的言语化解不良情绪。当患者因涉及隐私而隐瞒病史时，护理人员应当给予患者充分的尊重，诚恳说明真实病史对诊治、护理的重要性及保密原则，寻求患者理解、配合；当患者未婚先孕来院堕胎时，护理人员应尊重、爱护，并给予帮助。

3. 作风严谨，精益求精 在进行妇产科检查时，注意保护患者的隐私，检查时应选择治疗室、检查室操作；严格执行无菌技术及相关操作规程，避免女性生殖系统感染；操作时动作轻柔、熟练，尽量避免不必要的损伤；观察待产妇产程时，记录要详细、客观、及时、准确；接生时要尽量保持会阴完整；对胎儿的监测要细致、认真，记录清楚；对新生儿的观察与护理要周到、安全。

4. 敏捷果断，敢当风险 妇产科常常会出现病情急剧变化而危及生命的情况，如宫外孕破裂大出血、胎盘早剥、羊水栓塞、妊娠合并心脏病突发心力衰竭等，此时，护理人员要迅速判断病情，协助医生敏捷进行处理和抢救。当情况紧迫时护理人员要勇担风险、果断采取措施，以确保母婴安全和家庭幸福。

5. 悉心护理，耐心指导 妇产科患者处于青春期、妊娠期、围绝经期的不同阶段，会出现惶恐、忧虑、急躁、抑郁、固执等特殊的心理变化，也会因害羞心理而隐瞒病史、拒绝检查，护理人员要针对患者不同的心理状态，在充分尊重患者的基础上耐心沟通，消除患者的顾虑，给予患者悉心的护理与指导。

（三）妇产科护理的特殊伦理问题

1. 母婴利益冲突的伦理问题 在产科工作中，母婴利益可能出现尖锐的矛盾，需要医护人员与产妇及其家属艰难地作出抉择。例如，为了保障胎儿的健康，避免宫内缺氧，前置胎盘的孕妇在孕晚期需要行剖宫产术，但是剖宫产对产妇而言是一个较为强烈的应激源，会给身体带来一定的创伤，此时就需要医护人员与产妇及其家属共同商量决定。但如果需要进行剖宫产的产妇为未婚女性，她不希望未来的丈夫了解自己有过生育史，就更难以决策。在临床工作中，医护人员还会遇到更加复杂的情境，例如孕妇与胎儿同时处于危险之中，限于技术水平影响只能保全一方，到底应该保全大人还是保全小孩，则是更为艰难的决定，因为无论作何种选择，都会给另一方带来损害。从伦理学的角度看，如果所建议的处置方式对母婴利益的取舍有科学依据，医护人员应说服患者接受。反之，则应允许患者根据自身利益作出选择。

2. 堕胎是否符合伦理 堕胎即采用人工的方式取出胚胎或者导致胎儿死亡的行为。堕胎在西方国家是颇受争议的手术，并引发了道德难题，通常认为怀孕三个月以上的堕胎属于违法。但是，随着医疗技术的发展，人们已能检测出尚未出生胎儿的疾病，对于有严重缺陷的胎儿做人工流产得到了更多的伦理学上的辩护。

3. 保护隐私与临床观摩之间的冲突 护生进入临床见习、实习是对理论学习的检验，为今后踏上工作岗位打基础，然而，很多患者并不愿意暴露自己的隐私部位以支持学生的临床学习。护理人员应充分考虑和理解患者的意愿，在进行临床观摩前，需征求患者的意见，在获得同意后，护生才能进行临床观摩，以体现对患者的尊重及减少和避免医疗纠纷的发生。

四、传染病患者护理伦理

传染病因其传染性特征使得患者容易被歧视，在就业、婚恋等方面常受到不公正待遇，心理负担很重；另一方面，随着经济的发展和对外交流日益频繁以及抗生素的滥用，一些传染病的发病率呈上升的趋势。

（一）传染病患者护理的特点

1. 职业暴露风险大 由于传染性的特点，在进行护理技术操作、配合医生诊疗、抢救等过程中，护士都有可能因为接触到患者的血液、体液及分泌物或因职业损伤而引起感染；另外，由于传染病治疗的消毒隔离要求与程序，使得传染病护理工作的投入和消耗远远大于对一般患者的护理。但目前部分医院在硬件环境、防护措施、配套设施及规划设置上并不完善，而且在一些未知传染病流行初期，人们还不清楚病原微生物及传播途径时，护理人员面临的职业暴露风险都大大增加。

2. 心理护理任务重　同普通患者相比，传染病患者的心理问题多、压力大，患传染病后，需要被隔离又少有家属探视，出院后还要承受来自升学、就业、婚恋、人际交往等方面的歧视，加上有些疾病如乙肝迁延不愈，都让患者背上了沉重的心理包袱，容易产生失望、自卑、孤独、犯罪感和不安全感等，所以传染病护理工作中，心理护理任务重。

3. 社会责任重大　传染病的预防和控制为一个社会问题，工作中不仅要对患者个人负责，而且要对他人及整个社会人群负责，如果在管理传染源、控制传播途径、保护易感人群的任何一个环节有一点失误就有可能造成传染病的暴发流行，引起严重的后果。对于传染病患者要做到"早发现、早诊断、早隔离"，以提高全民的预防疾病和卫生保健意识。护理人员必须严格执行各项规章制度，及时上报疫情，严格控制传染源，防止造成大面积的院内感染和严重社会后果。护理人员要利用各种时机和形式，向社会大众开展传染病的预防保健教育，通过健康宣教、预防检测及综合治理，降低传染病的发病率。

（二）传染病患者护理的伦理要求

1. 预防为主，勇于奉献　虽然有些传染病在近几十年已经得到了控制，但其传播流行的各种因素依然存在。有些传染病迄今仍然属于常见病、多发病，故对传染病的防治要坚持预防为主，护士要积极参与预防接种并进行相应的健康教育，增强人群的预防保健知识，以减少及控制传染病的发生和流行。由于传染病具有传染性，故职业暴露风险大，这对传染病护理工作者来说，是一种严肃的职业考验，这就要求在护理传染病患者时，护士要肩负起对社会负责的使命，将护理好患者视为自己的天职。

2. 尊重患者，关注心理　传染病患者或多或少都遭受着社会上的歧视甚至是敌视，同时也担心自己的预后，因此在进行护理工作的过程中，除了要对其身体疾病进行护理，还要注重对其心理上的疏导，避免医源性歧视与伤害。要体谅、同情、理解其苦衷，在给予人格与人权的充分尊重外，还要约束与限制其不符合法律、法规的行为，如对烈性传染病拒绝隔离防治的违法行为必须采取果断的强制手段等。护士要积极主动地与患者进行沟通交流，及时了解患者的心理状态，努力解除他们的疑虑和心理负担，注意为患者保守隐私，在不损害公众利益的前提下，尽最大可能避免对患者心灵上的伤害。

3. 技术过硬，防止感染　为传染病患者进行护理时，既要保证患者不因医源性因素感染其他传染病，也要保证护士自身不因工作原因感染某种传染病，这就要求护士必须要有扎实的理论和操作技术，掌握各类传染病的特征及其发生、发展及转归的原因及规律等。在工作中根据患者的疾病类型，采取相应的治疗、护理和预防措施，防止交叉感染。

4. 严格消毒，依法上报　根据传染病的类型，采取不同的消毒隔离措施，及时向有关卫生部门报告。对患者尽量做到"五早"：早发现、早诊断、早报告、早隔离、早治疗。一旦发现传染病患者或疑似患者，应立即隔离治疗，减少传播、控制流行；对病原携带者、接触者和动物传染源密切医学观察和采取其他必要的防治措施，做好随时消毒和终末消毒，采取相应措施切断传播途径，做好易感人群的保护工作，根据《传染病信息报告管理规范》中的传染病报告时限规定进行上报，不得瞒报、漏报、谎报或授意他人隐瞒、谎报疫情。

（三）传染科常见护理伦理问题

1. 传染病报告与患者隐私权　传染病除了对患者本人造成身体和心理的伤害外，还在于对大众及社会的传染性。对于传染性疾病，若让社会大众了解情况，就会侵犯患者的隐私；若为患者保密，就有可能损害与患者密切接触者及大众的健康。2020年以来，我国的疫情报告信息系统有了进一步的发展和完善，一方面要求疾控机构需要及时报告和发布疫情信息，另一方面公民的隐私权受法律保护，公民的私人信息不得被非法搜集、利用和公开。

2. 合法的隔离措施与患者自由权 对传染病患者进行隔离，是考虑到患者行为有威胁社会群体健康的可能，并非对患者本身个体自由权利的否定。控制传染病流行有三个环节，其中控制传染源是控制传染病传播的重要措施。控制传染源是将病原携带者予以隔离治疗，隔离期限根据医学检验结果确定。对"隔离"相关伦理问题，争议在于是否以危害"公共健康"之名侵犯了个人的自由权利。隔离对于患者，可以创造更安全、有效的治疗环境，促进康复；对于健康人群，可以防止传染病源的进一步扩散，保护大多数人的健康利益。但对于被隔离者而言，其在一定期间内丧失部分自由权和自主权，这符合社会公益原则，既是对被隔离者自身健康和生命负责，又是对他人、社会公众的生命健康负责，是公民应尽的义务。当然，采取隔离措施应根据相关规定，严格掌握使用标准和适用对象，防止滥用而侵害相关人的权益。

五、精神病患者护理伦理

⇨ 案例引导

案例：某精神病医院，某护士嫌 65 岁的某谵妄患者吵闹，每次上夜班都给该患者服用氯硝西泮片。不久患者下床时跌倒在地，致股骨颈骨折、头部挫裂伤，为氯硝安定药物副作用所致，护士此时才意识到问题的严重性。

讨论：该护士违反了哪些护理伦理规范？

随着生活节奏加快，社会竞争激烈，人们生活压力加大，精神疾病（mental illness）的发病率明显上升。精神病是由于不同原因引起的大脑功能紊乱所导致的认知、情感、意志和行为等精神活动出现不同程度障碍的疾病。与其他患者相比，精神病患者有程度不等的自知力缺陷，往往对自己的精神症状丧失判断力，不承认自己有病，甚至拒绝治疗。因此，精神科（psychiatric ward）护理难度大，不但需要较高的护理技巧，而且需要高尚的护理道德情操。

（一）精神病患者特点

精神病患者的症状主要表现在思维、情感、行为等方面的异常，最大的特点是人格障碍或缺乏自制力和自控力，主要表现为以下几个方面。

1. 感知觉障碍 最突出的感知觉障碍是幻觉，最常见的是幻听，多半是言语性的，如有的患者听到有声音议论他的好坏，或听到有声音不断地对自己的行为评头论足，也有患者可以在幻听的支配下做出违背本性不合常理的举动。还有的出现其他幻觉，如有患者拒绝进食，自述是闻到食物里有毒药的味道等。

2. 思维及思维联想障碍 如妄想，最多见的是被害妄想与关系妄想，患者交谈时经常游移于主题之外，尤其是回答医生的问题时抓不住要点，病情严重者言语支离破碎，根本无法交谈。有的患者不正面回答问题，有的患者表现为思维贫乏、缺乏主动、回答问题异常简短。

3. 行为障碍 可表现为各种行为的障碍，如在工作以及处理家务等方面有很大困难，对自己的事情毫不关心，甚至没有任何打算。活动减少，可以连坐几个小时没有自发活动，有的患者忽视自己的仪表，不知打理个人卫生，严重时患者保持一个固定的姿势，不语不动，不进饮食，对任何刺激均无反应等。

4. 情感障碍 主要表现为情感平淡或淡漠，不仅表情呆板缺乏变化，同时缺乏肢体语言，或不做任何辅助表达。如有的患者同人交谈时很少与对方有眼神接触，多茫然凝视前方；对亲人感情冷淡，少数患者甚至出现情感倒错。

（二）精神病患者的护理特点

1. 患者配合治疗护理的困难性　精神科患者自制力差，不能像其他科室的患者那样叙述身体不适，患者的有关信息和资料基本来源于其家属或其他人员，这就给病情观察带来一定困难。在为患者进行治疗护理时，由于其缺乏自知和自制，常常是在看管甚至强迫下进行的。

2. 病房管理的复杂性　精神病患者发病时，其思想、感情和行为常常超出社会一般人的行为规范，对自己的行为缺乏自控能力，生活不能自理，易出现伤人、自伤、毁物等行为，甚至殴打医护人员；他们缺乏自我保护意识，在某些危险因素面前不能自我保护而容易导致不幸；有的患者生活不能自理，但不服从护理人员的全面照顾和精心护理，这些都给病区的护理工作增加了难度。

3. 护理效果难以保证　精神病患者在发病期间主要使用药物治疗来控制病情发展，等症状缓解后辅以心理治疗和护理，使病情逐渐痊愈。但由于精神病的特殊性和部分人对其不了解，患者在疾病治疗完成后回到社会、家庭生活中时，常常会遭受歧视和不公平的待遇，导致恢复期间患者易苦恼、忧虑和委屈，引起疾病复发。另外，还有些精神疾病发病机制尚不清楚，复发率仍然比较高，有的甚至终生不愈，致使护理效果难以保证。

4. 心理护理的重要性　临床工作中，常见到外表正常而内心极其痛苦的患者，心理护理的重点是帮助患者以正确的态度认识疾病和对待疾病。护理人员不仅要知道患者的哪些表现是异常的，还要通过各种心理护理让患者认识到哪些是异常表现，如果有可能还要利用现有的相关理论，帮助患者认识出现这些异常表现的原因、了解战胜疾病过程中可能遇到的各种困难等。

（三）精神病患者护理的伦理要求

1. 尊重人格，理解患者　《夏威夷宣言》指出："把精神错乱的人作为一个人来尊重是我们的最高的道德责任和医疗义务。"也就是说，尊重精神病患者的人格与权利是诊疗护理中应当遵守的首要的伦理道德规范，必须像尊重其他患者一样尊重精神病患者的人格，维护精神病患者的权利，对于精神病患者的怪异思维、无礼的言语、粗暴的行为、异常的孤独冷漠，护士都要给予理解、同情与关怀，并体现在日常的治疗护理中。精神病患者大都存在严重的心理障碍、感知障碍、情感障碍以及思维障碍，与患者能进行有效的沟通是心理护理的基础，这就要求护士不仅要掌握丰富的理论知识，还要注意加强个人情绪与意志的培养及良好个性与行为的训练，做到正直、诚实、富有同情心。护士不能因为患者的无礼、粗暴、赘述烦人而斥责患者或与患者争辩；也不能因为患者的某些幼稚、偏离常规的言行而歧视、耻笑患者；更不能将患者的病态表现当作谈笑资料，侮辱其人格。要注意保护患者的人格尊严不受损害，对患者提出的问题和要求要尽力满足，不合理的要婉言拒绝并解释，不得随意哄骗患者。约束患者要符合安全需要，不得将约束作为报复、威胁与恐吓患者的手段。在选择治疗护理方案时，要尽可能取得患者或家属的知情同意。精神疾病患者常缺乏自制力，对护理过程中的知情同意不具备正确的决策能力，但不能因为其不具有民事行为能力，就忽视患者具有知情同意的权利。根据情况，有时需要由其法定代理人来签署知情同意书，当患者的行为能力恢复后还需要直接告诉本人。在患者病情允许的前提条件下，组织开展工娱治疗，培养患者的兴趣和爱好，解除恐惧感，提高对生活的信心，尽快使患者回归社会。此外，精神科护理人员要做好精神健康知识普及宣传工作，提高人群对精神疾病的认识，号召全社会尊重、同情、关心精神病患者，扭转少数人对精神病患者歧视、侮辱和虐待的现象。营造良好的社会环境，使精神病患者感到社会大家庭的温暖，尽快恢复健康。

2. 尊重隐私，恪守慎独　精神病患者的病情往往与其个人生活经历、家庭背景、社会环境等因素有关，其病史会涉及患者隐私，护士不得向无关人员谈及或提供，否则可能产生严重后果，例如患躁狂症的患者在发病期间因性欲亢进可能会有不正常的性行为，如果患者进入精神状态正常的间歇缓解期得知自己病态的行为被泄露，尤其女性患者可能会产生更大的精神压力甚至导致自杀。同时为了保证工作人员的安全，护士不得在患者面前谈及工作人员个人信息、私人住址、医院内部情况等，以防意外的发生。大多数精神病患者没有能力监督护士工作，无法客观评价护士的工作质量，因此，护士必须恪守慎独。工作中要严格遵守各项规章制度，认真执行操作规程，不管有无监督，都要自觉、主动、按时、保质保量地完成护理治疗工作，不可蓄意偷懒、得过且过、违反操作规程而造成不良后果，更不可利用精神病患者价值观倒错而获取物质上的利益。

3. 审慎护理，确保安全 护士要严格执行精神病患者的管理规程，理智地落实岗位职责，对有自伤、自杀、伤人、毁物、逃跑等倾向的患者，要严格执行安全管理制度，加强巡视、严密监护、严格管理危险物品；对重点患者做到心中有数，对患者病情、情绪、心理方面的细微变化，要仔细观察，加强防范，及时发现和杜绝安全隐患；对强制性的治疗护理措施要征得患者或监护人的同意，并严密观察、加强护理，防止意外的发生；对实施电抽搐治疗和胰岛素治疗的患者，护士要随时观察有无副作用的发生；护士发放口服药时，除了认真执行查对制度、发药到人外，还要防止患者抢夺药物，避免误服、错服，因抗精神病药物副作用较多，患者可能出现运动功能障碍，应严防跌倒；按规定为精神病患者穿着病员服，同时佩戴腕带，亦可根据具体情况使用电子设备定位，便于身份识别的同时严防走失。

（四）精神病患者的护理伦理问题

1. 精神病患者非自愿收治的问题 从科学、伦理与法律的角度对精神障碍患者进行非自愿收治，这是精神卫生领域所面临的一个复杂而富有争议的问题。医护人员在处理该问题时面临两个困境，一是有利原则和尊重个体自主原则的矛盾，二是社会公共安全和个人自由权利的矛盾。医护人员在实施非自愿收治精神障碍患者时常遇到该困境，而立法在社会利益和个人自由权利间寻求平衡。我国《精神卫生法》明确规定精神障碍的住院治疗实行自愿原则，只有当其已经或即将发生伤害自身或危害他人安全的行为才可以进行非自愿收治，如果没有伤害自身或他人的行为及风险，不得实施非自愿住院治疗。非自愿收治应基于患者的最大利益，避免其滥用。

2. 知情同意的问题 由于疾病的影响，有些精神病患者在疾病的某些阶段正确作出决定的能力受到损害。那么，如何保证精神病患者在接受医疗护理或参与医学研究的过程中享有知情同意的权利？有两点特别值得注意：第一，有作决定能力的精神病患者应由自己完成知情同意过程；第二，没有作决定能力的患者的知情同意过程应由合法的代理人来完成。合法代理人一般为配偶、父母、其他直系亲属、一般亲属等。临床工作中通常的做法是根据精神科医生的临床判断来评估，除非患者的行为涉及法律问题。

3. 特殊干涉权扩张的问题 由于精神疾病的特殊性，精神科医护人员的干涉权往往比一般的医护人员要大，其干涉权主要表现在强制住院、强制治疗和强制保护措施方面。精神科医护人员出于无害、有利以及社会公益的伦理原则，有权阻止精神疾病患者做出伤害自己、危及或损坏他人及社会利益的行为，在没有其他可替代措施的情况下，可以实施约束、隔离等保护性医疗措施。实施保护性医疗措施应当遵循诊断标准和治疗规范，并在实施后告知患者的监护人。尽管特殊干涉权对患者自主权的限制是有法律和伦理依据的，但是权利扩张超出一定的限度却会对患者的正当权益造成不同程度的损害。对精神疾病患者的特殊干涉应当是必要的、限时的，实施时间不宜过长，当危险或威胁消除后，应及时停止。

六、肿瘤患者护理伦理

→ **案例引导**

案例：患者，女，67 岁，退休医生，患肺癌住院。住院后她告诉医护人员："如果肿瘤已经到晚期，只要能让我舒适就好了，不要做过多的抢救。"并且立下字据，交给医生。因此，当患者病情垂危时，医生未给其使用呼吸机等抢救措施，只给予足够减轻疼痛的药物。但家属希望尽量延长患者的生命，并使用一切抢救、治疗手段。此时，患者神志已不清。

讨论：医护人员应该如何处理？

癌症（cancer）是一种严重威胁人类健康和生命安全的常见病，现代诊疗技术的进步使癌症患者的 5 年生存率得到明显提高，但癌症威胁人类生命的本质依然没有改变，许多患者在得知自身癌症诊断后，不可避免地会经历心理上的震惊、焦虑、绝望、恐惧和抑郁等强烈的情绪反应，给临床护理提出更多挑战。肿瘤护理作为护理学中的一个重要分支，以"减轻痛苦，促进康复，提高生活质量"为目的，要求护士应具备良好的道德水平。

（一）肿瘤患者特点

1. 心理问题突出　肿瘤（tumor）患者面对死亡威胁承受着巨大的心理压力，护理人员要了解肿瘤患者的心理反应特点，认识肿瘤患者的正常心理反应和调节过程。最初反应期，表现为震惊、怀疑、否认、绝望；烦躁不安期，表现为焦虑、抑郁、无助、无望、自责、悲伤、失眠、食欲不振、无法集中注意力、日常生活被打乱等；适应期，表现为能冷静地面对现实，接受新信息，配合治疗，会利用不同的应对方式处理面临的问题；在临终期，患者最常见的心理反应是恐惧，惧怕死亡，记挂家人和未完成的事业等。

2. 自身免疫功能下降　恶性肿瘤（malignact neoplasm）的无限制生长导致机体免疫力下降，感染发病率及感染后的病死率均较高，而某些治疗措施如放疗、化疗、手术等有可能使人体免疫功能进一步下降。精神应激等心理因素可明显抑制免疫系统功能，使机体免疫细胞自我识别和吞噬功能降低。

（二）肿瘤患者的护理特点

1. 身心护理是重点　在获知身患肿瘤时，患者大多表现为抑郁、焦虑、悲观、恐惧、情绪反常和绝望；同时，机体功能的丧失、化疗药物的反应、晚期严重的疼痛等，使患者承受着身心的双重折磨而陷入极度痛苦之中。因此，护士在积极落实各项治疗和护理的同时，更要给予精神上的支持和关心，耐心细致地做好患者的心理护理，并尽可能满足患者的生理和心理需求，帮助患者减轻身心不适。

2. 生活护理是基础　肿瘤所致的高分解代谢状态及化疗、放疗所致的食欲下降、恶心呕吐、进食困难等，使肿瘤患者特别是恶性肿瘤晚期的患者，常处于全身衰竭状态，到后期甚至长期卧床，生活完全不能自理。护士给予周到细致的生活护理尤为重要，保持室内清洁安静、阳光充足，协助做好个人卫生，如口腔、皮肤、排泄等生活护理，成为维持患者生存质量的重要护理措施。

3. 缓解疼痛是关键　肿瘤患者的术前疼痛多系肿瘤浸润神经或压迫邻近器官所致；手术后麻醉作用消失，切口疼痛加重，严重者会影响患者身心的康复，晚期肿瘤的疼痛常难以控制。护士需要观察疼痛的性质、部位和持续时间，及时评估患者疼痛的程度，注意疼痛发作的规律，同时还应为患者创造一个舒适、安静的休养环境，并鼓励患者参与娱乐活动以分散注意力，也可以与患者及家属共同商讨控制疼痛的有效措施，及时缓解疼痛。对肿瘤晚期的患者，不应对止痛药物限制过严，减轻和有效缓解其疼痛是改善其生命质量，维护其尊严的符合人道主义精神的医疗救助行为。

4. 严密观察病情变化　多数肿瘤患者年龄较大，全身营养差，机体免疫功能低下。此外，长期卧床、放化疗毒副反应、严重的骨髓抑制等使患者易并发感染、出血、皮肤和黏膜受损、静脉炎等并发症。护士要全面仔细地观察患者的病情变化，注意有无感染及其他并发症的发生，认真观察放疗、化疗患者的反应，仔细观察患者疼痛的规律等，并采取积极有效的护理措施予以应对。

（三）肿瘤患者的护理伦理要求

1. 尊重理解，恰当告知 从护理伦理学的角度看，知晓疾病的真相是患者应有的权利，有助于患者更主动地适应今后的生活和环境。但是对于不良结果的告知，如果不考虑患者的承受能力，可能会导致其出现严重的心理应激。可见，病情告知不只是简单地告诉或不告诉的问题，而是涉及伦理原则和工作的方法，包括应该告知谁及如何告知等问题。国际上比较通用的病情告知的基本原则如下。

（1）协助患者心理准备 在疾病诊断结果确定以后，尽早让患者有面对坏结果的心理准备。

（2）提供情感支持的环境 告知患者病情前，应营造充满情感支持的环境及氛围，这种情感支持既来自医护人员，又来自家人，建议家属在场，并帮助患者记录和处理有关信息。

（3）医护协同告知 由一名高年资具有肿瘤病情告知经验的医生与一名护理人员一起去告知，医生对患者病情有充分的了解和专业的判断，护士为之提供情感支持和必要的信息，对患者的心理反应进行随访。

（4）告知恰当的病况内容 多数患者希望了解疾病的诊断、治疗及不良反应，能参与治疗方案的选择。对需要实施手术、特殊检查、特殊治疗者，医护人员及时向患者说明医疗风险、替代医疗方案等情况，并取得其书面同意；不宜向患者说明的，向近亲属说明，并取得书面同意。

（5）采取循序渐进的方式 告知病情前，先评估患者的心理反应、承受能力和应对方式，以对方能够接受的速度来告诉，给其一定时间作出反应，患者有权自主选择对病情完全告知或部分告知。

（6）提供专业支持和安慰 医护人员与患者讨论治疗方案和病情预后，及时答疑解惑，让患者切身感到医护人员同他站在一起。

2. 重视心理，提供支持 肿瘤患者在心理上很脆弱和敏感，期望被尊重、被同情和被理解，护士要学会换位思考，体谅患者的心理挫折，指导家属、亲友提供情感支持，强化患者被爱和被需要的心理，以激发他们对抗疾病的斗志。护理人员可以通过多种途径为患者提供相应的信息，比如：操作之前给予解释，告知有关化疗药物的不良反应，让患者做好心理准备；主动向患者介绍成功的病例，介绍先进的医学技术和发展信息；理解濒死患者对死亡的恐惧，鼓励家属在患者生命的最后阶段来医院陪伴。高质量的基础护理可以提高患者的舒适度，使用各种方式帮助患者在病程中的每个心理阶段进行适当调适，例如，对否认期的患者，应鼓励家属给予情感上的支持，护理人员不要去拆穿其不愿接受事实的心理，坦诚地与患者沟通，缓解其心灵伤痛，引导其逐步面对现实；对愤怒期的患者，应该理解其不礼貌的行为，允许其宣泄自己的情绪；对协议期的患者，应抓住时机，主动关心患者，鼓励患者说出自己的内心感受和希望，尽量满足患者的需求，并引导患者积极配合治疗和护理，缓解症状，减轻痛苦；对忧郁期的患者，要给予更多关爱和支持，鼓励家属陪伴，尽量满足其各种需要；患者进入接受期后要尽量尊重其意愿，保持适度的陪伴和关爱，不过多的打扰，可以通过一些非语言的行为传递关怀、安抚的信息，如一个关爱的眼神，让患者获得心灵上的慰藉。

3. 减轻疼痛，提高患者生存质量 护理人员高度重视肿瘤患者的疼痛问题，解除或减轻疼痛已成为护理工作的首要任务。对于许多肿瘤患者来说，死亡并不可怕，可怕的是无法忍受疼痛的折磨。疼痛是肿瘤患者最常见、最难以忍受的症状之一，疼痛使晚期肿瘤患者产生恐惧、痛不欲生、自杀的念头，摆脱疼痛是肿瘤患者的基本权利。世界卫生组织（WHO）提出"到21世纪让全世界的癌症患者不痛"的目标，除了采用WHO提出的癌症三级止痛阶梯治疗方案，还可采用音乐疗法、放松疗法、心理疗法和中医疗法等来缓解疼痛。医护人员应详细观察疼痛的性质、部位和持续时间，及时评估患者疼痛程度，注意疼痛发作的规律，鼓励患者表达疼痛，接受患者对疼痛的感受，同时还应为患者创造一个舒适、安静的休养环境，并鼓励患者参与娱乐活动以分散注意力，也可与患者共同探讨制定疼痛控制目标，充分发挥患者自主权，促进患者支持系统的功能。

4. 观察病情，采取措施　多数肿瘤患者年龄较大，全身营养差，机体免疫功能低下。此外，长期卧床、放化疗毒副作用、严重的骨髓抑制等使患者易出现感染、出血、皮肤和黏膜受损、静脉炎等并发症。护士要全面仔细地观察患者的病情变化，注意有无感染及其他并发症的发生，认真观察放疗、化疗患者的反应，仔细观察患者疼痛的规律等，并采取积极有效的护理措施进行应对。

5. 强化指导，广泛宣传　肿瘤患者的健康指导应贯穿治疗、康复的始终，使出院的患者尽快学会自我照顾，进行功能锻炼，调节身体器官功能，适应外观改变给生活带来的诸多不便，最终重返家庭和社会，实现自我价值。同时，护士应走向社会，开展防癌普查、咨询讲座、科普宣传等，普及有关防癌知识，改变大众的各种不良健康行为习惯，提高自我保健能力。

（四）肿瘤科的护理伦理难题

医护人员是否应当将疾病实情告知肿瘤患者，是当前颇有争议的问题。医护人员对患者病情所采取的决策和行动，关乎患者的根本利益，大多数情况下，医护人员会同意家属要求，并共同商议保密方案。这种做法虽然得到中国传统文化的认同，但仍存在不少争议。临床上最常见的情况是患者要求知情，亲属却要求隐瞒。如果患者有强烈的知晓病情的愿望，不愿忍受隐瞒病情带来的心理煎熬，且心理承受能力远比想象要强时，护士应做好亲属的思想工作，告知患者真实的诊断和预后，能使其在完全知情的情况下，作出合乎自身利益和家庭利益的决策，更好地计划和安排人生最后阶段的生活；若将实情告知患者可能会影响治疗过程和效果，以致对患者身心造成不良后果时，护士为了患者的利益不得不隐瞒实情，但必须让其亲属知情。由于每一个患者的家庭背景、疾病状况、自主理念、心理素质等因素不同，在医疗实践中应充分考虑各个患者的不同情况作出决策。肿瘤科医护人员在治疗护理患者过程中，既要尊重患者知情同意及保密的权利，又要兼顾"不伤害"的原则，权衡利弊，把握"保密"和"知情"的内容及尺度。

第三节　不同护理岗位的伦理 ^e 微课 2

⇒ 案例引导

案例：患者，男，26 岁，双手捂着肚子来到导医台前，问："护士，我肚子受凉了不舒服，应该挂哪个科看病？"护士小马一看患者的姿势，未再详问病史，就说："挂消化科！挂号以后排队等着！"消化科医生询问患者具体症状后认为其并非消化问题，让患者重挂外科医生的号。结果患者被诊断为阑尾炎，收住普外科行手术治疗。

讨论：1. 门诊护士小马的言行有违护理道德规范吗？
　　　2. 如果由你来做导医，你该如何为患者服务？

门诊（outpatient department）是医院的窗口，也是医院工作的前哨。门诊人员承担着分诊、导诊、咨询的任务。护理工作质量直接影响患者的生命安全与医院的声誉。因此，护士必须遵守护理道德要求，为就诊者提供优质的护理服务，向社会展示最美的职业形象。

一、门诊护理伦理

（一）门诊护理工作的特点

1. 组织管理任务重　门诊是医院患者最为集中的场所，每日安排大量患者就医，并接待患者家属或陪同者的咨询，就诊高峰通常集中在上午。诊室多、环境陌生、不熟悉就诊程序等都增加了患者就诊的困难。而就诊者都希望在最短的时间内得到正确的诊断及有效的治疗，否则极易造成拥挤、嘈杂等情况，所以对门诊患者的组织管理任务繁重。门诊工作需要多科室、多专业、多部门医务人员相互配合，对工作人员的组织管理也同样重要。门诊护士要多方沟通协调，使其积极协作，以提高工作效率，缩短患者就诊时间。

2. 预防感染难度大 门诊患者及陪同人员集中，病种各异，人流往返频繁，病菌容易扩散。有些传染病患者或处于潜伏期的患者混杂其中，在就诊之前难以及时鉴别和隔离，而大多数患者抵抗力差，因此，门诊预防医院感染的难度大。

3. 护理服务任务杂 门诊护士除承担门诊患者的治疗护理工作外，还承担着大量的服务性工作，如门诊护士在导诊、分诊、预检分诊、预约、陪检、健康教育等工作中，一方面要对患者进行组织管理，以维持良好的就诊秩序、营造良好的就诊环境；另一方面更要为患者提供优质的护理服务。这些服务性工作的质量直接影响着医院医疗护理工作的质量及患者的就医行为，必须给予高度的重视。为患者提供高质量的门诊护理服务，是提高医院竞争力的重要手段。

4. 护患矛盾较多 虽然各医院通过网上预约挂号等方式在一定程度上缓解了门诊的压力，但供需矛盾依然存在。患者待诊时容易产生焦虑、急躁心理，对护士的态度、言行都比较敏感，容易产生护患矛盾，且极易泛化为与多个患者的冲突，从而影响正常诊疗工作的进行。因此，护理人员要根据患者的不同情况，做好心理疏导，提供热情和周到的服务。

（二）门诊护理的伦理要求

1. 尊重患者，团结协助 尊重患者，全心全意地为患者服务是护士应当遵循的最基本的伦理原则。尊重患者，先要尊重患者的人格，无论身患何种疾病，无论职位高低，无论富贵贫穷，无论相貌美丑，护士都要给予足够的尊重，不应有任何歧视；尊重患者，还要尊重患者的隐私，护士要维持诊室的就诊秩序，不允许无关人员进入诊室或翻阅患者资料；尊重患者，还要有同理心，当患者痛苦、绝望、悲观、消极时，能站在患者的角度来体恤患者，给予安慰。让患者感受到来自护士的尊重，才能建立良好的护患关系，取得患者的信任。门诊是一个整体，各科室之间以及医护之间要密切联系、团结互助、加强协作，发挥门诊的整体效应，为患者提供舒适、安全、便利的就诊环境。另外，为保持门诊的肃静，医护人员应养成低声说话、动作轻柔的习惯，潜移默化地影响患者，为患者创造一个安宁的就医环境。护士要不断加强人文素养的培养，提高人际交往能力，减少护患冲突，妥善处理门诊各部门关系，有利于患者的早诊断、早治疗、早康复。

2. 预防感染，做好宣教 一方面要由医院采取感染预防控制措施，如患者的分流、空气的流通、污物污水的无害化处理等。另一方面，则由门诊各科室采取具体措施，如一次性医疗物品的正确使用及各诊室、治疗室、换药室、小手术室等地方的环境卫生监测。预检分诊中发现或医生诊断明确的传染病患者或疑似传染病患者，迅速分诊至感染性疾病门诊诊治，并及时做好消毒隔离。这有赖于相关科室医务人员的共同努力，尤其是护士和消毒人员、清洁卫生人员的责任更为艰巨。人员的集中确实给预防医院感染带来了很大的难度，但也使门诊成为对候诊患者及陪同人员进行健康教育的重要场所。护士一方面要积极传播卫生保健知识，帮助其养成健康的行为习惯，提高健康意识和卫生保健能力，以增进健康。另一方面要更有针对性地开展形式多样的健康教育，如为患者讲解本次就诊疾病的相关知识及本科常见病的诊治、预防及护理知识等；为妇产科患者提供围产期及妇幼卫生宣教；为传染病患者、性传播疾病患者提供家庭、社会预防指导；为咨询者答疑、解惑等。

3. 热情接待，主动协助 护士精神饱满，态度热情会产生舒适、愉快的心理效应，不但可以提高工作效率，而且可以感染患者，使其以积极心态面对疾病。护士要充分理解患者期望尽早解除病痛的心理需求，热情接待患者。根据需要主动为患者提供就医指导，询问患者就诊的目的及症状，做好预检、分诊工作，合理安排就诊，尽量满足患者连续诊治或易诊的要求；向候诊的患者介绍门诊的环境和布局、候诊及复诊须知、有关的规章制度等，以减轻其陌生感；为危重、年老、残疾患者优先安排就诊并提供陪同检查护送服务；为行动不便的患者及时提供轮椅或平车并陪检；对哭闹的婴幼儿要设法安抚，以保持环境安静；对有疑问或有负性情绪的患者要耐心、细致地解答问题，及时消除患者的紧张、恐惧、焦虑、烦躁心理。还要提醒或帮助患者做好诊查前的准备，如根据需要为患者测量生命体征、提醒妇产科患者排尿、请患者脱去大衣等，以缩短患者的候诊时间。协助患者统筹安排各项检查顺序以提高效率。

（三）门诊护理的伦理难题

由于我国的国情特点，患者往往集中在三甲医院，每个患者都希望护士能详尽解答自己所患疾病的所有问题，但是答疑时间太长会增加其他患者的等待时间，这给护理工作带来一定困扰。护士可根据门诊的护理工作特点，制定门诊常见病护理手册，对相关疾病做简单解释。

二、急诊护理伦理

⇒ 案例引导

案例：某日上午来了一例急诊患者，医生匆忙开好医嘱后即上手术室做手术（因手术室催得紧），至中午该患者输液完毕，一位低年资护士检查治疗台及巡视卡后发现无液体即准备拔针，正好被一位高年资护士瞧见，该护士清楚地知道该患者为禁食患者，不可能输液完毕，当即制止拔针行为，并马上翻阅病历，发现是医生开的液体量过少，立即通知医生，补开了医嘱，防止了该患者可能因补液量不足导致脱水现象的发生。

讨论：你对这两位护士的行为有什么看法？

急诊护士（emergency nurse，EN）面对的服务对象是需要紧急救治的急危重症患者，急诊和急救质量体现了医院的综合水平。急诊救护的宗旨是在最短的时间内以最快的速度和最有效的措施抢救生命、缓解急性发作的症状，为进一步的治疗争取时间。

（一）急诊护理工作的特点

1. 应急性强　急诊患者起病急，就诊时间、就诊人数、病种及病情的严重程度等都具有很强的随机性和突发性。这就要求急诊科护士时刻待命，确保人力、物力都处于应急状态，确保对急需救治的患者及各种突发事件迅速作出反应，立即开展紧张而有序的抢救工作。特殊紧急状态下启动相应级别的应急预案，确保可以随时应对各种急危重症患者的抢救或各种突发事件带来的大量患者。

2. 时间性强　急诊患者发病急、病情复杂，特别是急危重症患者病情变化快、预后差。因此急诊科护士必须有极强的时间观念，如：预检分诊两分钟内完成，危重患者即刻分诊送入抢救室，五分钟之内展开抢救，十分钟之内完成救命性操作。护士在医生尚未到达时，一方面，先行必要的紧急处理，为抢救生命赢得时间；另一方面要严密监护、细心观察患者的病情变化，为医生诊治提供可靠依据。且医生到达后立即汇报，继续配合抢救。

3. 协作性强　有些急诊患者病情复杂，涉及多器官、多系统同时发生创伤或病变，必须组织多学科、多专业医护人员进行会诊和协助抢救。急诊科护士要有准确的判断力，对复杂多变的病情要有科学的预见性，及时通知相关科室或专业的医生，迅速投入诊治和抢救工作。在医生到来之前，护士除了严密观察病情变化，还需要根据病情需要，做好必要的抢救准备工作，主动及时给予紧急处理，如吸氧、吸痰、测血压、人工呼吸、建立静脉输液通路、血型交叉检验、配血等，为医生诊断、治疗提供必要的帮助，赢得抢救成功先机。

（二）急诊护理的伦理要求

1. 争分夺秒，全力以赴　急诊患者往往发病急、病情重、变化快、预后差，在抢救中要突出一个"急"的特点。急诊科护士必须牢固树立"时间就是生命""病情就是命令"的观念，急患者之所急，争分夺秒，开启"绿色通道"，尽可能缩短从接诊到抢救的时间。对急危重症患者，在医生未到时，要根据患者的病情及时给予监测生命体征、观察瞳孔和意识、开放静脉通路、止血、吸氧、吸痰、人工呼吸、心脏按压、气管插管等紧急处理，为抢救赢得时间。抢救中，要集中精力、全力以赴、有条不紊，要做到"急而不躁""快而不乱"。这就要求急诊科护士视抢救患者的生命为己任，坚守岗位。抢救物品五定（定数量、定位放置、定时检查、定期消毒、定期维护），仪器、设备常检查维护，抢救药品抢救后及时补充，熟练掌握各种急救理论与专业技能，训练与养成沉着冷静的心理素质，时刻准备着应对各种复杂情况的发生。维护好患者的就诊次序，以提高急诊效率，对病情危急的患者，要灵活、果断地处理，以抢救患者的生命作为首要目的。

2. 尊重生命，体现人道　急诊患者大多发病突然，缺乏思想准备，极易产生紧张、恐惧心理。因此，护士要"急患者所急，想患者所想"，同情、理解患者和家属的焦虑与痛苦，耐心倾听，语言亲切，态度友善，并给予亲切的关怀和帮助。护士要尊重患者，一切从患者的利益出发，根据病情的轻重缓急给予恰当处理。对待特殊患者，如自杀、意外伤害、无助的患者，应发扬人道主义精神，不歧视、不挖苦、不懈怠，倍加关心和照顾，并进行积极有效的心理疏导，增强他们生活的勇气和战胜疾病的信心。对意识不清的患者，要有慎独精神，尊重每一个生命个体，以迅速有效、细致周到的护理服务减轻患者痛苦，赢得时间和生命。对待惊慌失措或情绪过激的家属，面对他们提出的不当要求或无理指责，护士要换位思考，多加安慰与解释，尽快稳定其情绪，尊重患者，还要尊重患者的隐私，在抢救时也应给予必要的遮挡，而不能以提高各项技术操作速度为由忽视对患者隐私的保护。

3. 团结协作，共担风险　患者的抢救工作往往需要多个专业的医务人员共同完成，所有参加抢救的人员要团结协作、密切配合、相互支持与理解，共同担负起抢救生命的重任。医务人员间不得相互埋怨、相互推诿，否则可能引发严重的后果。急诊科护士要积极配合协调，不怕脏和累，尽职尽责地为患者提供及时有效的护理服务，为抢救成功创造条件。对可疑违法犯罪患者，护士在实施救治的同时要与有关部门取得联系，保留患者的呕吐物、排泄物等以备鉴定。对交通事故、打架斗殴致伤的患者，要以公正的态度对待他们，如实地反映患者病情，使其得到公正的处理等。

（三）急诊护理的伦理难题

1. 积极救治患者与执行制度的矛盾　急诊就诊的患者病情危急，背景复杂，经常会遇到"三无"（无身份证明、无责任承担机构、无抢救医疗经费）患者及打架斗殴、恣意闹事受伤的患者等。护士在积极抢救这些患者的同时，经常遇到拖欠医疗费用、没有家属签署知情同意书等问题，使得积极救治患者与执行医院的收费制度和履行知情同意原则等之间发生冲突。因此，针对急诊科室的特殊情况，需要在医院的领导下，建立"三无患者"急救应急反应机制，科室医护人员在遇到紧急情况时，有制度可循。

2. 积极救治患者与维护患者生命尊严的冲突　伦理学观点认为，医护人员应把患者生命的利益放在第一位，即使患者生命处于危重状态或没有挽回的可能，医护人员也不能放弃对其的救治。有些急诊患者被送来抢救时已经接近死亡或者根本没有救治的希望，由于事发突然，家属接受不了这种突发情况，不惜一切代价坚持抢救。有的患者经过较长时间的抢救，存活希望依然渺茫，但家属却一定要坚持治疗。放弃治疗，违背家属的意愿；继续救治，只是在延迟患者的死亡，并且患者处于临终前的痛苦或无意识状态时，生命质量低，生命尊严被损害。此时，积极救治患者与维护患者生命尊严之间发生了冲突。

护士自身要提升伦理知识和决策能力，在行善、尊重、不伤害等原则建构的基本程序制约下，让各种伦理理论和价值观都参与进来，使得在客观事实面前都能获得平等对话的机会。此外，护士也应了解患者、家属、社会团体的价值观、心理承受能力和受教育情况，进行合理抉择。

三、手术室护理伦理

⇒ 案例引导

案例：患者，女，27岁，左乳肿物，性质待查。患者担心肿物性质为恶性，在术中等待快速冰冻病理检查结果时，情绪极其低落，异常恐惧，失声痛哭。此时手术室巡回护士小李俯下身来，轻轻地为患者擦拭泪水，并紧紧握住她的手安慰道："大家都能理解你，哭一会儿也好。不过情绪太激动，对身体恢复不好。我陪你一起等结果吧！"后来患者在表扬信中这样说："在手术中，护士小李陪我度过了人生最恐惧、最无助、最煎熬的时刻，是她让我鼓起勇气面对最坏的结果。"

讨论：本案例中的巡回护士小李有着怎样的道德修养？

手术是治疗许多疾病的主要手段，且疗效迅速、不易复发。微创技术的应用使手术时间缩短、创伤减小。但不论何种手术方式都具有危险性、损伤性、失误的不可逆性等特点，且需要手术团队的高度协作。因此，手术室护理工作有其特殊性和相应的护理道德规范。

（一）手术室护理工作的特点

1. 严格性 手术治疗具有危险性、损伤性、失误的不可逆性，故手术护理具有严格性的特点，必须严格遵守各项规章制度。如手术前有严格的术前护理准备，手术室有严格的区域划分、严格的查对制度和无菌制度，手术中有严格的分工及操作要求，手术后有严格的交接制度等。严格执行各项规章制度、操作规程是确保手术成功和患者安全的关键。

2. 衔接性 手术护理包括手术前、手术中、手术后几个阶段，每个阶段的护理工作由不同科室的护士承担，各阶段紧密衔接才能保证治疗工作的完整性及连续性。各环节严格交接班，严防差错事故的发生。

3. 协作性 每台手术的顺利完成，都需要医生、护士、麻醉师及其他相关人员齐心协力、默契配合，而护士在手术中承担着承上启下、组织协调现场的作用，既要严格把关，又要随机应变，使整个手术团队成员及相关人员通力协作，保证手术工作的协调和统一。

（二）手术护理的伦理要求

1. 手术前护理的伦理要求

（1）心理护理，消除顾虑 手术是整个疾病治疗中极为关键的步骤，接受手术的患者心情往往难以平静，一方面期盼早日手术能够解除病痛，另一方面又惧怕手术带来的疼痛和伤害，于是在术前普遍存在紧张、焦虑、恐惧等心理反应。所以病房护士应充分评估患者心理状态、对手术的知晓度、对医护的信任度、对术前准备的配合程度等，做到有针对性的个性化护理。但仅有病房护士的支持还不够，此时，患者更需要一位参与手术全程、熟悉并信任的护士守候在身边为其提供照顾，所以手术室巡回护士在术前一日适时进行术前访视就极为重要。在术前访视中，巡回护士要向患者介绍自己的身份，应用手术室图册使患者提前了解手术室环境，减少患者对手术室的陌生感。通过讲解使患者了解手术前要去除饰品、手表、义齿等；了解手术的相关流程，如输液、体位的摆放、固定带的使用、生命体征的监测等，让患者明白如何更好地配合医护人员。护士要耐心倾听患者诉说并及时答疑解惑，有效地降低患者紧张、焦虑程度，使患者感到被尊重、被关爱，在心理上获得满足感与安全感，有利于护患之间建立良好的信赖关系，使患者以良好的身心状态接受手术。

（2）优化环境，周密准备　手术前，病房护士要为患者营造整洁、舒适的休息环境，避免声、光刺激。尤其术前一日晚，要保证患者充足的睡眠。除此之外，还要严格按照操作规程细致、全面地做好各项术前准备工作，根据病情需要指导患者训练胸式或腹式呼吸、有效咳嗽、翻身、卧床大小便等，及时完成患者卫生、禁饮禁食、肠道准备、皮肤准备、抗生素过敏试验等，明确术前诊断、手术名称、手术部位，备齐所需物品，与手术室护士认真完成交接，并预祝患者手术顺利。手术室护士要为患者营造科学合理的手术环境，保证物品的种类、数量满足手术需要。

2. 手术中护理的伦理要求

（1）多人查对，严防差错　按照查对制度，接患者时，手术室与病房护士共同核对患者信息及术前用药等；入手术室后，巡回护士再次核对患者腕带与病历信息，确认相符后，将患者送入正确的手术间；麻醉前要认真落实手术医师、麻醉医师、手术室护士三方共同参与实施的手术安全核查制度，确认患者及手术部位。护理人员严格遵守查对制度，做到"八查"，即查对患者姓名、性别、科室、手术诊断、手术名称、手术部位、血型、物品准备，各环节查对均须以高度的责任心严肃对待，严防差错事故的发生。

（2）环境安全，保持肃静　确保手术环境安全是手术中护理道德规范要求的重要内容，是患者安全的必要条件。护士要保持手术室环境整洁、舒适，严格遵守无菌技术操作规程，并严格监督其他医护人员，禁止无关人员进入手术室；手术器械、仪器设备、抢救药物等定点放置、保持完好备用；手术间内洁净、温湿度适宜。认真执行手术风险评估制度，落实手术患者安全目标，有效规避护理风险；保持手术间安静，术中使用手术语交流，说话要轻，不谈论与手术无关的话题，尊重保护患者的隐私，保证手术的严肃性。

（3）关心患者，保护自尊　巡回护士要亲切迎接患者，妥善安置患者于手术床。各项护理操作前，尤其使用约束带时，应向患者做好解释工作，让患者感受到在手术室被尊重和重视。要关心体贴患者，例如：询问患者术前一日晚的睡眠情况、禁饮食情况、对手术间温度能否适应、手术体位是否舒适；触摸患者的手脚是否冰凉、适时为患者加盖保温被等，使患者感受到护士知晓其所有的不适，而且非常愿意帮助自己，从而缓解患者的恐惧。对手术过程中意识清醒的患者，当术中出现脏器牵拉、振动等感觉时，应尽量提前告知患者并解释，使其有心理准备；在全麻手术患者的诱导期，应守护在患者身边并协助患者放松。全麻后的患者无意识，更无保护自己的能力，巡回护士应承担起患者利益的临时保护人的角色。

（4）团结协作，一丝不苟　手术是手术医师、麻醉医师、器械护士、巡回护士等手术团队成员共同协作完成的技术活动。护士要熟知手术的步骤和护理配合的要求，要全神贯注、沉着冷静、操作熟练，传递器械要眼疾手快、准确无误。手术切皮前、手术中、关闭体腔缝合前要认真清点核对，以防异物遗留至体内，这是杜绝手术事故发生的重要措施之一。手术标本按照规定及时送检，手术切除的组织或器官等征求患者或家属同意后进行处理。术中患者出现病情变化或紧急情况，医护人员必须团结协作，积极应对突发情况，把手术的风险降至最低。任何一方配合不当都可能导致手术失败，增加患者痛苦，甚至危及患者生命。手术中任何一方如出现过失或过错，都应该实事求是，勇于承担责任，不得推卸，其他任何一方都不得包庇隐瞒，要共同采取有效措施，把对患者的损害降至最低。

3. 手术后护理的伦理要求

（1）严格交接，及时告知　手术室护士在手术结束后填写手术患者交接记录单，送患者回病房，与病房护士对患者的生命体征、意识、出血、输血、输液、用药、引流、皮肤等情况进行交接。病房护士要在手术患者回病房前做好术后护理准备，提前备好麻醉床、器械、药品等，患者安全返回病房后妥善安置卧位及各管道，观察患者意识，监测生命体征，检查切口敷料包扎及渗出情况，向麻醉医师和手术室护士了解手术过程，并在手术患者交接记录单上签字，严格完成交接，不得疏漏。同时，要关注患者的心理状态，及时告知患者手术结果，满足心理需求，以积极的心态配合术后康复。

（2）加强观察，防范意外　手术结束不意味着手术治疗的终结，围手术期的观察及护理可直接影响手术的效果。患者回病房后，病房护士应密切观察患者的生命体征、伤口有无渗血、各种导管是否通畅等，同时做好患者的口腔、伤口、皮肤、生活的护理等，使患者顺利地度过术后阶段，避免出现术后感染、出血、伤口裂开甚至窒息等情况。遇到紧急情况，应机智果断，切勿惊慌失措，不能消极等待医生处理，在力所能及的情况下做好相应处理。

（3）减轻痛苦，增加舒适　术后患者由于切口疼痛、机械通气、各种监护措施、各种插管、活动受限、饮食受限等增加很多痛苦，护士要理解患者的心情，认真落实诸多细节护理来减轻患者的痛苦，如适时给予镇痛、帮助患者更换卧位、协助患者排痰、更换袖带及血氧饱和探头位置、妥善固定各管道、尽早床上功能锻炼或下床活动等有效措施，解除患者痛苦，增加舒适感，预防术后并发症。

（4）指导训练，促进康复　术后有计划的康复训练是促进患者康复的重要手段。依从性较高的患者术后恢复速度相对快，但还有一些患者或对康复训练的重视程度不够，或由于疼痛、体弱、行动不便甚至恐惧等原因不愿或不敢进行康复训练。因此，医护人员要向患者及家属充分说明术后康复训练的重要意义，并为患者制定科学合理的个性化康复训练计划，指导并协助患者按照计划循序渐进地进行康复训练。同时，评估患者日常生活活动能力，鼓励患者做一些力所能及的日常活动，逐步提高患者的自我护理能力，促进患者早日康复。适时进行出院指导，将康复知识、日常生活、药物服用、复诊等方面的注意事项向患者及家属说明，通过随访等方式了解其康复情况。对无法恢复健康或致残的患者，更要多加关注，积极疏导其沉重、悲观的情绪，鼓励其正确对待伤残，重建生活的信心。

（三）手术室护理的伦理难题

1. 隐私保护与身体暴露的伦理难题　由于手术操作及麻醉的需要，对术野进行充分暴露，可能涉及患者的敏感部位，手术室内医生、护士、麻醉师等多人在场，患者可能因身体隐私部位暴露给他人而感到害羞或不安。随着各项法律法规的出台，人们对自身隐私保护的意识逐渐增强，护士应当重视患者的情绪变化，提前说明手术治疗过程中可能实际身体暴露情况，以取得患者同意，并注意尽可能地保护其隐私部位。

2. 术中压疮的伦理困境　通常在手术过程中，医护人员会限制患者的活动，故术中患者有发生压疮的可能。手术室护士应根据患者的实际情况，采取多种预防压疮的护理措施，如预防压疮的手术垫、骶尾部与枕部受力点使用棉圈及小棉垫等。但有少数患者，由于水肿、恶病质，加之手术复杂、耗时长等原因，存在发生压疮的可能。一旦患者发生压疮，会影响其康复进程，引发护患纠纷。如何让护患双方对这类情况达成相互谅解，是一个值得商榷的伦理问题。

四、重症监护护理伦理

⇒案例引导

案例：患者，男，67岁，脑出血，血肿清除术后第2日，给予气管切开呼吸机辅助呼吸。气管切开后，主治医师发现气管套管和呼吸机连接口不能对接，患者抢救无效死亡。

讨论：1. 护士应从以上案例中吸取哪些教训以杜绝此类事故再次发生？

2. 护士应加强哪些伦理修养？

重症监护室（intensive care unit，ICU）是现代医院的重要组成部分，是集中多专业的知识和医疗护理技术对危重症患者进行诊疗、监护和抢救的部门。危重症患者随时可能发生生命危险，其病情特点可用"急、重、险、危"四字来概括。危重症患者的抢救在医学领域中占有重要地位，对危重症患者的抢救能否及时、准确、有效，不仅关系到患者的生命安危，也是衡量医院管理水平和医疗护理技术水平的硬指标，同时也是考验着医护人员道德水平的标准之一。

（一）重症监护护理工作的特点

ICU 收治的疑难危重的患者集中，病情危重、复杂且变化快，护理工作负荷大，对护士素质要求高，对护士的道德要求更高。

1. 护理工作繁重　危重患者病情紧急、危险、复杂且多变，随时有可能需要抢救；危重患者痛苦不堪，无生活自理能力，甚至神志不清，无法配合各项治疗护理，所以护理工作量大，护理难度也大；危重患者及家属缺乏心理准备或心理负担重，心理活动复杂，不易疏导，无形中又增加了护理工作的难度。

2. 专业素质要求高　危重患者的护理任务艰巨，对护士各方面素质都有着较高的要求，如良好的身体与心理素质、全面的业务素质、丰富的临床护理和抢救经验及较高的职业道德修养，否则无法胜任危重患者的护理工作。此外，随着社会医患关系矛盾和冲突日益增多，还要求护理人员具备良好的沟通技巧。

3. 护理伦理难题多　在危重患者的护理工作中，常会遇到一些伦理难题，如履行人道主义与经济利益之间的矛盾；卫生资源分配与患者实际需要之间的矛盾；知情同意与保护患者利益之间的矛盾；讲真话与保护性医疗之间的矛盾；患者拒绝治疗与维持患者生命之间的矛盾；不惜一切代价救治患者与放弃救治之间的矛盾，以及何时放弃，放弃救治应遵循什么程序等。诸多护理伦理难题很难决策，需要人们审慎处理并继续探索。

（二）重症监护护理的伦理要求

1. 专业过硬，提升素质　ICU 是医院内高科技设备及高新技术应用最为集中的部门，患者病情危重并涉及多个学科。因此护士必须熟练掌握各种仪器设备的使用和各项技术操作，自觉地不断学习新知识、新技术、新业务，不断提高自身专业水准，提高发现问题、分析问题、解决问题的能力。护理人员还是危重患者最直接、最重要的管理者，只有具备了全面的业务素质，护士才能头脑冷静，及时发现患者病情的细微变化并结合各类监测数据准确地分析，迅速果断地配合医生予以处理；抢救危重患者时，护士才能不慌不忙，有条不紊地组织抢救工作，提高抢救效率，为危重患者的抢救赢得时间与机会。另外，ICU 护理工作强度大，精神压力非同寻常，胜任工作必须要有健康的身体和过硬的心理素质做保障。所以，护士要合理安排作息，加强自身保健，以随时应对非常状态。

2. 敬畏生命，换位思考　健康所系，性命相托。护士是生命的守护者，心怀对生命的敬畏，把患者的生命置于首位，并对患者的安全与健康高度负责。护士要能够随时捕捉到有重要意义的、或许短暂的监测仪器的动态变化，并及时反馈。如果对危险信号疏忽大意、漫不经心，必将导致严重后果。即使危重患者抢救成功，也绝不可放松警惕，仍须密切观察病情的发展变化，积极预防并发症，以免前功尽弃。危重患者救治的成功，还有赖于各种正常运转的抢救仪器，如心电监护仪、人工呼吸机、人工心脏起搏器等。一定要重视仪器设备的日常检查与维护，确保其正常运行，并严格按照医院感染的要求对仪器设备定期进行清洗或消毒及终末处理。ICU 患者或家属往往由于患者病情严重、不能随时与家人见面、医疗费用高等原因而产生猜疑、焦虑、急躁等不良情绪，有时还会对护士无端指责，甚至无理取闹。此时，要求护士能够换位思考，以冷静的态度理解和体谅患者及家属的心情和行为，协助医生做好知情同意工作，耐心地解释，避免矛盾激化。同时，仍要热情、主动地继续做好护理工作。

3. 恪守慎独，整体护理 ICU 要求不留陪护，探视时间和人数被严格限制，而患者病情危重，这意味着患者和家属都不完全具备监督和评价医护人员工作质量的条件。所以危重患者的抢救与护理工作大多是在无人监督的情况下进行的。各检查项目是否必要，治疗方案能否落实，用药是否准确合理，护理措施是否全面到位，抢救是否及时，患者及家属无法了解，一切有赖于医护人员的"慎独"修养。

ICU 环境相对封闭，能见到亲友的时间有限，意识清楚的患者极易产生孤独感。另外，高科技设备的应用，增加了患者的安全性，护士通过计算机终端即可遥控监测并记录患者的体温、心率或脉搏、血压或有创血压、血氧饱和度、心电波形等，并可设定报警范围以提示。输液泵和注射泵的使用，使护士不用到病床旁观察药液静脉输注的速度，一旦有空气进入、点滴不畅或需要更换药液时都会有报警提示。设备减轻护士工作量的同时，也减少了护士面对面接触患者的机会，不利于护患沟通，极易加重患者的孤独感。另外，患者周围密集的仪器设备，安静环境里此起彼伏的报警声，医护人员严肃凝重的眼神，在患者可以感知的空间范围内的抢救与死亡均可导致其焦虑与恐惧。ICU 的费用也是加重患者及家属焦虑的因素之一。护士应仔细观察，及时评估患者的心理需求，随时加强护患沟通。恰当采用非语言沟通技巧，如抚触、微笑，虽然护士的部分面部表情被口罩遮盖了，但患者仍可以从护士的眼神中感受到温暖与关爱，甚至从护目镜后的目光中感受到鼓励。同样，冷漠、不屑一顾、鄙夷等不良情绪亦可被清醒的患者捕捉到，应予以避免。若患者因气管插管、气管切开等因素导致语言沟通障碍时，应积极采用手势、卡片等非语言沟通方式来了解并满足患者的需求。在进行暴露隐私的操作时，应注意遮挡患者，使患者感受到人格尊重。进行各项治疗护理操作前恰当解释，操作时动作轻柔，用温和的语气提示患者配合，舒缓其负性情绪。条件允许，让患者和家属有一定时间的接触，如协助患者洗漱、进餐，或给患者按摩等，均有助于缓解患者的焦虑与孤独感。护士在对患者进行监护时，尽可能将其音量调小，并适时调整体位，活动肢体，辅以按摩，增加患者的舒适感与安全感。

4. 加强防护，预防感染 ICU 是医院感染监控的重点部门，手卫生在医院感染的预防与控制中的重要性不言而喻。从某种意义上来讲，手卫生的执行情况反映了一个医务人员的职业素养，体现了对患者的尊重，在治病的同时切不可"致病"。实际工作中手卫生的执行情况不容乐观，如从同一患者污染部位移到清洁部位未进行洗手或卫生手消毒，接触患者污染部位后直接接触治疗车、键盘等物品，科室洗手设施不健全等现象尚存在。究其根本，是思想上对手卫生的重视程度不够。从我做起，从每一次洗手做起，从每一次卫生手消毒做起，加强消毒防护观念，一切从患者和利益出发，加强手卫生的依从性，在医院感染的预防与控制中发挥不可忽视的作用。

（三）重症监护室护理的伦理难题

1. 高新医疗设备应用的伦理难题 ICU 病房广泛应用大量高新医疗设备。高新设备的使用可显著提高护士的工作效率，减轻工作量，然而事物具有双面性，高新医疗设备的应用也引发了一系列护理伦理难题：

（1）费用昂贵，护患矛盾激化 高新技术在提高护理效率的同时，随之带来了监护费用的增长，导致贫困家庭无力承担昂贵的医疗费，容易激发护患矛盾。

（2）沟通不良，护患情感淡化 高新设备可能导致部分护士过分依赖仪器，妨碍护患之间的情感交流。

（3）设备应用，心理状态异化 危重患者长期处于众多监护设备中，可能导致生理不适，产生焦虑、抑郁、恐惧、烦躁不安等负面情绪。

2. 经济效益与社会效益矛盾的伦理难题 医院要谋生存和发展，必须重视经济效益，然而医院的非营利性质决定了必须将社会效益摆在重要位置。在现实生活中，危重症患者无法负担医疗费用时，医院如何应对；对于有救治希望的患者，放弃治疗显然是不道德的，也不符合医护人员救死扶伤的精神。

3. 急危重症患者终止治疗的伦理难题　在目前医疗卫生资源有限的情况下，对于没有存活希望的危重症患者实施全力救治，这是否符合伦理道德要求？基于护理伦理学的基本观点，对生命终末期实施撤离生命支持治疗持肯定态度。然而，究竟何时何种情况可以终止治疗、终止治疗应遵循怎样的程序，这些问题值得人们探讨。

目标检测

答案解析

一、选择题

A1 型题

1. 下列不属于整体护理特点的是（　　）

    A. 护理的整体性　　　　　B. 护理手段的科学性　　　　　C. 护理对象的参与性

    D. 解决护理问题的独立性　　E. 护理时间的合理性

2. 基础护理是各科护理的（　　）

    A. 共同目的　　　　　　　B. 共同手段　　　　　　　C. 共同基础

    D. 共同问题　　　　　　　E. 共同目的

3. 下列不属于心理护理伦理要求的是（　　）

    A. 平等尊重，相互信任　　B. 同情体贴，真诚关爱　　C. 积极调适，自我完善

    D. 认真倾听，及时给予评价　E. 发现患者有伤己意图，积极防范

4. 关于门诊护理的伦理规范，错误的是（　　）

    A. 热情接待患者，主动协助患者　　　　　　B. 创设优质环境，搞好健康教育

    C. 尊重服务对象，协调组织管理　　　　　　D. 预防医院感染，做好健康教育

    E. 热情服务患者，经济效益为主

5. 做好 ICU 护理工作的基础是（　　）

    A. 高度负责的责任感　　　B. 舒适的生活护理　　　　C. 做好心理防护工作

    D. 护士的专业素质与能力　E. 护士的美学修养

X 型题

6. 自我护理的特点是（　　）

    A. 教育性　　　　　　　　B. 主体性　　　　　　　　C. 主导性

    D. 渐进性　　　　　　　　E. 社会性

7. 以下属于儿童患者护理伦理要求的是（　　）

    A. 良好的沟通技巧　　　　B. 强烈的责任心及爱心　　C. 尊重他们的隐私

    D. 可以泄露患儿的隐私　　E. 熟练的操作技巧和丰富的专业知识

8. 孕产妇护理伦理的要求是（　　）

    A. 保护患者隐私　　　　　B. 身心护理并重　　　　　C. 适时健康教育，积极预防保健

    D. 忠诚履行职责　　　　　E. 关爱母亲婴儿

9. 对精神病患者护理的伦理要求是（　　）

    A. 尊重他们的隐私　　　　B. 恪守慎独　　　　　　　C. 约束措施要适当

    D. 防止患者出现意外　　　E. 创造良好的住院环境，使之尽快回归社会

10. 传染病患者护理的伦理要求包括（　　）

    A. 坚持预防为主，富有爱心和奉献精神

    B. 减轻痛苦，促进康复

    C. 既要尊重又要强制，主动做好心理护理

    D. 业务技术过硬，防止交叉感染

    E. 严格执行消毒隔离制度和疫情报告制度

二、简答题

1. 在对患者整体护理的实践中应遵守哪些护理伦理要求？

2. 为患者进行自我护理时应遵守哪些护理伦理规范？

3. 护理老年患者时还应遵守哪些护理伦理规范？

4. 急诊护士应遵守哪些护理伦理规范？

5. 护理手术患者护士应遵守哪些护理伦理规范？

书网融合······

本章小结　　　　　　　微课1　　　　　　　微课2　　　　　　　题库

第六章　公共卫生与社区护理伦理

PPT

📖 学习目标

知识要求：

1. 掌握　社区护理的概念及伦理要求；社区卫生服务的伦理要求；突发公共卫生事件的概念及应急处理的伦理要求。

2. 熟悉　公共卫生的概念；预防保健、家庭护理、健康教育与健康促进的伦理要求；突发公共卫生事件的应急处理特点及责任。

3. 了解　社区卫生服务的特点。

技能要求：

1. 能联系实际论述社区护理实践中应遵循的伦理要求。

2. 能举例说明突发公共卫生事件应急处理时应遵循的伦理要求。

素质要求：

具有社区卫生服务和突发公共卫生事件应急处理的知识技能和道德素养。

　　1949年至今，我国的公共卫生事业发展取得了显著成绩，公共卫生服务体系为维持人民健康、维护社会稳定和促进经济发展提供了重要保障。2017年10月，党的十九大报告明确提出，要坚持"以基层为重点、以改革创新为动力、预防为主、中西医并重、将健康融入所有政策、人民共建共享"的卫生与健康工作新方针。实施《健康中国2030健康规划纲要》，要完善国民健康政策，为人民群众提供全方位全周期健康服务。社区护理来源于公共卫生护理，是一种全科、整体、多方位、贯穿人生命过程的全程护理保健服务，是社区卫生服务工作中的一个重要组成部分。社区护理以社区人群为重点，为处于各年龄段的人提供完整、周到、体贴、关怀、快捷、经济的护理服务，以达到提高全民族健康水平及生活质量的目的。

第一节　公共卫生与预防保健伦理

⇒ 案例引导

　　案例：小张是一名社区护士，她平时主要负责社区内老年慢性病患者的健康监测和居家护理。她发现很多老年人都会购买和服用保健品，于是她也渐渐地开始关注保健品市场。在之后的护理过程中，她会为老人提供购买保健品的建议，哪些可以吃，哪些不太适合吃。渐渐地，她也开始兼职销售保健品，并在自己的工作过程中，向老人推荐，引导老人购买她出售的保健品。

　　讨论：该护士的行为是否符合护理伦理要求？

一、概述

（一）公共卫生

公共卫生（public health）的观念经历了漫长的历史演进过程，人们对公共卫生的理解也日益深入。

19 世纪前，公共卫生观主要由宗教和超自然的公共卫生观和统计学与流行病学的公共卫生观组成，后者奠定了今天流行病学和循证公共卫生学的基础。

1920 年，耶鲁大学的 Charles－Edward A. Winslow 教授对公共卫生的经典定义为：公共卫生是防治疾病、延长寿命、改善身体健康和机能的科学和实践。公共卫生通过有组织的社会努力改善环境卫生，控制地区性的疾病，教育人们关于个人卫生的知识，组织医护力量对疾病作出早期诊断和预防治疗，并建立一套社会体制，保障社会中的每一个成员都享有能够维持身体健康的生活水准。

1995 年，美国医学会（American Medical Association，AMA）对公共卫生的定义为：公共卫生就是履行社会责任，以确保提供给居民维护健康的条件，这些条件包括生产、生活环境、生活行为方式和医疗卫生服务。

1998 年，《现代预防医学辞典》将公共卫生定义为：公共卫生是以社会为对象，以行政管理、法规监督、宣传教育为手段，通过宏观调控协调社会力量，改善社会卫生状况，提高全民健康水平的一种社会管理职能。它是在现代社会发展、人们的健康日益成为社会问题的情况下，在预防医学领域中最能体现医学与社会经济发展和社会稳定密切关联的一种社会管理职能。

（二）预防保健

预防保健是"健康的第一守护神"，做好预防与保健工作，减少人群患病和感染的概率，可以促进人群健康水平的提升。

随着科技发展与社会进步，人们对医学的要求也不断地提高，现代医学的社会作用已经扩展为促进健康、预防疾病、治疗和康复四大部分。世界卫生组织（WHO）根据全球卫生服务发展的需求，提出卫生服务应向社区化方向发展。社区卫生服务的重点内容是预防保健，预防医学是医学未来的发展方向。我国预防保健工作的内容主要包括以下四个方面。

1. 免疫预防 指将抗原或抗体等生物制品通过适当途径和方法接种输入到人体内，使机体产生特异性的免疫水平，预防传染病的发生和流行，包括计划免疫、按需免疫和群体免疫。

2. 化学预防 是对无症状但具有潜在危险因素的人使用药物、营养素、生物制剂或天然物质，提高机体免疫力或增强抗病能力的预防措施，如食盐加碘，可以有效降低碘缺乏病的患病率。

3. 筛检 是将具有健康危险因素者和健康问题尚处于早期阶段者筛检出来，以便进一步诊断、治疗，如通过对居民血糖、血脂的检查，筛检其有无糖尿病、高脂血症等。

4. 康复 是综合协调地应用各种措施，以减少病、伤、残者身心社会功能障碍，使他们重返社会。

二、公共卫生服务的伦理要求

1. 知情 保持信息透明和告知真相。公共卫生服务需要建立有效的信息系统，保护服务对象，并促进健康政策和项目的实施。公共卫生管理部门获得信息后，应尽快通过立法、行政等途径予以实施。

2. 尊重 尊重服务对象自主的选择和行动。公共卫生服务应该在尊重社区内个人权利的基础上改善社区健康。公共卫生项目和政策的制订和实施，应尊重社区内服务对象不同的价值观、信仰和文化。

3. 受益 使目标人群受益，预防和消除对他们的伤害。公共卫生服务实施前，应充分评估该服务对国家或社区人群的健康是否存在着重大影响，并分析该影响产生的原因和条件，以便在实施的过程中尽量避免出现不良健康结果。

4. 公平 公平分配并确保公众参与。公共卫生政策、项目和优先重点方案，应该在确保对受众群体公平分配的前提下进行发展与评估，以保证公共卫生政策制订的合理性和公平性。

5. 保密 保护隐私和保密，重信守诺。公共卫生项目和政策应以增进生态和社会环境的稳定性为己任。有些信息，如果公开后对个人或社区有害，则应酌情对该信息进行保密。

⊕ **知识链接**

个人信息保护相关主要法律规范

序号	名称	颁布机关	生效日期
1	《儿童个人信息网络保护规定》	国家互联网信息办公室	2019. 10. 1
2	《政府信息公开条例》	国务院	2019. 5. 15
3	《刑法》	全国人民代表大会	2017. 11. 4
4	《民法典》	全国人民代表大会	2021. 1. 1
5	《网络安全法》	全国人大常委会	2017. 6. 1
6	《最高人民法院、最高人民检察院关于办理侵犯公民个人信息刑事案件适用法律若干问题的解释》	最高人民法院最高人民检察院	2017. 6. 1
7	《消费者权益保护法》	全国人大常委会	2014. 3. 15
8	《电信和互联网用户个人信息保护规定》	工业和信息化部	2013. 9. 1
9	《传染病防治法》	全国人大常委会	2013. 6. 29
10	《治安管理处罚法》	全国人大常委会	2013. 1. 1
11	《居民身份证法》	全国人大常委会	2012. 1. 1
12	《突发公共卫生事件应急条例》	国务院	2011. 1. 8

三、预防保健的伦理要求

1. 自觉履责，坚持人人参与 WHO 宪章中指出"享受最高标准的健康是每个人的基本权利之一"。第 41 届世界卫生大会也再次声明把"人人健康"作为一项永久性的卫生战略目标。越来越多的研究发现，卫生系统的大部分资源主要花费在疾病治疗上，不仅消耗了巨额的医疗费用，而且降低了公众健康事业的效率。因此，近年来许多发达国家的健康目标与卫生改革出现了一个新的导向，即日益重视预防保健的作用。预防保健作为卫生工作的重要战略措施，已经得到全世界的公认。现代预防保健工作随着"以疾病为中心"的服务模式转变为"以健康为中心"的服务模式，在护理实践中愈来愈显现出了它的重要性，护理人员要把增进人类健康作为自己的责任和目标，以所有人的健康为己任，自觉履行促进公众健康的道德义务。

2. 尊重科学，积累知识 只有在人们拥有健康意愿时，才能采取行动来预防疾病或获得最高的健康水平，在这个过程中，护士有义务向人们提供健康知识和行为技术的指导，这就需要护士掌握相关的知识、技能。首先，自身要有正确的健康观；其次，要不断充实自己的知识面，不仅是生物医学知识，还必须加强人文科学、社会科学等知识的学习，努力提升个人的全面素质，护士能用最通俗的语言去解释深奥的医学专业知识，并能让服务对象接受，才是最佳的服务效果，当然这需要知识的积淀和经验的总结。

3. 尊重患者，以人为本 预防保健工作是交互式的活动，需要施教者与被教者共同参与。在实施预防保健的过程中，必须坚持以人为本的理念，根据护理对象的文化水平、宗教习俗、学习期望以及动机、年龄、职业、心理等情况，评估护理对象学习的需要，并提供相应的健康教育和指导，学会与服务对象平等沟通，做到诚心、耐心和充满爱心，尊重患者的自主权、隐私权，充分获得护理对象的信任，激发他们的学习兴趣，使其积极主动地参与到健康促进计划中来，切实提高预防保健的效果。

4. 服务基层，甘于奉献　由于我国是一个农业人口占绝大多数的国家，医疗卫生工作的重点在很长一段时间仍是在农村，预防保健工作也是如此。由于经济、卫生水平的限制，大多数农民自我保健意识差，缺少医学知识，更缺少保健知识，因此，预防保健应该更多地面向农村和基层，普及卫生保健知识、促进基层和农村预防保健工作健康发展，是一名医务工作者的光荣使命。

5. 团结协作，做好预防保健　预防保健工作是一项政府责任，是带有社会福利的公益性事业，需要多部门的人员共同参与。只有各部门人员密切配合，团结协作才能把这项公益性事业做好。做好预防保健工作不仅是对服务对象个体负责，也是对全社会人群的健康负责。

第二节　社区卫生服务的护理伦理

社区卫生服务是我国公共卫生服务网络中的重要环节，是我国初级卫生保健目标的基础环节，是新医改的重点工作之一，也是保障人民健康的基础环节和解决社区常见健康问题的有效途径，满足基本卫生服务需求，能有效地促进城市基层卫生服务能力的提高。

一、概述

（一）社区卫生服务的概念

1. 社区　一词来源于拉丁语，原意是团体、共同，20 世纪 30 年代著名社会学家费孝通先生将社区概念引入我国，并根据我国国情将社区定义为：社区是由若干社会群体或社会组织聚集在某一个地域里所形成的一个生活上相互关联的大集体。社区是构成社会的基本单位，美国学者华伦提出社区功能包括生产、分配、消费、协调和利用资源功能，社会化功能，社会控制功能，社会参与功能，互相支持功能等五个方面。构成社区的基本要素包括：人群、地域、文化背景和生活方式、生活服务设施、生活制度和管理机构。其中，人群和地域是构成社区的最基本要素。

2. 社区卫生服务　是社区建设的重要组成部分，是在政府领导、社区参与、上级卫生机构指导下，以基层卫生机构为主体，全科医师为骨干，合理使用社区资源和适宜技术，以人的健康为中心、家庭为单位、社区为范围、需求为导向，以妇女、儿童、老年人、慢性病患者、残疾人等为服务重点，以解决社区主要卫生问题、满足基本卫生服务需求为目的，融预防、医疗、保健、康复、健康教育功能等为一体的，有效、经济、方便、综合、连续的基层卫生服务。

3. 社区护理　也可称为社区卫生护理或社区保健护理，是社区卫生服务的一个重要组成部分。美国护理协会对社区护理的定义为：社区护理是将护理学与公共卫生学理论相结合，用以促进和维护社区人群健康的一门综合学科。根据我国国情将社区护理定义为：社区护理是借助有组织的社会力量，将护理学及公共卫生学的知识与技能相结合，以社区人群为服务对象，对个人、家庭及社区提供促进健康、预防疾病、早期诊断、早期治疗、限制残障等服务，提高社区人群的健康水平。社区护理以健康为中心，以社区人群为对象，以促进和维护社区人群健康为目标，直接向个人、家庭或团体提供护理，以促进全民达到健康。

（二）社区卫生服务的特点

1. 服务方式的独立性　社区护士工作范围广，服务对象病种多样而复杂，而且常需独自深入家庭进行各种护理服务，如护士独自前往居民家中进行家庭访视和开展居家护理等，这就要求社区护士具备较强的独立工作能力，在面对突发性问题时能够作出独立判断并处理。

2. 服务的个性化 社区护士所服务的对象比较固定的为某一群体，甚至贯穿其一生。在长期的接触过程中，护患之间产生深厚的友谊，相互之间关系密切，有利于护士对服务对象的生理、心理及社会状况的评估；同时社区护士对服务对象的家庭背景、生活习惯、工作环境等，甚至个性特征都非常了解，可以有针对性地为服务对象提供个性化的服务。

3. 服务过程的连续性 社区卫生服务的对象是社区全体人群，从个人到家庭再到群体，乃至对整个社区的人群进行健康服务，其中包括患有疾病的人和健康人群。为社区居民建立健康档案，评估掌握整个社区人群的生活方式、工作环境、健康状况等，制定个性化服务计划来解决群体的主要健康问题，包括从生命的准备阶段到生命结束阶段，是一个连续的、长期的整体服务过程。

4. 服务团队的协调性 社区卫生服务的内容及对象决定了社区护士在工作中不仅要与社区卫生服务机构内各类卫生服务人员密切配合，还要根据居民需要与行政、福利、教育等多部门形成联动机制，加强合作，共同完成医疗服务，如急危重症的转诊需要与其他医疗机构进行联系、社区出现噪声污染、社区居民有重大疾病经济困难等，都需要利用社区的各种组织力量，与多部门协同工作，合力为社区居民提供全方位的综合服务。

5. 服务内容的综合性 社区卫生服务的目的是促进全民健康，提高社区人群的整体健康水平，重点在促进健康和预防疾病。从帮助社区居民养成良好的饮食卫生习惯、保护社区居民不受有害物质及有害因素如噪声、空气污染等的侵袭，到儿童计划免疫、重点人群保健及疾病预防和促进疾病康复等，包括了预防、医疗保健、康复、健康教育等多项内容的综合性服务。

6. 服务的便利性和经济性 在居民家附近开设社区卫生服务，无论从时间、地点，还是价格方面，对居民来说都是非常便利和经济的卫生服务形式。而且实践证明，绝大多数门诊患者和慢性疾病患者在社区卫生服务机构就可以得到有效的诊治和护理，这也是缓解目前大医院人满为患，实现患者合理分流的可行办法。

二、社区护理的伦理要求

社区护理作为社区卫生服务的重要组成部分，在促进全民健康中发挥着不可替代的作用。但社区护理工作在发展中所面临的一些现状，如缺乏专业人才、相应的护理法规和服务质量控制标准缺失、政府在有效政策和财政方面支持不足和缺乏宏观有效的调控机制等问题的存在，都给社区护理工作的发展造成了一定的压力，同时也对社区护士提出更高的道德要求。

1. 热情服务，平等待人 社区护理作为一种基本医疗卫生服务，其服务的对象为全社区的居民。在服务时，不可因其年龄、职业、文化水平、地位以及容貌的不同而区别对待，社区护理的工作重点有很大部分在于疾病的预防，而这类人群往往是健康人群，他们的求医愿望不是非常强烈，对健康宣教的重视程度不高，这就要求社区护士要以真诚的态度，深入到居民家中，主动热心为他们进行健康宣教。对一些拒绝服务的居民，护士要分析拒绝原因，通过真诚的服务获得居民的认可，让自己的工作顺利开展。对所服务的对象，不论其是残障还是健康，是富有还是贫困，不论地位高低，都应一视同仁、平等待人，保持医务工作者最基本的职业操守。

2. 尊重患者，知情保密 充分尊重患者的健康权、自主权、隐私权。任何服务项目都应是在患者充分知情和理解的情况下实施，特别是一些有伤害性的医疗措施，应该告知其可供选择的护理方案，尊重其自主选择权，对一些不愿意接受服务的人，如对社区居民进行健康资料收集时居民不愿提供，护士要做好解释工作，同时明确告知其所享有的权利，在他们愿意接受的情况下提供服务。社区服务常需深入到家庭，对涉及家庭及其成员的隐私，要做到保密，这是一个社区护士必须恪守的道德规范。

3. 业务过硬，审慎护理　社区护理工作是一项综合性的服务，护士需要掌握内、外、妇、儿等多学科的知识。患者的病情和病种多样，这就要求社区护士必须刻苦钻研业务，不断提高自身素质，努力使自己熟练掌握全科知识，更好地为居民提供服务。在护理过程中，严格执行各项规章制度和操作规程，独自操作时做到慎独。进入社区居民家中的医疗用品要做到一人一用，做好清洁、消毒工作，以科学严谨的态度对待工作中每个细节。

4. 团结协作，乐于奉献　社区护理工作需要各部门配合，社区护士要主动与各单位、各部门、各地区及相关人员团结协作，技术上互尊互学，工作上密切合作、取长补短、同心同德，为同一个目标共同努力。社区护理工作主要以预防为主，工作不易立见成效，加之人们的文化素质及对健康的理解也各不相同，护士在实施护理工作时常不被理解和支持，甚至会受到冷言冷语。因此，社区护士要有乐于奉献的精神，以真诚打动服务对象，全心全意为社区居民服务。

三、家庭护理的伦理要求

当前，人口老龄化问题日趋严重，老年慢性病患者的卫生保健供求矛盾问题已经成为我国的社会性问题。研究和实践均证明，家庭护理解决了患者住院、陪护、饮食、资金等困难，对于一些慢性病患者，在不离开家庭环境和亲人的关怀下得到及时的治疗和护理，有利于患者早日康复。家庭护理已成为适应大众需求的一种社区护理工作方式，主要包括家庭访视和居家护理。

（一）家庭访视的伦理要求

1. 家庭访视的定义　家庭访视（home visiting）简称家访，是社区护士为了促进和维持个体和家庭的健康，而在服务对象家里进行的有目的的交往活动。护士对辖区居民开展家庭访视，旨在对患病、行动能力丧失以及身体受到损伤等存在健康问题的或是有潜在健康问题的人，在其居住场所，提供技术性的护理措施，如孕产妇的家庭访视，以及疾病初级、二级、三级预防的保健工作。家庭访视是综合性健康服务系统的一部分，是开展社区护理的基本手段。护士通过家庭访视，能够实地了解家庭的健康状况，发现家庭的健康问题，并运用家庭的内在、外在资源，进行护理干预，使家庭获得、维持和促进健康。

2. 家庭访视的种类

（1）预防性家访　主要进行疾病预防和健康促进方面的工作，如妇幼保健与计划免疫等。

（2）评估性家访　主要是对护理对象的家庭进行评估，重点用于存在健康问题的家庭，以及婴幼儿、老年人的家庭。评估家庭中存在的健康问题，针对具体问题采取相应的护理措施。

（3）连续照顾性家访　主要是用于患有慢性病或行动受限的家庭病床患者及临终患者，为护理对象定期进行连续性照顾。

（4）急诊性家访　目的是处理临时和紧急情况，多为随机性，如外伤、家庭暴力等。

3. 家庭访视的内容　家庭访视不仅可以对家庭提供健康咨询和指导，而且可以提供直接护理，其内容主要包括以下五种。

（1）制定计划　判断家庭存在的健康问题，制定护理计划，对家庭成员进行健康管理。

（2）提供护理　直接对护理对象提供护理措施，如为糖尿病足的患者进行伤口换药等。

（3）健康教育　通过健康教育，帮助服务对象树立正确的健康观，使其自觉地进行自我健康管理，采纳有益于健康的行为和生活方式，预防疾病、促进健康和提高生活质量。

（4）提供指导　指导合理有效地利用社会健康福利资源。

（5）协调合作　访视护士须具备与多部门（如政府部门、医疗保险机构、福利机构等）进行协调和沟通的能力。

4. 家庭访视的伦理要求 家庭访视是社区护理工作的重要工作方法。通过访视可以了解家庭成员和家庭整体的健康状况和健康问题，根据结果制定出合理的居家护理计划。护士在进行家庭访视过程中需要注意以下伦理要求。

（1）尊重与自主 充分尊重患者的健康权、医疗自主权，对待患者热情、积极、主动，用平易近人的语言和非语言与家庭成员进行沟通，取得其信任和配合。通过访视能发现家庭的健康问题并及时处理，包括协调其他专业人员，同时对家庭成员进行健康教育。在为患者提供个性化的护理方案时，充分尊重访视对象和其家庭的意愿及交流方式、文化背景、社会经历等，尤其对一些伤害性的医疗措施，充分尊重其医疗自主权。

（2）知情同意与保密 访视前，应与访视家庭签订家庭访视协议，确定访视的方式、内容、时间以及双方的责任与义务等，并确认家庭是否同意被访，避免事后引起不必要的误解和纠纷。在进行家庭访视时，可能会涉及访视家庭的隐私，护士必须恪守保密原则。护士不仅是健康信息的提供者，也是健康知识的教育者。为了维护和促进健康，护士需要经常与访视家庭进行信息交流，在此过程中，不仅要把正确的信息告知患者和家属，而且要对患者的信息予以保密。

（3）自律与负责 访视过程中，护士要加强自律，不要让自己的态度、价值观、信仰等影响访视对象作决策；要做到慎独，严格执行各项规章制度，杜绝差错事故的发生。访视用品要做到清洁或消毒，单人单用，避免感染或医源性交叉感染，以科学严谨的态度对待每一个小细节。

（4）得体与慎言 家庭访视时，着装要得体，服装要整洁、干净、便于工作。对访视家庭的成员要做到态度合乎礼节，大方稳重，最好避免家庭吃饭和会客的时间。注意沟通时语气和方式，在谈及性生活等隐私问题时注意沟通技巧，尽量让其在舒适且自愿的状态下倾诉，不应强迫。给予对方充分的自主性，不得简单判断和妄下结论，以诚心、爱心、耐心和最通俗的语言与服务对象进行平等的沟通，从而有效完成对家庭的访视，制订援助计划，解决家庭存在的健康问题。

（二）居家护理的伦理要求

1. 居家护理的定义 居家护理（home care）是在有医嘱的前提下，护士直接到患者家中，应用护理程序，向有疾病的个人，如出院后的患者或长期家庭疗养的慢性病患者、残障人、精神障碍者，提供连续的、系统的基本医疗护理服务。随着老年病护理、慢性病护理的需求日益增加以及医疗资源的紧张和医疗费用的高涨，居家护理这种形式正逐步被重视。患者在自己熟悉的家庭环境中接受医护人员的连续性指导，患者和家属都可以积极参与到护理计划中来，提高了患者自我护理的能力，促进了其社会功能的恢复，有利于患者的康复，同时可以节约医疗服务资源，减轻家庭经济负担，是适应大众需要的一种主要的住院服务的院外补充形式。居家护理的对象主要包括：在家疗养的慢性病患者、病情稳定出院后仍需继续治疗和康复的患者、重症晚期在家的患者及残疾者等。

2. 居家护理的形式 居家护理形式主要有两种，家庭病床和居家护理服务中心，是由医院或社区卫生服务机构的人员为有特殊需要的患者在家中或社区中提供医疗保健服务。

（1）家庭病床 是医疗单位对适合在家庭条件下进行检查、治疗和护理的患者在其家庭就地建立的病床，是我国居家护理的主要服务形式。工作人员常不固定，由医院派遣，服务方式包括：门诊或病房住院患者经医师判断建立家庭病床，本人到特定医院申请，医师到家中评估后，经医保部门审批，办理登记手续。目前我国的家庭病床没有统一的要求，各省市根据本地区的特点和需要，制定了相应的政策和制度。家庭病床的建立一方面弥补了医疗机构床位的不足，另一方面减轻了患者和家属的经济负担、保持了治疗的连续性。但家庭病床也还是存在着许多不足之处，如对护士的需求量比较大、紧急情况抢救受限等，而且目前我国多数家庭病床仍侧重于治疗，在预防疾病、促进健康方面的工作开展不够，使得我国的家庭病床的发展并不顺利。

（2）居家护理服务中心　是对家庭中需要护理服务的人提供护理的机构。目前我国还没有，在一些发达国家设有此机构。美国称之为家庭服务中心，日本称之为访问护理中心，由主任、医师、护士、护理员、家政服务员、康复师、心理咨询师、营养师等人员组成，工作人员比较固定。由社区护士到申请人家中访视并进行评估，评估需要哪些护理，如是否需要医师出诊，是否需要护理员提供生活护理等。

3. 居家护理的伦理要求

（1）一视同仁，平等尊重　护士在进行居家护理时，面对的是各种各样的家庭，不管服务对象的家庭背景、身份地位、经济条件如何，护士都要一视同仁。接受居家护理的患者多数是慢性病或年老体弱者，长期受病痛折磨，患者往往情绪低落、悲观，甚至可能会对护士表现出冷漠、不配合的行为，护士要学会体谅并理解患者，同时做好心理疏导，设身处地为患者着想，尊重每位患者的权利和人格，用真诚、热情的服务打动患者，取得其信任，使其配合治疗，促进疾病康复。

（2）按时护理，认真负责　居家护理时往往是护士单独行动，如护理对象多个、家庭地址分散、远近不一，就需要护士提前做好规划，认真做好服务次序和时间的安排，按预定时间为服务对象提供服务，信守诺言，把患者的利益放在首位，不得以天气、交通等理由延误治疗和护理。工作时严格执行护理计划，为患者提供周到细致的服务。

（3）自律慎独，言行谨慎　护士在进行居家护理时，单独操作的机会较多，在没有其他人员监督的情况下，护士不得为省事而简化护理流程或应付了事，自律慎独是一种高尚的情操，是护士必须遵守的道德规范。对护理对象的家庭情况等涉及个人的隐私不得随意外泄；在回答患者及家属的提问时，不可不懂装懂，避免言语不慎造成不必要的误解和纠纷。

（4）勤奋学习，精益求精　居家护理的内容广泛，病种多样而复杂，护士可能常常面临各种各样的综合性问题，而不像在医院工作那样分科很细，并且在紧急情况下需要独立处理一些问题。这就要求护士掌握全科知识，包括心理学、社会学、预防医学等方面的内容，以及不同年龄患者在各种疾病时的临床特点和护理措施。护士要不断学习新知识、新技术和积累经验，只有不断拓宽知识面，刻苦钻研业务，掌握过硬的本领，才有能力为患者提供准确有效、及时细致的护理服务。

（5）团结协作，目标明确　居家护理患者涉及多种疾病，需要临床多个科室的医护协作配合，在治疗和护理过程中护士不仅要与多个专科人员相互协作，同时也可调动患者的主观能动性并鼓励家属主动参与，集合所有的有利因素，形成统一的目标，为患者的健康服务。同时有效利用发达的信息技术，及时沟通，团结协作，提高医护协作的质量，为患者提供优质全面的服务，促进患者早日康复。

四、健康教育与健康促进伦理

（一）健康教育与健康促进

1. 健康教育　是一门研究以传播保健知识和技术，影响个人或群体行为，消除危险因素，预防疾病，促进健康的科学。通过健康教育，使人们掌握健康知识，培养健康意识，形成健康行为方式，以提高自我保健能力和水平。

2. 健康促进　是指个人与其家庭、社区、国家一起采取措施，鼓励健康的行为、增强人们改进和处理自身健康问题的能力。健康促进是通过健康教育和环境支持，改变个体和群体行为、生活方式，降低发病率和死亡率，提高人们的生活质量。

（二）健康教育与健康促进的伦理要求

1. 了解患者，以人为本　健康教育与健康促进工作，需要施教者与被教者共同参与。在实施的过程中，必须坚持以人为本的理念，要根据护理对象的年龄、职业、心理、文化水平、宗教习俗、学习期望和动机等情况，评估护理对象学习的需要，并提供相应的健康教育和指导，做到诚心、耐心和充满爱心。激发他们的学习兴趣，使其积极主动地参与到健康促进计划中来，切实提高预防保健的效果。

2. 尊重患者，保护隐私 尊重患者的自主权、隐私权，充分获得护理对象的信任，在护理实践的过程中，充分尊重服务对象的自主权；私下不随意谈论服务对象隐私，不泄露服务对象个人信息。

3. 提升素质，科学服务 在健康教育和健康促进的过程中，护士有义务向人们提供健康知识和行为技术的指导，这就需要护士掌握相关的知识、技能。护士自身要有正确的健康观，要不断充实自己，认真学习包括生物医学、人文科学、社会科学等方面的知识，努力提升个人的全面素质。护士能用最通俗的语言去解释深奥的医学专业知识，并能让服务对象接受，才易于达到最佳的服务效果。

4. 乐于奉献，服务群众 健康教育与健康促进，应该尽可能多的面向基层，广大护士要积极投身到为基层群众普及卫生保健知识、促进基层的预防保健工作健康发展的行动中来，这是一名医务工作者的光荣使命。

5. 自觉履职，团结协作 现代预防保健工作随着"以疾病为中心"的服务模式转变为"以健康为中心"的服务模式，护理人员要把增进人类健康作为自己的职责和目标，以所有人的健康为己任，自觉履行自己维护公众健康的道德义务。预防保健工作是一种政府行为，是带有社会福利的公益性事业，需要多部门的人员共同参与。只有各部门人员密切配合，团结协作才能把这项公益性事业做好。做好预防保健工作不仅是对服务对象个体负责，也是对全社会人群的健康负责。

五、社区卫生服务伦理

社区卫生服务借助有组织的社会力量，将公共卫生及护理学的知识与技能相结合，以社会群体为服务对象，为个人、家庭及社区提供健康促进、疾病预防、残障限制等服务，以最大限度地提高社区居民的健康水平。参与社区卫生服务需遵循以下伦理要求。

1. 以人为本，贴心服务 社区卫生服务强调的是"以人为本"，关注人胜过关注疾病。在进行社区卫生服务的过程中要注意关怀、尊重服务对象，例如进行健康体检时，不可不问病史、不进行必要的解释说明，只通过检验、超声、X线检查设备，仓促完成。体检时要给受检者适当的身体接触，以增加亲切感、信任感，在进行心脏听诊、肝脾触诊等检查的同时询问病史，能让受检者自然放松，促进交流，实现医学与人文的结合。在社区卫生服务的过程中，要以一种朋友或伙伴式的方式提供贴心服务，帮助个人或群体认识到自己的不良的生活方式与习惯、改变健康理念、自愿采纳有利于健康的行为及针对不同的人和群体提供个性化的干预措施，把所有人的健康作为己任，以人人健康为目标。

2. 实事求是，保护隐私 在社区卫生服务过程中，护士必须具有实事求是的工作作风，应该客观、真实地记录服务对象的个人健康档案，不得主观臆断。社区卫生服务涉及个人的婚育史、职业史、疾病史、经济收入及家庭情况等多方面的情况，对服务对象的资料要注意保密和个人隐私的保护。但保护个人的隐私权应该是在公共利益不受侵犯的前提下实施，如发现患有传染病，应该按法律规定的程序上报相关部门和人员。

3. 尊重科学，优质服务 在社区卫生服务过程中应学会使用先进的信息技术，使服务更加便捷、高效，有效利用与健康有关的大数据和其他学科的先进技术来科学评价影响个体和群体健康的危险因素，使社区卫生服务的效果最大化，针对不同的人或群体实施个性化、人性化、多元化的服务，只有这样才能满足各类群体的不同健康需求，为其提供优质的服务。

4. 诚信服务，严于律己 由于社区卫生服务是一种有偿服务，且服务的范围和深度是无止境的，故护士在提供服务的过程中不得追求经济效益而过度医疗服务，让服务对象做不必要的重复检查，不得利用服务对象追求健康的心理，刻意诱导服务对象购买保健品及保健器械，以从中获利。

第三节 突发公共卫生事件应急护理伦理 ⓔ微课

突发公共卫生事件具有突发性、严重性、频发性、阶段性和国际性的特点，不仅给公众的身体健康和生命安全造成严重危害，还可能扰乱国家秩序，成为公共安全治理难题。2003 年出现"非典"突发事件之后，国家在对《中华人民共和国传染病防治法》进行修订的基础上，先后出台了《突发公共卫生事件应急条例》《突发事件应对法》等相关条例法规，这标志着我国全面加强应急管理体系建设的工作进入法治化管理轨道。

一、概述

（一）突发公共卫生事件的概念

突发公共卫生事件（emergent public health）是指突然发生，造成或者可能造成社会公众健康严重损害的重大传染病疫情、群体性不明原因疾病、重大食物和职业中毒以及其他严重影响公众健康的事件。

（二）突发性公共卫生事件的分类

突发性公共卫生事件的分类方法有多种，从发生原因上划分，通常可分为以下几种。

1. 生物病原体所致疾病 主要指传染病（包括人畜共患传染病）、寄生虫病、地方病区域性流行、暴发流行或出现死亡，预防接种或预防服药后出现群体性异常反应，群体性医院感染等。传染病肆虐人类历史数千年，曾造成世界性巨大灾难。尽管科技进步发明了抗生素及疫苗等药物和生物制剂，使传染病有所控制，但是目前传染病的发病率仍占全世界每年总发病率的第一位。其原因有：①一些被控制的传染病如结核、疟疾等又死灰复燃，卷土重来；②一系列新传染病相继发现，如艾滋病、埃博拉病、非典型肺炎等；③第一、第二次世界大战期间和战后某些国家，人为研制烈性传染病并用于军事战争，即生物战（或细菌战）。

2. 食物中毒事件 食物中毒是指人摄入了含有生物性、化学性等有毒有害物质后或把有毒有害物质当作食物摄入后所出现的非传染性的急性或亚急性疾病，属于食源性疾病的范畴。

3. 有毒有害因素 污染造成的群体中毒、出现死亡或其他危害。这类公共卫生事件是主要由污染所致，如水体污染、大气污染、放射污染等，波及范围极广。据统计，全世界每分钟有 28 人死于环境污染，每年有 1472 万人因此丧命，并且由于是有毒有害物质所致的污染，常常会对下一代造成极大的危害。

4. 自然灾害 自然灾害如地震、火山爆发、泥石流、台风、洪涝等的突然袭击，瞬间造成生命财产的损失，生产停顿、物质短缺，灾民无家可归，眼见几代人为之奋斗创造的和谐生存条件毁于一旦，几十年辛勤劳动成果付诸东流，由此而加剧产生种种社会问题，并带来严重的、包括社会心理因素在内的诸多公共卫生问题以及引发多种疾病，特别是传染性疾病的发生和流行。

5. 意外事故引起的死亡 煤矿瓦斯爆炸、飞机坠毁、大型车祸等重大生产、生活安全事故及一些生活中的意外事故严重威胁着人们的安全，这类事件由于没有事前的准备和预兆，往往会造成巨大的经济损失和人员伤亡。

6. 不明原因引起的群体发病或死亡 这类事件系不明原因所致，其危害较前几类要严重得多。一是该类事件的原因不明，公众缺乏相应的防护和治疗知识；二是日常没有针对该类事件特定的监测预警系统。此外，由于原因不明，在控制上也有很大的难度。

二、应急护理特点

1. 社会性 突发公共卫生事件影响面广，可能造成重大人员伤亡、重大财产损失，影响或威胁本地区甚至全国经济社会稳定和政治安定局面，有重大社会影响，涉及公共安全，往往造成人们的心理恐慌，如果处置不当可能对社会稳定带来深远的负面影响。

2. 群体性 1988 年上海甲肝暴发流行危及人群达 30 余万；2003 年的"非典"疫情共波及中国 24 个省，266 个县和市区，给人民的健康和生命安全造成了严重威胁。

3. 危险性 突发公共卫生事件的危险性非常明显，"非典"时期，医护人员中的非典型肺炎感染人数累计达 1000 名左右，医护人员的患病人数约占非典型肺炎患者总数的 18.8%。作为战斗在突发公共卫生事件中第一线的医护人员，由于直接现场接触，时常被中毒、感染、传染、安全事故及其他群体性不明原因疾病所侵害，具有一定的危险性。

4. 紧急性 突发公共卫生事件常常突如其来，发生急骤，人们往往毫无防范，而且病情、伤情、疫情普遍严重，急需快速作出决策，各部门和医疗卫生机构应当做到早发现、早报告、早处理，全力以赴将损失和伤害降到最低。

5. 不确定性 突发公共卫生事件因其发生的时间、地点、涉及范围、影响程度均有很强的隐蔽性，相关信息又很难做到准确、全面、及时，所以其处理过程存在很多不确定性，处理时需要审时度势，根据新出现的情况和问题，及时修订、补充应对方案，使各项方案能够有效应对随时出现的新情况。

6. 协作性 突发公共卫生事件一旦发生，其处理是一项庞大而复杂的工作，需要投入多方面的人力、物力以及各部门的通力合作。以政府为主导，公安、卫生、财政、工商等各职能部门协作配合，充分挖掘多元化的求助主体，使其成为功能完善、覆盖面广、运转协调、反应灵敏的紧急救援体系。突发公共卫生事件处理中要求护士从大局出发，统筹安排各个护理环节，使护理工作保持良好的连贯性和协调性，使群体和患者个人利益都能被很好顾及，避免在护理环节出现衔接上的差错和失误。

7. 责任重 突发公共卫生事件发生时，护士必须承担起救死扶伤、保护公众健康的职责，这是一位医务工作者基本的职业道德要求，而且由于时间集中，数量大，伤、病、疫情重，护理工作往往任务艰巨、责任重大，需要做伤、病、疫情的观察。在做好基础和专科护理的同时还需协助医生做好抢救，配合手术。

三、护理伦理责任及要求

（一）医疗机构和医护人员的护理伦理责任

在突发公共卫生事件的应急处理中，公共卫生组织包括卫生行政管理机构、医疗机构以及医护人员均应承担起保护民众健康的职责，承担起治病救人的专业责任，这是职业伦理的底线要求。

1. 突发公共卫生事件发生前要积极预防 具备相应条件的医疗卫生机构应积极培养应急管理专门人才，研究开发用于突发事件预防、监测、预警、应急处置与救援的新技术和新设备。医护人员应积极参与公共卫生预警系统的建立，提高民众的公共安全和防范风险的意识，只有积极预防、常备不懈，才能真正减少突发公共卫生事件的负面影响。

2. 突发公共卫生事件发生时要积极抢救 当发生严重威胁民众生命安全的公共卫生事件时，护士应当服从县级以上人民政府卫生主管部门或所在医疗卫生机构的安排，立即奔赴现场或临床一线，积极参与伤员的救治工作，决不能推诿、逃避或耽误患者的抢救。对发生自然灾害、公共卫生事件等严重威胁公众生命健康的突发事件，不服从安排参加医疗救护的护士，可根据情节严重程度，给予警告、暂停执业活动或吊销护士执业证书等处罚。

3. 突发公共卫生事件发生后要妥善处理 突发公共卫生事件发生后，医疗卫生机构应当：①服从突发事件应急处理指挥部的统一指挥，相互配合、协作，集中力量开展相关的医疗、护理及科研工作；②对因突发事件致病的就诊患者必须接诊治疗，对需要转送的患者，应当按照规定将患者及其病历记录的复印件转送到接诊或者指定的医疗机构；③对传染病患者、密切接触者采取医学观察措施，收治传染病、疑似传染病患者，应当依法报告所在地的疾病预防与控制中心。接到报告的疾病预防和控制中心应立即对可能受到危害的人员进行调查，根据需要采取必要的控制措施，防止交叉感染。

（二）突发公共卫生事件应急护理伦理要求

突发公共卫生事件具有高度的不确定性，包括发生的时间、范围、强度等不可完全预测。由于事件发生往往突如其来，演变迅速，不仅对人们的健康、精神造成极大的危害，而且可能或已经对社会公众利益造成严重损害，甚至影响社会的安定。

突发公共卫生事件一旦发生，医护人员往往是主要救援力量之一。在救援第一线工作对于医护人员来说也是一场心理和生理上的考验，有时甚至成为灾难的受害者，面临死亡的威胁。面对突发公共卫生事件，护士应遵循以下伦理要求。

1. 救死扶伤，勇于担当 突发公共卫生事件发生时，医护人员常常冲在第一线，自身也处于危险之中，有时甚至会牺牲生命。但无论何时何地，救死扶伤都是每一位医务工作者的神圣使命，在需要时应无条件地赶赴现场，秉持生命至上的信念，治病救人、保护人的生命，尽量避免或减少突发事件带来的伤害。当公共卫生事件发生时，医护人员应毫不犹豫与退缩，敢于担当。

2. 团结协作，密切配合 这是突发公共卫生事件的本质特性所决定的。应急是一个社会系统工程，任何一个部门或系统要单枪匹马地完成应急工作都是不现实的，各部门需团结协作，共同应对。不管是与其他部门还是其他人员，护士均需与之密切配合，各负其责，不能相互推诿、敷衍搪塞。要做到对患者负责、对公众负责、对社会负责，务必要以高度的责任心，不放松任何一个救治环节，最大限度地保障患者的利益。

3. 尊重科学，有效应对 面对突发公共卫生事件，医护人员要保持清醒、冷静的头脑，同时必须尊重科学，力求高效、快捷、经济地应对与处理。要尽可能收集可用的信息，有效地动员和组织社会参与，尽最大努力将事件控制在初期阶段，减少对公众的损害。切不可盲目自信，处理危机时过于草率，将自己及救助对象暴露于危机之中，在保障患者的利益时，也应最大限度地保障医护人员自身的利益，如果医护人员身心健康受损，则会导致有效防护机制受损，进而威胁公众的身心健康。

4. 立足大局，尊重患者 突发公共卫生事件发生时，个人可能需要放弃或者牺牲自己的部分利益，以维护社会公众的最大利益，最大程度地预防突发事件的扩大。在处理突发事件时，个人应自觉地接受和配合有关部门采取必要的紧急措施，这是公民的义务和责任。在处理过程中，为了维护多数人的公共安全与生命健康，可能会触及患者的个人利益，护理人员应安抚患者，进行劝导。在突发公共卫生事件的护理中，个人的基本权利应该得到尊重和保护。如对受感染者、疑似感染者、密切接触者，采取隔离、观察、治疗、护理等措施时，应为其提供足够的生活便利，促进其尽早治愈和恢复健康。

公共卫生是关系到国家和社会公众健康的公共事业，在公共卫生服务的具体实践中，必须坚持"预防为主"的卫生工作方针，疾病的预防比治疗的意义更加深远。在现代社会中，预防保健工作的重要性不断提高，要求医护人员必须提高对预防保健道德的重视程度并自觉遵守。社区卫生服务是城市、农村公共卫生和基本医疗服务体系的基础，也是促进社会公平、稳定、和谐的重要内容。在处理突发公共卫生事件时，护士必须具备大局意识和法制观念，具有扎实的专业知识，较强的应急处理能力、有效防护能力、心理护理能力和沟通协调能力，同时必须遵循相应的伦理要求。

目标检测

答案解析

一、选择题

A1 型题

1. 关于公共卫生的描述，不正确的是（　　）

    A. 以患者为对象
    B. 提高全民健康水平

    C. 改善社会卫生状况
    D. 通过宏观调控协调社会力量

    E. 以行政管理、法规监督、宣传教育为手段

2. 社区护理的伦理要求，不包括（　　）

    A. 热情服务，平等待人
    B. 尊重患者，知情保密
    C. 业务过硬，审慎护理

    D. 个人承担，不计报酬
    E. 团结协作，乐于奉献

X 型题

3. 社区护理是借助有组织的社会力量，将护理学及公共卫生学的知识与技能相结合，以社区人群为服务对象，对个人、家庭及社区提供的服务包括（　　）

    A. 促进健康
    B. 预防疾病
    C. 早期诊断

    D. 早期治疗
    E. 限制残障

4. 突发公共卫生事件是指突然发生，可能造成社会公众健康严重损害的重大（　　）

    A. 传染病疫情
    B. 职业中毒事件
    C. 群体不明原因疾病事件

    D. 信息安全事件
    E. 食物中毒事件

5. 突发公共卫生事件应急处理的护理伦理要求包括（　　）

    A. 诚实守信，热情服务
    B. 救死扶伤，勇于担当
    C. 团结协作，密切配合

    D. 尊重科学，有效应对
    E. 立足大局，尊重患者

二、简答题

1. 简述预防保健的伦理要求。

2. 简述健康教育与健康促进的伦理要求。

三、案例分析题

    社区护士小刘为社区居民李某进行家庭访视时，发现李某患有性病，于是主观上觉得李某的私人生活不检点，在护理过程中对李某态度比较轻蔑，还将此事作为谈资与同事和朋友进行谈论。请对护士小刘的行为进行伦理分析。

书网融合……

本章小结　　　　　　微课　　　　　　题库

第七章　特殊医疗技术与护理伦理

PPT

📖 学习目标 ────────────────────────────────

知识要求：

1. 掌握　人类辅助生殖技术、器官移植的伦理原则；医疗人工智能的伦理要求。

2. 熟悉　人类辅助生殖技术的伦理价值；器官移植中的伦理责任与难题、选择标准；医疗人工智能的伦理原则。

3. 了解　人类辅助生殖技术的分类；器官移植的发展；人工智能的发展。

技能要求：

能运用人类辅助生殖技术、器官移植及人工智能医疗基本伦理准则分析护理实践中的具体问题。

素质要求：

树立以人为本，关怀照护理念，培养尊重生命，敬佑生命的职业价值观。

　　新医科的蓬勃发展，为特殊医疗技术的革新提供了有力支持：人类辅助生殖技术助力"试管婴儿"诞生；器官移植延续生命奇迹；人工智能开启医疗新模式。现代医学高科技理念与技术为人类社会带来巨大福音的同时也伴随着诸多伦理争议，如人类疾病的诊治模式、生命延续的不同方式都与传统道德发生冲突。本章主要介绍人类辅助生殖技术、器官移植和人工智能医疗的概念、发展、分类以及护理伦理原则。

第一节　人类辅助生殖技术的伦理道德

⇒ 案例引导 ────────────────────────────────

　　案例：2014 年，在一场火灾中，90 后消防战士刘杰不幸壮烈牺牲，年仅 20 岁。刘杰是家中独子，在其牺牲 3 年后，他的父母想再要一个孩子弥补遗憾。在痛失爱子之后，其母应贤梅尝试过一年的自然受孕，结果都不尽如人意，后来她开始尝试试管婴儿技术助孕，然而前四次胚胎移植均失败，第五次终于成功了。2018 年 6 月 26 日，在经历了妊娠合并糖尿病、输尿管结石、高血压等重重难关之后，应贤梅终于迎来了渴盼已久的孩子。夫妻俩为女儿取名梦媛，是圆梦的意思。

　　讨论：1. 辅助生殖技术对社会和家庭而言，有哪些伦理价值？

　　　　　2. 使用辅助生殖技术应遵循哪些伦理原则？

一、概述

（一）人类辅助生殖技术概念

人类辅助生殖技术（assisted reproductive technology，ART）指运用医学技术和方法代替自然的人类生殖过程的某一步骤或全部步骤的手段对配子、合子、胚胎进行人工操作，以达到受孕为目的的技术。ART 的新进展为医学辅助生育开辟了新领域，在一定程度上满足了无数家庭生育的愿望，同时也影响着人类的生育方式。人类辅助生殖技术主要包括人工授精（artificial insemination，AI）、体外受精 – 胚胎移植（in vitro fertilization and embryo transfer，IVF – ET）、卵胞质内单精子注射（intracytoplasmic sperm injection，ICSI）、胚胎植入前遗传学诊断（preimplantation genetic diagnosis，PGD）、克隆（clone）等各种衍生技术。

（二）人类辅助生殖技术分类

1. 人工授精（artificial insemination，AI） 指用非性交的人工方法将男性的精子注入女性体内，以达到受孕目的的辅助生殖技术，是治疗不孕症的重要方法之一。据精子来源可分为夫精人工授精（artificial insemination of husband，AIH）和供精人工授精（artificial insemination of donor，AID）。在此情况下，精液可以在 –196℃的液态氮中冷冻保存，产生了精子库（sperm bank），又称精子银行。

2. 体外受精（in vitro fertilization，IVF） 是用人工方法让精子和卵子在人体以外受精和发育形成胚胎并植入子宫妊娠的一种生殖技术，也称体外受精 – 胚胎移植（in vitro fertilization – embryo tansfer，IVF – ET）。体外受精代替了自然生殖过程中的性交、受精和自然植入子宫三个步骤。由于受精是在实验室的试管中进行的，这种诞生的婴儿通称试管婴儿（test – tube baby）。体外受精可分为两类：若胚胎移植到提供卵母细胞的母体子宫内发育，称自体移孕；若胚胎移植到另一女性的子宫内发育，称代孕。由于人工干预女性卵子受精，运用了激素药物促进排卵，卵子或胚胎需要冷冻保存，于是诞生了冷冻卵子库和冷冻胚胎库。

3. 卵胞质内单精子注射（intracytoplasmic sperm injection，ICSI） 是使用显微操作技术将单一精子直接注射到卵细胞浆内，使卵子受精，体外培养到早期胚胎，再放回母体子宫内发育着床，俗称第二代试管婴儿。因显微注射前精子无须发生顶体反应，对精子浓度、活动度、形态等参数要求低，故此项技术主要适合于严重的少、弱、畸形精子症，梗阻性无精子症、生精功能障碍、精子无顶体或顶体功能异常等各种男性不育患者。

4. 胚胎植入前遗传学诊断（preimplantation genetic diagnosis，PGD） 是辅助生殖与遗传诊断相结合的一项技术，是产前诊断的一种早期形式。它通过对植入前胚胎的遗传分析，挑选正常的胚胎移植，可以避免单基因疾病遗传给后代。目前 PGD 技术已在临床上成功应用 20 多年，为优生优育工作起到重要作用。

5. 克隆技术（clone technology） 又称为无性繁殖（asexual reproduction），该技术能取出高等动物的成体细胞，将其携带遗传信息的细胞核植入去核的卵母细胞中，不经过有性过程即可将结合体激活、分裂，再将发育到一定程度的胚胎移植于母体子宫妊娠直至分娩。目前，克隆技术虽然取得技术上的突破，但同时引发诸多伦理争议。

（三）人类辅助生殖技术的伦理价值

1. 治疗不孕不育症 不孕不育症是影响育龄夫妇双方身心健康的世界性问题。据统计，在我国约有 10% 的育龄期夫妇存在着生殖障碍，并有逐渐增加的趋势。辅助生殖技术的发展初衷就是为不孕不育症者提供技术服务，在临床上运用的较为广泛。不同类型的辅助生殖技术有着具体的不同价值，如人工授精主要解决男性不育问题；体外受精 – 胚胎移植技术解决女方输卵管堵塞引起的不孕难题，还可以解决女性排卵功能异常或无卵（使用供体卵）等问题。人类辅助生殖技术的研究、运用及推广为不孕不育、失独家庭带来福音，充分保障了生育权，体现了该技术最本质的价值。

2. 实现优生优育 随着辅助生殖技术的不断革新，为提高人类遗传素质而提供技术服务已成为现实。如第三代试管婴儿技术，可通过胚胎筛选预防遗传疾病，从而避免或减少患有遗传疾病或与遗传疾病家族史的夫妇生育具有相同遗传病的子代，有效帮助适龄人群实现优生优育的愿望。

3. 提供生殖保险　生殖保险是指利用现代技术把生殖细胞、受精卵、胚胎进行冷冻保存，可随时取用。通常适用于军人出征参战之前；从事高危职业之前，如长期接触放射线或有毒物质；因疾病必须接受影响生育的药物、放射线和手术治疗之前等。当然，对家庭而言也是一种保障，一旦子女不幸出现意外，便可通过人工授精或体外受精－胚胎移植，再生育一个孩子。

可见，人类辅助生殖技术可以带来诸多价值。就个人而言，人类辅助生殖技术维护了生育的权利；就家庭而言，有利于家庭结构的完整及幸福感的提升；就社会而言，有利于社会的稳定与和谐发展，符合公众利益。

二、人类辅助生殖技术的伦理问题

人类辅助生殖技术的临床应用给无数家庭带来希望和幸福，同时也改变了人类生育的自然过程，使得人类的生殖从时间和空间上脱离了人体，导致了生殖过程与性爱、婚姻、家庭这些传统的伦理道德因素分离，在实施技术过程中不可避免地涉及精子、卵子和孕卵的冷冻保存及转赠、代孕等问题。因此，人类原有的社会伦理观念受到巨大冲击，引发一系列复杂的伦理、道德和法律等问题。

（一）生育与婚姻分离的伦理问题

美国学者亨利·蒲尔提出："婚姻是一男一女为了共同的利益而自愿终身结合、互为伴侣、彼此提供性的满足和经济上的帮助以及生儿育女的契约。"而异源人工授精和异源体外受精切断了生儿育女与婚姻的联系，使传统的一夫一妻制的核心家庭濒临危机。人类辅助生殖技术的应用改变了人类自然生殖方式，不需要夫妻间的性行为就可以培育后代，以人工技术操作代替性交，由于外源基因的侵入，破坏了婚姻本来的排外关系，造成一家多族化，亲子代之间的血缘纽带也被割断，从而对婚姻家庭的价值产生怀疑。

（二）对传统家庭模式的冲击

传统的家庭模式中，生儿育女是在夫妻关系中进行的。辅助生殖技术的出现，可能促使稳定的家庭模式发生改变，出现令人担忧的多元化家庭模式。

1. 多父母家庭　人类辅助生殖技术的开展使传统的父母与子女间的血缘关系发生了分离，通过供精人授精出生的孩子有多个父母，包括提供遗传物质的父母（提供精子和卵细胞的父母）、养育父母和代孕母亲。这使得亲子关系变得难以梳理和混乱。有两种观点，一是传统的观念认为"血浓于水"，血缘与遗传物质关系决定亲子关系；二是认为血缘与遗传物质关系应从属于赡养关系。因此，世界上多数国家（包括我国）的立法都肯定"社会父母"的合法地位，主张养育比遗传关系更重要。

2. 不婚单亲家庭　随着人类辅助生殖技术的发展，国外很多国家允许单身男士可通过找人代孕做不婚爸爸，单身女子也可通过人工授精做不婚妈妈，组成不婚的单亲家庭。随着不婚单亲家庭的涌现，更多的伦理问题接踵而至。

3. 同性恋双亲家庭　同样，在某些国家男同性恋者可以雇用代孕母亲，女同性恋者可以用供精人工授精，通过辅助生殖技术获得自己血缘的后裔，使其摆脱不能生育和没有完整家庭的遗憾。

针对新家庭这一现象，有人赞同，有人反对。赞同方认为：获得子女是个人权利，生育后代体现天赋人权，不应干涉。反对方认为：残缺的家庭结构不利于其身心健康发展；对独身主义起到诱导作用。英美等国精子库对单身女性开放。而我国2003年颁布的《人类辅助生殖技术和人类精子库伦理原则》不允许单身女性使用人工生殖技术。

（三）基因与血缘的伦理争议

1. 扰乱血缘与社会人伦关系　辅助生殖技术使传统父母与子女间的生物学联系发生分离，把精子和卵子的来源扩大到夫妻以外的其他人，通常捐精者的身份会一直保密。但孩子母亲会得到对方的一些资料，包括捐精者的生日、出生地和文化程度等，这无疑对捐赠者身份的保密提出了挑战。捐精者有无对孩子的责任？孩子有无权利知道生物学父亲的名字和寻找生物学父亲？产生的伦理问题有可能破坏生父的家庭生活以及带来财产纠纷等，扰乱血缘关系和社会人伦关系，使传统的亲子观念道德受到强烈冲击。

2. 增加近亲婚配的危险　随着现代社会的迁移性增大，辅助生殖技术的广泛开展，近亲婚配发生概率会随之增大。人类两性关系发展的历史早已证明，近亲通婚容易将双方生理上的缺陷遗传给后代，不利于孩子的身心健康。

（四）精子库对生育伦理的冲击

随着人类辅助生殖技术的发展，要使用供体精子，必然涉及如何贮存供体精子以确保精子质量的问题。因此，精子库尽可能地给予母亲提供精子捐献者和她们希望的精子。"名人精子库""博士精子库""精子银行"由此成立。由专门的小组对精子捐赠者的各方面情况进行审查判断，建立相应档案，需要者可以从中选择优质的精子进行人工体外或体内受精。精子库的建立也存在诸多争议。

1. 人类精子库是否侵犯了人权　赞同者认为，人类精子库的建立是"人类进化史上的创举"。反对者认为，是"对人权的侵犯，对人性的亵渎"，持坚决反对态度。

2. 精液是否可以商品化　随着冷冻精子技术的发展，商业性的精子库已在许多国家相继建立起来。赞同者认为，"适当地采集精液对人体并没有损害，精液完全可以商品化"。反对者认为，提供精液是一种人道行为，应该无偿，而且精子的商品化会增大近亲婚配的可能性，精子库机构一味地逐利、忽视精子质量会严重影响后代的身体素质。

（五）代理孕母的伦理问题

代孕属于辅助生殖技术的衍生技术，指有生育能力的女性即代理孕母借助现代医疗技术（人类辅助生殖技术及其衍生技术），将受精卵植入子宫内，为他人（委托方）完成妊娠、分娩的行为。根据胎儿与代理孕母之间是否有血缘关系分为有血缘的代孕（包括完全代孕，使用孕母的卵子，婴儿与孕母有血缘关系；部分代孕，使用孕母卵子，委托方精子，婴儿与委托者和孕母都有血缘关系）和借腹代孕（使用委托方/第三方的精子和卵子，婴儿与代理孕母无血缘关系）。有的地区根据是否支付费用，还分为商业代孕、补偿代孕和无偿代孕。由于文化传统和价值观差异，世界上各国关于代孕的合法、合理性各不相同。如俄罗斯、乌克兰、美国部分州都允许代孕，中国、法国、德国等明令禁止代孕行为。由于代孕涉及诸多方面，因此引发的伦理道德和社会问题非常复杂，就关于代孕是否应该合法合理分歧较大，分别说明如下。

1. 损害代理孕母的利益

（1）引发女性子宫工具化　在利益的驱动下，代理孕母无论出于何种原因都会导致"出租子宫"等问题，因此有人认为，以收酬金为目的的出租子宫，可能沦为生育机器，助长黑市交易。同时也是对贫穷妇女的剥削，甚至出现胁迫、人口拐卖等各类问题。

（2）不利于保护女性生育自由　我国法律规定，妇女有按照国家有关规定生育子女的权利，也有不生育的自由。如果出现以协商、欺诈、胁迫等方式让代孕母亲代孕生育，这必将侵害妇女生育自由权。

（3）损害人身自由和健康权　如果对代孕妈妈的限制过多，也侵害了代孕妈妈的人身自由权。据报道，我国生育风险死亡率高达0.04%，代孕母亲因其特殊性与不合法性，常常无法接受正规的医疗检查，无形之中增加了生育风险，损害了生命健康权。

2. 不利于孩子利益的保护

（1）家庭结构混乱不利于孩子健康成长　传统的家庭结构有利于保障孩子的利益，大量经同行评议的研究证明，这种结构对孩子无论是身体上、心理上、情感上，还是精神上都是最有利于孩子成长的结构。而代孕对于这种家庭结构有撕裂性的影响，一个拥有多重父母的孩子可能受到极大的伤害。有反对者甚至认为代孕的存在代表一份口头约定、一项金融交易和一种对医疗技术冰冷的临床应用。孩子有权被孕育在亲生母亲的子宫中，由亲生母亲生育、亲生父母抚养长大。

（2）被抛弃或弃养的危险　若代孕孩子存在缺陷，或者一方当事人恶意主张代孕协议无效、撤销，都将损害代孕子女的利益；又如妊娠期间发生妊娠并发症，造成代孕母亲的重大后遗症或胎儿畸形，代孕母亲的补偿和畸形胎儿的安置都将难以协调；再者，孩子出生前委托父母意外亡故后的抚养权和生活如何处理，代孕妈妈在怀孕中产生意外或代孕婴儿有缺陷是谁的责任，代孕费用在何种情况给付，隐患重重。

（3）引发"婴儿商品化"　当怀孕可以用金钱进行交易，代孕就近乎贩卖器官甚至贩卖婴儿了，代孕不仅预示着婴儿的商品化，同时也意味着女性的商品化。

3. 违背自然生育法则　有学者认为，人类的繁衍是单纯的自然行为，代孕有悖于人类繁衍的尊严。代孕客观上意味着无法尽到母爱的义务、对婚姻忠诚的义务和负责任的母亲义务。代孕则是借助他人获得小孩，不符合生育的规律，挑战生育价值观，严重扰乱正常生育秩序和婚姻联系。代孕对家庭造成了伤害，使维系家庭所需的生理、心理和道德要素分崩离析。2001年我国卫生部颁布的《人类辅助生殖技术管理办法》明令禁止"代孕"技术。

尽管如此，代孕的道德合理性仍然得到赞成者的辩护。赞成者认为，代孕在一定条件下可以接受，理由如下：①生育子女是基本人权，1948年的《世界人权宣言》中写道"人人都有生育小孩的权利"，不孕夫妻寻求不同的生殖方式也应受到保障；②代孕是不孕夫妻的医疗权与生育权为内容的综合权利，在不妨碍社会秩序与公共利益下可以接受；③对于失独家庭、不孕家庭多一种选择，提供人性化的生育可能。

三、人类辅助生殖技术的伦理原则

⊕ **知识链接**

护理伦理关怀模式

在辅助生殖技术护理过程中应该与其他科室护理工作区别开来，重点强调新的护理模式：生物—心理—社会伦理关怀模式。与临床医疗相比，辅助生殖的护理过程通常更为连续，也更为直接，这使得护士与患者的关系更加密切，护士更了解患者的利益和意愿所在，关怀照顾患者情绪及心理在护理工作占据更大比重。这就要求护士对患者心理关怀、伦理情感呵护，注重人文关怀，恪守伦理交往，全方位对患者的身体、心理和社会伦理关怀照顾。

基于辅助生殖技术会引发的诸多社会、伦理及法律问题，我国卫生部于2001年颁布实施了《人类辅助生殖技术管理办法》和《人类精子库管理办法》，2003年修订推出了《人类辅助生殖技术规范》《人类精子库基本标准和技术规范》《人类辅助生殖技术和人类精子库伦理原则》，为医疗机构和医务人员开展辅助生殖技术提供了重要的技术规范和伦理原则。人类辅助生殖技术的伦理原则主要如下。

1. 有利原则　是实施人类辅助生殖技术的根本原则，主要考虑几方面的因素：①医务人员应全面综合考虑当事人的病理、生理、心理及社会因素，有义务告知其目前可供选择的治疗方法与手段、利弊及其存在的风险，在其完全知情的情况下，提出有医学指征的选择和有利于不孕者的最佳治疗方案；②当事人对实施人类辅助生殖技术过程中获得的配子、胚胎拥有其选择处理方式的权利，技术服务机构必须对此有详细记录，夫、妇或双方的书面知情同意；③严禁以多胎和商业化供卵为目的的促排卵行为；④当事人的配子和胚胎在未征得其知情同意情况下，不得擅自处理，更不得非法买卖。

2. 知情同意原则　人工授精尤其是异源受精必须在夫妇双方同意的前提下进行，医务人员应提供人工授精相关过程的各种关系、权利和义务以及技术方面可能出现的问题等信息，使夫妇双方对此有客观、全面和理性的认识，最终共同决定是否实施。如果决定实施必须签署书面契约，最好进行法律公证。供精及人工授精等医疗行为方面的医疗技术档案和法律文书应永久保存。

3. 保护后代原则　人类辅助生殖技术必须以保护人类后代为原则，医务人员在医疗过程中必须严格遵守规范。通过辅助生殖技术出生的后代与自然受孕分娩的后代在法律上享有同等的权利和义务；同一供者的精子、卵子最多只能使 5 名妇女受孕；严禁实施以生育为目的的嵌合体胚胎技术；严格筛查以防止各种传染病和遗传性疾病，确保后代质量。

4. 社会公益原则　医务人员不得实施非医学需要的性别选择；不得将异种配子和胚胎用于人类辅助生殖技术；不得实施生殖性克隆技术；不得进行各种违反伦理道德原则的配子和胚胎实验研究及临床工作。

5. 保密原则　为了减少不必要的医疗纠纷，维护供精者和受精者的正当权益，在临床实践中应坚持保密原则。供精者与实施医生、供精者与受精者、供精者与人工授精儿之间应保持互盲。国家授权的医疗单位和医务人员有对使用人类辅助生殖技术的所有参与者实行匿名和保密的义务。

6. 严防商业化原则　在英国、法国、瑞士、瑞典等国和澳大利亚的部分州，要求提供精子和卵子需要遵守本人同意、无偿及匿名原则。德国禁止提供卵子，美国则无限制。我国要求医疗机构和医务人员严格掌握实施人类辅助生殖技术者的适应证，不能受经济利益驱动而滥用人类辅助生殖技术；供精供卵只能是以捐赠助人为目的，禁止买卖。

7. 伦理监督原则　为确保以上原则得到实施，开展人类辅助生殖技术的机构应设立生殖医学伦理委员会，并接受其指导和监督。生殖医学伦理委员会应由伦理学、心理学、社会学、法学、生殖医学、护理学、行为医学专家和群众代表等组成。护理工作者应积极配合生殖医学伦理委员会的各项工作，协助开展生殖医学伦理宣传教育、伦理学知识培训等。

第二节　器官移植的伦理道德 🄴微课

⇒ 案例引导

案例：2017 年，一名 16 岁品学兼优、热爱篮球的好少年"叶沙"不幸发生意外，"叶沙"的父母选择用另一种方式延续生命：捐献器官，让 7 人获得新生。为了纪念叶沙，为了致敬"叶沙"们，央视栏目组制作了"叶沙，一个人的球队"特辑，开启了"叶沙"的圆梦行动。4 月 27 日，是叶沙捐献器官的日子。20、1、7、4、27 是 5 位受者的球衣号。16 岁少年的篮球梦由此启程。

讨论：1. 什么是器官移植、器官捐献？

2. 器官移植应遵循哪些伦理原则？

器官移植，作为 20 世纪最为重要的医学成就之一，在生命科学领域取得的革命性突破。它以人的身体健康为终极目的，将一个正常、健康的器官替代损坏或功能丧失的器官使生命得到延续，让患者能够重新感受到生活的美好，体会到人间温情，给患者及家庭带来幸福，有利于社会的和谐。人们在欢呼其取得成就的同时，相关的伦理难题也浮出水面，对传统的伦理道德观念造成巨大冲击，诸多的伦理学问题引起大家的关注。

一、概述

（一）器官移植的概念

器官移植（organ transplantation）是指通过手术等方法，用正常、健康器官置换损坏而无法医治的同类器官，以治疗疾病、延续生命的一项高新医学技术。提供器官的一方称为供体（donor），接受器官的一方称为受体（recipient）。按照器官的供体和受体是否属于同一种属，将其分为同种移植与异种移植，同种移植又按供、受体是否是同一个体可分为自体移植、同种异体移植、异种移植。

（二）器官移植的发展历程

器官移植的产生和发展大约可以分为三个时期：幻想传说时期、实验探索时期和临床应用时期。

1. 幻想传说时期　关于器官移植的幻想传说，古今中外屡见不鲜。比如，在西方《创世纪》中有上帝亚当的肋骨创造夏娃的故事；古印度的外科医师就将患者本人手臂上取下的皮肤用于鼻子整形；而在公元前3世纪的古代中国，在《列子·汤问》一书中记载了神医扁鹊为两个患者互换心脏的故事。"扁鹊换心"虽然是传说，但仍然被认为是世界上迄今发现最早的有关器官移植的文字记载，在许多有关医学史、外科史的权威著作中都公认扁鹊是世界上第一个提出器官移植的医学家，1987年在美国华盛顿召开的一次器官移植国际会议上把扁鹊的肖像作为会徽。

2. 实验探索时期　医学史上，公认最早的组织移植实验是从18世纪英国实验外科的先驱约翰·亨特拉尔开始的，他曾经用鸡做了一个实验，成功地把鸡的脚移到了鸡冠的部位。在此之后，很多科学家开始在动物甚至在人的身上做组织移植的实验，当人们开始尝试移植器官时，却遇到了无法解决的难题。器官移植首先要把器官的动脉、静脉和各种功能性管道切断，然后还要把这些细微的管道重新接通，这种重新构建的工作无疑需要很精细的工具和十分高超的技艺才能完成。直到1902年，一个名叫卡雷尔的法国外科医生发明了血管的三点缝合法，也就是血管的重建技术，突破了器官移植中十分关键的技术瓶颈。1954年，美国波士顿的布里格姆医院，默里做了世界第一例同卵双胞胎之间的肾移植术，获得成功，开辟了器官移植的新纪元，也为其他器官（如肝、胰和心脏等）的移植铺平了道路。

3. 临床应用时期　1970年，免疫抑制剂环孢素问世。环孢素主要适用于预防器官或组织移植所发生的排斥反应，它使器官移植的生存率大大提高，给移植患者带来了福音，也促进了器官移植事业的蓬勃发展。

我国的移植工作与国外相比大约滞后10年，20世纪50年代末，我国武汉、上海、广州、北京等地相继开展了肝、肾移植的动物学实验研究。1960年，北京著名医学专家吴阶平教授率先开展了临床肾移植，开辟了我国临床器官移植的先河。由于缺乏有效的免疫抑制剂，受者未能长期存活。直到1977年，上海、武汉先后开展肝移植术后才揭开了我国大器官移植的序幕。1979年经卫生部批准成立器官移植研究所，成为我国最早的移植学专业化、系统化研究基地。目前，我国器官移植技术已趋成熟，器官移植事业在各方面也取得了长足进步。

总体来说，国际上能开展的人体器官移植手术在中国几乎都能开展。一批先进的移植中心已相当接近于国际水平。我国人体器官移植总量跃居亚洲第一，世界第二位。但是由于器官移植的供体严重短缺、活体捐赠者的长期健康问题等原因，使现阶段器官移植事业仍面临众多挑战，引发系列伦理问题。

二、器官移植的主要伦理问题

生命，每个人只有一次，但是当生命终结时，一个器官捐献的决定，也许能让有限的生命延续下去。目前制约器官移植应用和发展的关键问题是可供移植器官的严重短缺。供求矛盾成为阻碍器官移植发展的瓶颈。我国每年约有 30 万人因器官功能衰竭需要移植，而仅 2 万人能如愿得到移植，供需比例只有 2∶30。器官移植无疑是一项伟大的医疗技术，在挽救人类生命的同时也带来伦理学问题上的诸多困惑。

（一）器官来源中的伦理问题

我国目前器官的主要来源有两个途径：活体器官捐献和尸体器官捐献。无论哪种捐献途径，目前都引发了相应的伦理社会问题。

1. 活体器官捐献中的伦理问题　活体器官捐献是指存活的供体将身体某一成双器官中的一个（如肾、睾丸）或某一器官的一部分（如肝脏）捐献出来供器官移植。亲属间的活体器官移植组织相容性好，受体服用排斥药物数量较低，有利用减少药物产生的副作用，提高患者生存质量的同时降低医疗费用。但活体器官捐献给捐献者带来的风险不容忽视。

从医学的角度来看，活体器官移植具有很多的优势，符合伦理学要求，受到世界各国普遍推荐和采用。2007 年我国国务院颁布的《人体器官移植条例》规定：接受人限于活体器官捐献人的配偶、直系血亲或三代以内旁系血亲，或者有证据证明与活体器官捐献人存在因帮扶形成亲情关系的人员。自愿捐献是活体器官捐献的唯一形式。从理论上讲，成年人在完全自愿、充分知情同意、无任何压力和利诱的情况下所进行的活体器官捐献应该不涉及伦理问题。然而在实践中，又有新的问题值得关注。

（1）自愿捐献问题　如何确保活体捐献者充分知情并且是自愿地捐献，如何确保捐献者未受到家庭压力、经济压力或其他方面的影响等，都是活体器官移植时需要充分权衡的伦理问题。

（2）供者风险与受者利益问题　人体除了骨髓移植供者可通过机体代偿得到补充，供者器官被摘除后不能再生。活体器官的采集必然涉及给供体的健康造成一定的损害，甚至危及预期寿命的风险。从某种意义来说，尽管供体"救人博爱"的精神值得提倡，但是活体器官捐赠者的牺牲换来两个人的低质量生活是否值得？除非万不得已，不应过多鼓励活体器官的捐献。医生在选择活体供者时，应考虑维护供者的利益。

（3）效用与公平问题　一方面，不可否认的是，器官移植给人类的健康带来了福祉，不少患者通过器官移植获得重生。另一方面，器官移植手术也存在风险，很多器官移植患者死于器官排异反应，有的死于并发症，有的甚至没能走下手术台。为了挽救患者，可否使一个健康成年人接受一项复杂的大手术，而且这一手术不能给捐献者带来健康上的任何益处，还要面临并发症，甚至可能失去生命的风险。器官移植的高额费用一般人承担不起，这就涉及卫生资源分配的问题。

2. 尸体器官捐献中的伦理问题　尸体器官是指从死者遗体摘取其良好的器官或组织，移植给因脏器衰竭急需手术的患者，以延续其生命，提高其生存质量。目前，尸体供者是构成器官移植供体来源的主体。由于尸体捐献者已经死亡，其体内的组织或器官功能也随之衰退。对他们进行器官摘除也就不存在伤害身体健康和生命质量的问题。尽管如此，受多种因素的影响，尸体器官捐献同样存在很多的伦理问题。

（1）面临传统生死观和伦理观念的挑战　《孝经》曾记载："身体发肤，受之父母，不敢毁伤，孝之始也。"这一传统观念对人们的影响源远流长、根深蒂固。到目前为止，很多人都认为人死后对尸体的任何损伤性行为都是不吉利的，捐献器官必然会进行尸体解剖而破坏身体的完整性而被认为是不孝不仁不义之举，导致人们对器官捐献持排斥的态度，不仅自己不愿捐献器官，还反对亲属们捐献器官。尸体器官捐献的主要类型如下。

1）自愿捐献　指按照自愿和知情同意的伦理原则获取器官的一种形式，这是采集器官的基本道德准则。尸体器官捐献必须以死者生前书面或遗嘱形式表示同意为前提，体现了对人的尊重和对死者"人格尊严"的维护。凡是违背供者意愿或真实意思表示的摘取器官行为都是不符合伦理的。2007年我国颁布的《人体器官移植条例》规定：公民享有捐献或不捐献其人体器官的权利；任何人、任何组织或个人不得强迫、欺骗或者利诱他人捐献人体器官；捐献人体器官的公民应当具有完全民事行为能力；公民捐献其人体器官应当有书面形式的捐献意愿，并有权对已经表示的捐献人体器官的意愿予以撤销。

2）推定同意　这一途径是由政府授权给医师，允许他们从尸体上摘取所需要的组织和器官。目前国际社会存在两种形式的推定同意：一种是国家授权医师推定同意，允许其从尸体上摘取所需要的器官，只要死者生前没有表示不愿意捐献，就推定其为自愿捐献器官者，而不需要考虑死者亲属的意愿，如法国、新加坡、瑞士等国家；另一种是死者亲属推定同意，只要死者生前未做出不愿意捐献器官的表示，该公民死后，在其亲属明确同意的情况下，医师即可从尸体上摘取所需要的器官，如意大利、英国、西班牙等国家。实行推定同意的国家器官获取率相对较高。据全球器官捐献与移植观察机构的数据，全球每百万人口中器官捐献者数（per million population，PMP），采用推定同意的西方发达国家的捐献率普遍较高，其中，西班牙为全球第一。而据中国器官捐献中心数据，中国的器官捐献率逐年上升，跃居亚洲第一位，截至2022年3月，已经逾452万人参与器官自愿登记，完成3.8万例器官捐献，捐献器官超过11万个。

（2）"死亡"标准判定的难题　判定死亡时间的问题直接影响到移植器官的质量和移植手术的成功率。从技术上讲，用于器官移植的器官越新鲜，移植的成功率就越高。因此，从尸体中摘取器官的合适时间成为器官移植的首要问题。当脑死亡标准尚未被接受时，摘取一个尚有心跳的脑死亡患者的器官是不道德的，也是违法的。但是，按照心跳、呼吸停止标准判定患者死亡时间，即使患者生前同意捐献器官，也难保证器官新鲜。因为患者死后，家属处于万分悲痛之中，医务人员难以开口和动手立即摘取器官。而在西方发达国家采用的脑死亡标准已普遍被接受，而且这一概念的确立极大地促进了器官移植的发展。

（二）器官商品化引发的伦理问题

器官作为人体的组成部分，关系着人的尊严。2007年我国《人体器官移植条例》第三条明确规定：任何组织或个人不得以任何形式买卖人体器官，不得从事与买卖人体器官有关的活动。而在2011年《中华人民共和国刑法修正案（八）》中明确规定，组织他人出卖人体器官的，处五年以下有期徒刑，并处以罚金；情节严重的，处五年以上有期徒刑，并处以罚金或者没收财产。尽管器官商品化可以在一定程度上弥补器官短缺的不足，但其伦理上的问题是显而易见的。首先，器官买卖行为会损害人的尊严。人和物的根本区别就在于人是一个完整的、有尊严的生命体，器官作为人体的一部分，自身也承载着人的尊严，是人类尊严的物质载体。其次，器官商品化易导致社会的不公正，穷人更容易成为器官的供者，与器官移植的初衷相悖。

（三）胎儿供体的伦理问题

胎儿供体是指利用不能存活或淘汰的活胎或死胎作为器官供体，可为细胞移植提供胚胎组织。胎儿组织抗原弱，排斥反应小，用于移植的成功可能性大。从医学研究者的角度出发，希望将这类胎儿的某些组织移植以治疗某些疾病，如帕金森病、糖尿病等。由于国际上普遍禁止中、晚期孕妇引产，尤其是晚期。因此，实际上的胎儿器官移植只能着眼于严重畸胎或缺陷儿。目前，无脑儿、重度脑积水、唐氏综合征等均可界定为"完全舍弃"淘汰性胎儿。尽管有人对畸胎质疑，在胎儿尚有生命体征时器官容易受损，呼吸停止后靠心肺活动保持器官功能也并非理想。但因淘汰性胎儿资源广泛，且易于排除伦理上的障碍，又能帮助解决器官来源紧缺的问题。因此，胎儿器官仍然是器官移植较为理想的选择。

（四）异种器官移植的伦理问题

所谓异种移植是指不同种属动物之间细胞、组织或器官的转移。1964 年，美国医生基斯·瑞茨玛（Keith Reemtsma）就将黑猩猩的肾脏移植到人身上，受者存活了数月，这是临床上最早进行异种器官移植的报道。异种器官移植作为解决移植器官严重短缺问题的潜在途径，有利于挽救生命、改善患者的生活质量、减轻患者的痛苦、为移植器官脏器来源提供了一个现实的可能性，但同时受到社会传统观念的冲击也引发了诸多争论和关注。

1. 受体生命价值问题　当前人们普遍公认进行活体器官移植的伦理学原则包括：知情自愿原则、生命价值原则及利益和风险并存的原则。事实上，人们对于异种器官移植提出了许多问题：异种器官移植是否会改变我们对人的定义；植入人体的异种器官是否会降低人类的尊严和价值；即使技术可行，人的生命是否值得不惜一切代价去延长；这种经过基因修饰后的器官，移植给人后，即使能减少各种排斥反应的发生，但在人体内环境中是否能同样发挥功能，是否会扰乱人正常的生理功能；受体将受到生理和心理上怎样的影响；子代是否会出现其他问题等。

2. 动物权利问题　对于动物来说，如何保护它们的权利？动物是否拥有天赋的权利？人类的权利是否高于动物的权利？支持方认为：不能将动物看作目的本身，作为目的本身受尊重的只能是理性存在，即人本身是目的；动物只是达到人的目的的一种手段，不能成为限制人的道德行为的根据，也不能成为道德思考对象。动物只具有手段价值，是人可以根据自己的目的、欲求去任意使用的存在。反对方认为：异种移植是不符合道德的，动物是一个具有生命的道德主体，拥有自主权，享有自由、快乐、舒适、不可侵犯的权利。这种行为侵犯了动物的权利，人类应该以道德平等的观点来对待动物。

3. 跨物种感染问题　目前，开展的异种移植研究主要以猪为供体源。异种移植存在着潜在的传染疾病尤其是病毒性疾病传播的危险。病毒感染作为这种器官移植的主要并发症，而动物供体器官则提供了一个新的感染源。目前已知道大约有150 多种感染物可以从动物传染给人。如艾滋病病毒、疯牛病病毒等均被科学家认为起源于动物。人类在进化过程中没有发展出抵御动物病毒感染的免疫机制，一旦跨物种病毒感染有机会发生，就有可能引起一种人类新疾病的全球流行。为了避免跨物种感染，美国颁布了《美国异种移植传染性疾病问题的指南要点》，瑞士在 2001 年 7 月也颁布了新的规定，允许有条件地将动物器官、组织和细胞移植于人体。

（五）人造器官的伦理问题

人造器官又称人工器官，指能植入人体或能与生物组织或生物流体相接触的材料，可用以置换已丧失功能的人体脏器的机械装置，如人造子宫、人造皮肤、人工肾等。人造器官的供应可以缓解器官短缺的问题，但器官移植的行为无法通过法律进行强制的平均分配，有能力购买器官者一般都是中产阶级以上的收入人群，对于普通阶层人员如果无法支付昂贵的费用，会导致人与人在生死面前的不平等。因此，当不同阶层的患者在对器官移植有着同样需求的时候，决定一个人生死命运的却是虚构的货币，从而难以免除供体选择的伦理障碍。

（六）克隆器官供体的伦理问题

克隆器官移植又称为治疗性克隆，取患者的干细胞，分化出相应的器官，待器官成熟后再移植入患者体内的过程。现阶段，全世界达成共识不能克隆人类。虽然克隆器官能有效缓解器官资源短缺及避免器官植入患者体内引起的排斥反应等问题，但涉及人类基因，仍然需要慎重考虑，如有不慎对人类造成的危害将不可估量。

三、器官移植遵循的国际准则及伦理原则

（一）器官移植的国际准则

20 世纪 80 年代开始，许多发达国家均已完成了对器官移植的立法工作，如英国分别于 1961 年和 1989 年制定了《人体组织法》和《人体器官移植法》；美国于 1984 年制定了《国家器官移植法》对器官收集及网络共享作出了详细规定。

在 2010 年 5 月召开的第 63 届世界卫生大会上批准了《世界卫生组织人体细胞、组织和器官移植指导原则（草案）》，共包括 11 项指导原则，旨在为以治疗为目的人体细胞、组织和器官的获得和移植，提供一个有序、符合伦理标准并且可接受的框架。同时提出，只有在符合如下指导原则的情况下，才允许以移植为目的，从死者或者活体身上获取细胞、组织和器官。

（1）细胞、组织和器官可以从死者或活体身上获取用于移植，如果：①已得到符合法律规定的任何同意意见；②没有理由相信死者生前反对捐献。

（2）确定潜在捐献者死亡的医生，不应直接参与从捐献者身上获取细胞、组织或器官，或参与随后的移植步骤；这些医生也不应负责照料此捐献人的细胞、组织或器官的任何预期接受人。

（3）死者的捐献应显现出其最大的治疗潜力，成年存活者可在国内法律允许的范围内捐献器官。活体捐献者一般应与接受人在基因、法律或情感上有关系。活体捐献在以下情况下才可接受：捐献人知情并获得其自愿同意；保证对捐献人的专业照料和完善组织后续步骤；审慎执行和监督捐献人选择标准。在捐献者知情同意方面，应以完整和可理解的方式告知活体捐献人，其捐献可能存在的危险、捐献的益处和后果；捐献人应在法律上有资格和能力权衡这些信息；捐献人应自愿行动，不受任何不正当的影响或强迫。

（4）除了在国家法律允许范围内的少数例外情况，不可出于移植目的从未成年人身上获取任何细胞、组织或器官。应具备保护未成年人的具体措施，在任何可能情况下都应在捐献前获得未成年人的同意。对未成年人适用的内容也同样适用于没有法定能力者。

（5）细胞、组织和器官应尽可自由捐献，不得伴有任何金钱支付或其他货币价值的报酬。购买或提出购买供移植的细胞、组织或器官，或者由活者或死者家属出售，都应予以禁止。但允许补偿捐献人产生的合理和可证实的费用，包括收入损失，或支付获取、处理、保存和提供用于移植的人体细胞、组织或器官的费用。

（6）可依据国内法规，通过多种途径鼓励人体细胞、组织或器官的无偿捐献。应禁止登广告征求细胞、组织或器官并企图为捐献细胞、组织或器官的个人提供或寻求付款，或在个人死亡情况下，为其近亲属提供或寻求付款。参与对此类个人或第三方付款的中间行为同样应予以禁止。

（7）如果用于移植的细胞、组织或器官是通过剥削或强迫，或向捐献人或与死者近亲属付款获得的，医生和其他卫生专业人员应拒绝履行移植程序，健康保险者或其他支付者不应承担这一程序的费用。

（8）应禁止所有参与细胞、组织或器官获取和移植的卫生保健机构和专业人员接受超过所提供服务的正当费用额度的任何额外款项。

（9）器官、细胞和组织的分配应在临床标准和道德准则的指导下进行，而不是出于钱财或其他考虑。由适当人员组成的委员会规定分配原则，该原则应该公平、对外有正当理由并且透明。

（10）高质量、安全和功效好的操作程序对捐献人和接收人同样极为重要。对活体捐献人和接受人

双方都应进行细胞、组织和器官捐献和移植的长期效果评估，以记录带来的好处和造成的伤害。用于移植的人体细胞、组织和器官属于具体特殊性质的卫生产品，其安全、功效和质量水平必须不断加以维护并做到最大化。这需要有高质量的系统加以实施，包括可追踪机制和防范机制，并伴有不良事件和不良反应的报告，无论用于国内还是输出国外都应如此。

（11）组织实施捐献和移植活动以及捐献和移植的临床后果，必须透明并可随时接受调查，同时保证始终保护个人匿名以及捐献人和接受人的隐私。

（二）器官移植的伦理原则

器官移植术的发展受到许多道德伦理难题的束缚，要想解决这些难题，保障器官移植技术能够充分造福人类，需要建构适应性较广泛、具有针对性和合理性的伦理原则。

1. 知情同意原则 作为器官移植遵守的首要伦理原则，包括对人体器官移植的接受者和器官捐献者的知情同意两个方面。对于供体来说，知情的内容至少应该包括自愿捐献、从尸体上摘取器官和组织，明确判定死亡的标准、一定要有生前自愿捐献的书面或口头遗嘱；对于活体捐献者，知情同意的内容包括摘除器官的用途、摘取器官对健康的影响、器官摘除手术的风险、术后注意事项、可能发生的并发症及预防措施等。对于受者及家庭来说，知情的内容至少应包括患者患病的严重程度、包括器官移植在内的所有可能治疗方案、器官移植的必要性及程序、器官移植的费用（包括术后用于抗排斥反应的药物、定期检查的费用）及预后效果等。只有在严格且充分履行知情同意原则的前提下实施器官移植手术，才是对受（供）者自主权的尊重，才能最大程度地维护他们的利益。

2. 安全有效原则 器官移植需要将供体的重要器官摘除，用以置换受体相应坏死或衰竭的脏器，是一种具有高风险且有创伤的医疗技术，稍有不慎就会危及患者的健康及生命安全。作为一种稀有资源，每一个供移植的器官都来之不易，且受体为了器官移植往往需要承担巨大的经济负担，因此，必须要在充分衡量风险/收益比、不可预知的潜在危险的前提下，最大效用地保证器官移植手术的成功。在处理"发展、掌握人体器官移植医学技术"与"救治、维护患者健康利益"之间的伦理矛盾时，必须把患者的健康利益放在更高位置。首要考虑患者安全原则。术前严格按照适应证评估可能对供受体造成的伤害，发生排斥反应的大小、手术风险等。

3. 保密原则 器官移植无论对供者还是受者都会带来身体、心理、社会上的压力。因此医务人员要充分尊重器官供者和受者的隐私。在器官移植中，医务人员应该对供者和受者与此手术相关的所有信息最大限度地予以保密。这种保密，一方面包括对社会和他人保密，如摘除了供者的何种器官、移植给谁等以及受者接受了什么器官、健康状况如何等；另一方面包括供者与受者之间保持互盲，以避免器官捐献者对受体施加额外压力，或受体对配型成功但不愿意捐献器官的潜在捐献者予以威逼利诱，迫使其作出有违其初始意愿的捐献决策等。

4. 公正原则 该原则主要是指在众多等待器官移植的患者中，在严格尊重医学标准的前提下，充分考虑患者的病情紧迫程度、等待时间和登记的先后顺序，尽量避免因经济、社会地位等个体差异造成的分配不公，有效保证等待者享有平等权利，公正合理地分配稀有的器官资源并最大限度地实现捐献器官的合理利用。由国家卫健委研发的人体器官分配与共享计算机系统将严格遵循器官分配政策，实行自动化器官匹配，以患者病情的紧急程度和供受体器官匹配的程度等国际公认医学需要、指标对患者进行排序，通过技术手段最大限度地监控和排除人为因素的干扰。

5. 自愿无偿非商业化原则 首先，任何组织或者个人不得强迫、欺骗或者利诱他人捐献人体器官。捐献人体器官的供体应该具有完全民事行为能力，并且应当有书面形式的捐献意愿。其次，任何组织或个人不得以任何形式买卖人体器官，不得从事与买卖人体器官有关的活动。从事器官移植的医生不得参与器官供者的治疗或宣判其死亡，除移植手术和术后维持费用外，医疗机构不得收取中介费用。

第三节　医疗人工智能和大数据的伦理道德

⇒ 案例引导

　　案例：随着经济社会的发展，人类环境的变化，疾病谱发生了巨大变化，广大医护人员面临着巨大的风险，且人数不足的情况接踵而至。于是有专家提出利用人工智能推出虚拟医护以有效解决这一问题。人工智能赋能医疗行业，借助大数据和云计算等技术，虚拟的医护人员能够高效地收集患者的各类信息，如患者的饮食状况、锻炼状况及服药习惯等。收集信息后，虚拟的医护人员能够迅速分析、评估患者的整体健康状况，并通过智能化的手段协助患者进行一系列康复活动。

　　讨论：1. 人工智能在医疗领域的运用会引起哪些伦理问题？

　　　　　　2. 人工智能在医疗运用过程中应遵循哪些伦理原则？

　　人口老龄化、慢性病、新发突发传染病等因素给我国人民健康带来了巨大挑战，利用人工智能、大数据、5G 等前沿科学技术赋能医疗保健，为解决我国医疗供需矛盾、推动医学发展提供有效的技术手段。人工智能在医学领域的应用主要体现于智能筛查、智能诊断、风险预测和辅助治疗等方面。

一、概述

　　1. 人工智能（artificial intelligence，AI）　　指系统性处理并学习外部数据以实现特定目标和任务的能力。由美国科学家约翰·麦卡锡于 1956 年第一次提出，标志着 AI 时代的到来。20 世纪 70 年代开始，AI 方法被应用于医疗领域以提升疾病诊治的效率，进而出现了医学人工智能（artificial intelligence in medicine，AIM）。20 世纪 80 年代后，决策树、随机森林、支持向量机等多种算法被提出，使 AIM 得以发展成熟。目前，医学界已利用 AI 技术对临床实践展开各类研究，包括机器学习（machine learning，ML）、深度学习（deep learning，DL）、专家系统（expert systems，ES）、智能机器人（intelligent robots，IR）及医疗物联网（internet of medical things，IOMT）等常用和新兴 AI 技术方法。

　　2. 大数据　　或称巨量资料，指的是所涉及的数据量规模庞大到无法通过目前主流软件工具，在可以容忍的时间内对其进行抓取、管理、处理的数据集合。2015 年，《国务院关于印发促进大数据发展行动纲要的通知》指出，大数据是以容量大、类型多、存取速度快、应用价值高为主要特征的数据集合。

　　3. 健康医疗大数据　　是指人们在疾病防治、健康管理等过程中产生的与健康医疗相关的数据。我国公民在中华人民共和国境内所产生的健康和医疗数据，国家在保障公民知情权、使用权和个人隐私的基础上，根据国家战略安全和人民群众生命安全需要，加以规范管理和开发利用。健康医疗大数据的应用发展，标准是前提，安全是保障，服务是目的；坚持安全可控，妥善处理应用发展与保障安全的关系，突出增强安全技术支撑能力，保护个人隐私和信息安全。

　　4. 数据伦理　　是对数据生产、治理、使用和共享过程中个人和机构需要遵守的社会道德和科学规范，是数据从业人员和机构应该遵从的职业道德准则。美国联邦总务署认为，数据伦理是指在收集、管理或使用数据时，为实现保护公民自由、最大程度地降低个人和社会的数据使用风险以及实现公共利益最大化等目的，进行适当判断和问责的依据。英国开放数据研究所认为，数据伦理是道德的一个分支，用于评估人们在数据收集、共享和使用过程中可能对人和社会产生影响的数据实践。科学数据伦理则主要针对研究人员、科研机构以及其他科学数据用户，在收集、管理、使用科学数据进行研究、分析和统计过程中的伦理风险考虑和道德要求。

二、医疗人工智能和大数据导致的伦理问题

🌐 **知识链接**

科技伦理法治化建设新进展

《中华人民共和国科学技术进步法》于 2021 年 12 月 24 日修订通过，自 2022 年 1 月 1 日起施行。这是我国科技法制化建设的一件大事，也是我国科技伦理治理立法的有益尝试，表明我国科技伦理治理法治化取得重要进展。基因编辑、合成生物学、大数据和人工智能等都属于新兴技术范畴。如何有效解决科技伦理问题，防范科技伦理风险，保障科技创新健康发展，已成为科技伦理治理和国家治理现代化的重大问题和热点问题。

人工智能的发展离不开大数据的支撑，大数据必定需要与人工智能结合。当前医学人工智能已经取得了重大突破，大数据质量治理、新技术赋能革新、多领域知识整合和个性化医疗决策等在临床领域中将展示出更为广阔的发展前景。大数据和人工智能等新兴技术在造福人类社会的同时也存在诸多伦理风险，对生命健康、个人自主、隐私、就业和安全等构成挑战。

（一）专有法律滞后，伦理细则不明确

1. 法律滞后 健康医疗数据的共享和利用在医疗资源配置优化、临床决策辅助、医疗质量监控、精准医疗和疾病风险评估与预测等方面发挥了巨大作用，但同时也引发了数据安全、隐私窥视、数据独裁、数据主体自主权不足和社会不公平加剧等伦理风险和社会问题。健康医疗大数据与人工智能的应用面临人与医疗、社会公众之间的权利与义务、获益与风险等伦理纠结。在医疗行为中，服务的主要对象是"人"，这一特殊性决定了医疗人工智能应该人性化、法治化。随着人类社会化活动程度不断提高，信息化违法犯罪的危害日益严重，人工智能的研制过程、大数据的采集应用应做到完善制约机制、规范伦理范畴，加强监督管理，积极规避风险和社会问题。

2. 大数据采集和使用中伦理审查无明确准则 随人工智能大数据的兴起，数据隐私成为一个日益重要的话题，新的医学数据隐私问题不断涌现。医学数据不可避免地包含患者敏感私密的个人数据，需要强化对医学数据中患者隐私的保护，数据采集方面需要在设计时注意到采集数据的知情同意权的保护。研究单位及其合作单位需在法律规范框架内加强伦理审查，重点针对设计者的科研意识、采集数据时是否履行知情同意、如何保证知情同意顺利进行等，需要伦理审查委员会的全程监督。当前，我国没有数据采集的相关细则，使得伦理审查委员会在履行职责过程中颇受阻力，效果不甚理想。为避免医疗 AI 滥用，医疗 AI 产品研发项目应该先经过学术委员会的立项审核，然后由伦理委员会进行审查。专家组成员、伦理委员、聘请顾问应考虑到医疗 AI 的特点和所涉及知识，纳入软件工程师、医学专家，社会学、心理学、伦理与法律专业人士，群众代表等。与此同时，政府应密切监管健康医疗大数据，出台相应政策，积极应对基因与族群在互联网环境下的信息共享与隐私保护矛盾，以及国家和族群竞争之间的战略安全等问题。

（二）个人隐私泄露，安全堪忧

医学人工智能大数据时代，需要重视医学数据隐私的保护问题，良好充分的数据隐私保护，可以保障医学数据的合法、合规、合理使用，从而开发更加高效灵敏的医学人工智能模型，造福更多患者。然

而，在数据隐私保护和数据共享上仍然存在巨大挑战。医疗数据包括患者的身份信息、健康状况、疾病诊疗情况、生物基因信息等，不仅涉及患者隐私，还具有特殊的敏感性和重要价值，一旦泄露，可能给患者带来身心困扰和财产损失，甚至对社会稳定和国家安全造成负面影响。然而，医疗 AI 的研发与应用，必须依赖大量的医疗数据用于算法训练，数据量越大、越多样，其分析和预测的结果将越精准。但数据收集、分析处理、云端存储和信息共享等大数据技术的应用，加大了泄露数据和个人隐私的风险。由于医疗机构属于传统行业，在信息技术、人才等方面相对薄弱，大部分医疗机构的信息化系统安全性较低，且有的数据未进行脱敏、加密处理，第三方平台也存在漏洞多、敏感端口开放多等问题，给黑客入侵和未授权访问带来了极大便利。加之，一些医疗机构工作人员隐私保护意识不强，未按规定传输、共享数据，存在泄密隐患；同时也存在数据运用中的不规范情况，在数据应用过程中，要充分考虑数据被误用和滥用的风险，还要遵守文献引用习惯，进行规范的数据引用，承认他人的科学贡献，表达对数据创造者的认可和尊重。

（三）医疗安全责任模糊，健康权益保护争议

医疗活动本身具有一定的风险性和不确定性，尽管医疗 AI 被赋予了准确、高效、安全等优点，但以手术机器人为代表的医疗 AI 在应用中需要密切接触患者身体，不可避免地面临潜在风险。传统医疗模式下，医疗机构和医生是医疗服务的责任主体。引入 AI 后，改变了传统的医患关系格局，医生与患者之间增加了"AI 医生"，这就使得医疗责任认定问题变得复杂起来。一方面，由于医疗的特殊性，误诊和漏诊存在一定可能。如果在诊治过程中，医生依赖 AI 出具的报告作出错误的判断，给患者的疾病诊治和身心健康带来伤害时，其责任到底该由谁来承担？另一方面，随着 AI 技术的发展，今后的 AI 将拥有越来越强大的自主能力，在医疗活动中将扮演越来越重要的角色，甚至可能独立作出诊断结果，医疗责任界定问题将更加突出。当医疗 AI 作为"参与者"，在手术、康复训练和护理中出现伤害患者的异常行为，是否有能力承担医疗责任、负担伦理责任和道德义务？因此，在科技迅猛发展的背景下，医疗风险责任，患者和公众的健康权益保护任重道远。

（四）新兴有限医疗资源，衍生公平受益问题

AI 应用于医疗领域，提高了诊疗效率和精准度，无疑会给患者带来巨大福音，但也存在不能公平受益的问题。一方面，由于医疗 AI 是新兴的医学高新技术，在目前阶段还属于稀缺资源，加上医疗 AI 的研发成本高昂，因而在临床应用中收取费用较高，且一般不在医疗保险报销范畴，这就使得医疗 AI 成为只有少部分人群能够享用的技术。另一方面，基于算法和大数据的 AI 程序并非完全客观公正，其中可能隐含着某些偏差或歧视。这些偏差或歧视可能来自算法设计者的价值偏好，也可能来自有偏见的训练数据，还可能来自输入数据的抽样偏差。由于深度学习是一个典型的"黑箱"算法，具有不透明性和不可解释性，从而使这些偏见难以被觉察，并在深度学习中被不断复制和放大，最终导致预测结果的偏差，可能使某些人群在医疗评估中受到歧视性对待，甚至可能引发医疗安全事故。

（五）新医患沟通模式带来挑战

在医疗领域，AI 已经可以智能导诊、微信挂号缴费、机器人发药等，并在医学影像、辅助诊疗等核心医疗环节发挥越来越重要的作用，医护的主体性地位日益受到挑战。医疗 AI 的应用，必将推动现有医疗模式发生变革，也必将对医务人员提出更高的要求。如果医务人员不能及时完善知识结构，提升沟通技巧和人文素养，则难以胜任 AI 时代的医疗工作。对 AI 应用于临床诊断和治疗，患者的接受度和信任度并不高，且 AI 介入的工作越多，占据的角色越重，患者的接受度和信任度反而越低。医疗 AI 改变了传统的就医模式和医患关系，"医"不再只是有情感的人，也可以是智能机器或程序，传统的医患

交流可能更多地变成"人机对话"。因此，面对不会说话、冷冰冰的机器，患者对其沟通能力、理解能力以及应变能力等存在怀疑态度，进而影响到他们对医疗 AI 的信任度。可见，AI 能否在医疗领域顺利应用，还需过患者信任这一关。医务人员在选择和使用医疗 AI 时，要与患者多解释、多沟通，在综合考虑其接受程度、病情复杂程度、家庭经济状况以及医院的医疗条件、技术水平等基础上，合理选用恰当的技术为患者服务，并做好指导和服务工作，以获得患者的理解和认可，增强对医生和医疗 AI 的信任感。

（六）面临的其他伦理问题

除了界定科学数据伦理的定义和内涵外，值得探究的问题还包括科学数据伦理面临的风险与挑战（如从个人到弱势群体，再到涉及所有人的公共利益等）；引发这些风险的内在动机（如技术引发的算法偏见、商业利益驱动的数据滥用等）；伦理风险带来的不良后果与影响（如隐私暴露风险对个人带来的精神压力和伤害）；科学数据伦理涉及的主要责任主体（如政府管理部门、组织机构、数据使用者等）。

三、医疗人工智能和大数据伦理原则

随着健康医疗数据的急剧增加，各类数据伦理、人工智能伦理风险日益凸显，也掀起了巨大的争议，迫切需要遵循伦理原则，细化伦理规范来维护医疗人工智能的有序发展。

（一）尊重原则

医疗人工智能和大数据首要遵循的伦理原则应该是尊重原则，即尊重人的尊严和权利，在为其提供服务时做到平等待患，并且对涉及患者利益的科技行为应事先征求患者的意见。广义的尊重原则不仅强调尊重患者及其家属的人格尊严，而且包括尊重患者的自主权利。

首先，在科技伦理的范畴内，尊重的寓意十分广泛，既有对在医疗中的尊重，肯定患者对相关数据作出的贡献，对于患者接受使用人工 AI 表示尊敬；同时又有对科技自身发展规律的尊重，对人类生命周期发展规律的尊重。在"人性化"的科技发展过程中，人工智能不再是"被动的研发"而是"积极的探索"，寻求与人类的尊严价值共同进步，始终将人类的权利与发展摆在首位，尊重人性化的科技发展。

其次，学会尊重患者的个人隐私，包括身体、生活习惯、就医方式选择等。在护理实践活动中，AI、医护和患者都是一种个体存在，彼此的尊重成为真诚相待并相互配合以实现护理目标的工作基础。尊重患者的自主权，在与医护人员沟通后，经过慎重考虑，对自己疾病及健康相关问题的理性决定及采取负责的行动。在临床实践中，患者的自主权主要表现为患者对自己所患疾病及拟采取护理措施相关问题的知情同意权。AI 研发者、使用者应积极对尊重权利合理认同，重视心理和社会因素对患者健康的影响。

（二）有利原则

有利原则主要强调科技的发展始终要有利于人类社会，把患者健康利益置于首位，为人类的生存发展提供更加便利的条件，做到科技向善，做有利于患者健康利益的事。科技向善强调医疗人工智能和大数据应当符合人类价值观，服务于人类社会。科技能够造福人类，人类应该善用科技，避免滥用，杜绝恶用；科技应该努力去解决自身发展带来的社会问题。科技向善要求在使用科学数据的过程中，最大限度地减少对人的生命安全、心理健康等可能造成的潜在伤害或威胁。"保护生命、减轻痛苦、恢复健康"是护理行为的目的，这也适用于新兴科技。要求医疗 AI 从有利患者的角度出发，选择最优的医疗护理方案，一切服从服务于患者的健康利益，综合考虑患者、他人及社会利益，将有利于患者同有利于他人及社会利益有机统一起来，既要给患者带来益处，同时也不能损害他人与社会利益。

（三）人本原则

人本原则指的是以人为本，任何科技的发展必须以人类利益为出发点，融入人道主义，融合人文关怀理念。以人为本原则强调科学数据要为社会和人类福祉作出贡献，要尊重人格尊严、个人隐私和知识产权等。将"以人为本，患者利益至上"作为医疗 AI 的大前提，最大限度为患者解决身心疾病所带来的痛苦，满足其健康需要。以人为本的伦理原则，体现了人文精神，彰显社会核心价值观，体现了科技重视人、服务人的价值尺度，体现了发展科技必须以人的利益为核心的基本原则。

（四）保密原则

在大数据背景下，加强数据管理，保护患者隐私，要兼顾医疗数据共享与患者隐私安全，包括数据采集、存储、挖掘、应用、运营、传输等多个环节，涉及医疗机构、AI 生产和服务商、医疗信息管理部门等相关单位及其所属人员。各级部门人员依法依规使用医疗大数据有关信息，严格规范不同等级用户的数据接入和使用权限，并建立严格的电子实名认证和数据访问控制，确保数据访问行为可管可控及服务管理全程留痕，对任何数据泄漏事故及风险都可查询、追溯到相关责任单位和责任人。同时，对擅自利用医疗数据或非法获取患者隐私等违法行为，要加大打击力度。如此，方能最大限度保护患者隐私和数据安全。

《国家健康医疗大数据标准、安全和服务管理办法（试行）》第二十七条规定：医疗大数据管理和服务，应当按照法律法规和相关文件规定，遵循医学伦理原则，保护个人隐私。由此，如何细化伦理审查机制，如何遵循医学伦理原则，如何在切实保护个人隐私的基础上，实现健康医疗大数据的社会价值，将成为亟待探索实践和解决的问题。

（五）公正原则

医疗 AI 涉及医疗卫生资源的公正分配，因此，需遵循公正原则。公正原则即是在使用科学数据的过程中做到公平无歧视，充分考虑不同的社会群体，特别是弱势群体的权益，尽量缩小数据鸿沟。另外，作为稀缺资源更做到公正分配，尤其对于一些弱势群体确保妥善治疗。同时，要求客观记录数据来源、数据用途等必要信息，保证数据内容和利用程序的透明度，以及充分考虑社会公众的合理参与。各层次、各领域的分配比例应充分体现社会公正，以满足广大人民群众人人享有保健的基本需要，同时兼顾人们多层次、多元化的医疗需求。

目标检测

答案解析

一、选择题

A1 型题

1. 关于男性不育的常见原因，错误的是（　　）

　A. 染色体异常　　　　　　B. 生精功能障碍　　　　　C. 精子无顶体或顶体功能异常

　D. 严重的遗传性疾病　　　E. 夫妻长期不生活在一起

2. 体外受精－胚胎移植术又称为（　　）

　　A. 受精处理技术　　　　　　B. 试管婴儿技术　　　　C. 生殖技术

　　D. 克隆技术　　　　　　　　E. 繁殖后代技术

3. 同卵双生异体移植属于（　　）

　　A. 自体移植　　　　　　　　B. 同种异体移植　　　　C. 异种异体移植

　　D. 同质移植　　　　　　　　E. 支架移植

4. 下列不属于器官移植伦理原则的是（　　）

　　A. 知情同意原则　　　　　　B. 安全有效原则　　　　C. 保密原则

　　D. 公正原则　　　　　　　　E. 商业化原则

5. 人工智能概念最早出现于（　　）

　　A. 20 世纪 50 年代　　　　　B. 20 世纪 60 年代　　　C. 20 世纪 70 年代

　　D. 20 世纪 80 年代　　　　　E. 20 世纪 90 年代

6. 下列属于医学人工智能伦理原则的是（　　）

　　A. 知情同意原则　　　　　　B. 安全有效原则　　　　C. 保密原则

　　D. 公开原则　　　　　　　　E. 商业化原则

X 型题

7. 人类辅助生殖技术主要包括（　　）

　　A. 人工授精　　　　　　　　B. 有性繁殖　　　　　　C. 体外受精

　　D. 无性繁殖　　　　　　　　E. 代孕生殖

8. 人类辅助生殖技术的伦理原则包括（　　）

　　A. 知情同意　　　　　　　　B. 人体原则　　　　　　C. 宽容原则

　　D. 维护后代利益　　　　　　E. 严防商品化

9. 尸体器官捐献的类型有（　　）

　　A. 自愿捐献　　　　　　　　B. 拟定同意　　　　　　C. 有偿捐献

　　D. 强迫捐献　　　　　　　　E. 需要决定

10. 医疗人工智能和大数据导致的伦理问题有（　　）

　　A. 泄露隐私　　　　　　　　B. 医患模式改变　　　　C. 医疗资源分配争议

　　D. 医疗责任界定模糊　　　　E. 医疗科技滞后

二、简答题

1. 简述人类辅助生殖技术的含义及分类。

2. 尸体器官捐献的伦理问题有哪些？

3. 医疗人工智能的伦理原则有哪些？

三、案例分析

2016 年，翁某罹患尿毒症急需换肾，其母亲主动把右肾捐给翁某。此后，翁家全靠翁父一人打工赚钱，翁母因捐肾丧失重体力劳动能力，只能捡废品补贴家用。5 年后，2021 年初翁某到医院检查，发现这颗移植的肾脏已经坏死，面临继续换肾的局面。此时，年近 60 的翁父决定接过接力棒继续捐肾救子。此时，医院的伦理审查委员会经过讨论，不予通过。翁某只有继续等待肾源。

提问：1. 请从器官移植伦理角度分析医院伦理审查委员会不予通过的原因。

　　　2. 器官移植的伦理原则有哪些？

书网融合……

本章小结

微课

题库

PPT

第八章 死亡与安宁疗护伦理

📖 学习目标

知识要求：

1. **掌握** 脑死亡的标准及伦理意义；安宁疗护的概念及伦理要求。
2. **熟悉** 脑死亡的概念。
3. **了解** 安宁疗护的发展及伦理意义。

技能要求：

1. 能科学判断脑死亡。
2. 能指导临终患者树立科学的生死观。
3. 能为临终患者实施安宁疗护伦理。

素质要求：

具有尊重和保护患者生命权利的素质。

第一节 死亡标准的演变及伦理意义 🅔微课

⇒ 案例引导

案例：2021 年 2 月尹某跑步后出现胸痛、头晕，大约 30 分钟后昏迷不醒，送急诊行胸外心脏按压约 1 小时以及相关急救措施后心跳有微弱波动，医生宣布脑死亡。家属不肯放弃，坚持要用体外循环与呼吸机维持生命，10 余天后患者因多器官功能衰竭去世。

讨论：1. 此案例中，脑死亡判断标准是什么？

2. 作为医务工作者，应如何向家属解释脑死亡，让家属接受？

陶渊明曾在《拟挽歌辞三首》中写道："有生必有死，早终非命促。"死亡是疾病转归，也是生命旅程必将走向的终点。对于死亡的界定，一直存在着争议，并随着医疗科技条件的发展不断更新。其实，死亡并不是离世的瞬间，它是一个过程，临床上将其分为三期：濒死期、临床死亡期和生物学死亡期。科学理性地面对死亡，树立正确的生死观，对于当代每个人有着不可小觑的现实意义。

一、死亡标准的演变

现代医学认为，死亡是一种生命运动的形式，是生命活动和新陈代谢的终止，是机体完整性的终止。现代医学伦理学认为，死亡是人的本质特征的消失，是一个人的脑功能出现不可逆的终结。死亡在不同的学科范围内有着不同的定义，但无疑的是死亡是一个过程，是生命必将走向的终点。从某种意义上来讲，从出生的一刻起便是走向死亡的过程。英国罗素曾在《我的信仰》中写道："如果我们并不害怕死亡，我相信永生的思想绝不会产生"。正确地认识死亡，改变传统的死亡观念，对于社会发展及人类文明的进步有着重要意义。

人们对于生命的无比珍视与眷恋，对于死亡强烈的畏惧与排斥，使得死亡标准备受关注。死亡标准，是用来衡量与判断死亡的尺度和准则，它是生与死的分水岭。随着医疗科学技术的发展和人们思想观念的改变，死亡标准也在不断地演变。传统的死亡标准以心肺功能的丧失为依据，即呼吸、心跳停止，脉搏消失。但随着医学技术的发展、新药物的不断开发和高科技的医疗器械的投入使用，使心肺功能暂停的患者经及时抢救与积极配合治疗仍能存活甚至痊愈。死亡标准的界定再次引发人们新的思考。同时，死亡判断无法由死者本人来确定，而是由他人和某些专业人员，如医生等作出判定，同时需要得到家属、社会习俗和法律的认可。所以，死亡在判定上要受到主观和客观因素的双重影响。这一特点决定了死亡概念和标准的多样性和复杂性。死亡概念和判定标准会随着科学技术、伦理观念、法制体系等的发展而改变。目前，脑死亡标准成为界定死亡的可靠标准。

（一）传统死亡标准

传统的死亡标准是心肺功能的停止，简称"心肺标准"。生命的结束，死亡来临时刻就是心脏停止搏动，呼吸终止。多少年来，医学一直把心肺功能作为生命最本质的特征。早在《黄帝内经》中就有记载："脉断，气绝，死。"传统中医理论也认为"心为君主之官、肺为华盖"，心肺功能丧失死亡标准在人们心目中占据极高的地位。古希腊亚里士多德也曾提出"心脏灵魂器官学说"。心脏停搏、呼吸消失一度成为死亡的代名词。1628 年，英国学者哈维发表《心血运动论》，在人类历史上第一次科学地揭示了心脏在血液循环中的功能和作用，更稳固了心、肺死亡标准的权威地位。此外，这一标准逐渐得到法律的认可。1951 年，美国布莱克在《 Black 法律字典》中将死亡定义为：血液循环完全停止，呼吸、脉搏消失。我国辞海中，将心跳、呼吸停止作为诊断死亡的标准。传统死亡标准虽有许多弊端，但死亡观念在人们心中已根深蒂固。时至今日，在一些国家心肺功能丧失仍是判断死亡的最终标准。

（二）脑死亡标准

在许多情况下，心脏骤停的时候，肝肾脑等组织仍未死亡，特别是那些因突然创伤或意外所致的心脏骤停，经抢救恢复心跳的可能性很大，这说明心肺功能停止不一定意味着死亡，传统死亡标准被动摇。多起"死而复生"的事件引起社会各界的广泛关注，并对死亡标准产生质疑。随着呼吸机、除颤技术、重症监护室的发展，意味着"心肺死亡"的时代结束，传统的死亡概念逐渐过时。同时植物状态生命带来许多经济负担和道德质疑，这也动摇了人们对心肺死亡标准的信念。1959 年法国学者 Mollaret 和 Goulon 首次提出脑死亡的概念。1967 年 12 月，南非医生巴纳德成功为患者布雷格进行了心脏移植。心脏移植必须在供体的器官尚可维持循环功能的条件下进行，而受体手术中需借助医疗设备进行体外循环，这与传统心肺死亡标准相悖，人们不禁思考，心跳停止真的能用来判定死亡吗？由此医学界对死亡标准开展了激烈的争论。如今，现代医学证明，脑死亡用以判定死亡更加科学。

脑死亡是指某种病理原因引起脑组织缺血、缺氧而坏死，致使脑组织功能和呼吸中枢功能达到不可逆转的消失阶段，最终必然导致的病理死亡，也就是脑的功能停止先于呼吸和循环功能停止而引起的死亡。《世界脑死亡共识》将脑死亡定义为脑功能永久性完全丧失，即无反应性昏迷，以及意识、脑干反射和自主呼吸丧失（强推荐）。2009 年，我国卫生部制定的脑死亡标准（成人）（修订稿）指出：脑死亡是包括脑干在内的全脑功能不可逆转的丧失，并以此作为死亡判定标准。判定脑死亡标准如下。

1. 判定的先决条件

（1）昏迷原因明确　原发性脑损伤引起的昏迷包括颅脑外伤和脑血管疾病等；继发性脑损伤引起的昏迷主要为心搏骤停、麻醉意外、溺水、窒息等所致缺氧性脑病。昏迷原因不明确者不能实施脑死亡判定。

（2）排除了各种原因的可逆性昏迷　包括急性中毒、低温、严重酸碱平衡紊乱及电解质失衡等。

2. 临床判定

（1）深昏迷　拇指分别强力压迫患者两侧眶上切迹或针刺面部，不应有任何面部肌肉活动，格拉斯哥昏迷量表评分为 3 分。格拉斯哥昏迷量表见表 8 - 1。

表 8 - 1　格拉斯哥昏迷量表

睁眼反应	语言反应	运动反应
自发性睁眼　4 分	定向力正常且能交谈　5 分	对指令性动作准确服从　6 分
能用言语唤醒　3 分	定向力不正常且能交谈　4 分	对疼痛刺激能准确定位　5 分
痛刺激能睁眼　2 分	用词不当　3 分	对疼痛刺激能躲避　4 分
不睁眼　1 分	语言不清　2 分	有屈曲动作　3 分
	无反应　1 分	有伸展动作　2 分
		无反应　1 分

（2）脑干反射消失　瞳孔对光反射、角膜反射、头眼反射、前庭眼反射、咳嗽反射，上述脑干反射检查中，五项反射全部消失即可判定为脑干反射消失。

（3）无自主呼吸　靠呼吸机维持，自主呼吸激发试验证实无自主呼吸。

以上三项必须全部具备。

3. 确认试验

（1）正中神经短潜伏期体感诱发电位显示 N9 和（或）N13 存在，P14、N18 和 N20 消失。

（2）脑电图显示电静息。

（3）经颅多普勒超声显示颅内前循环和后循环呈振荡波、尖小收缩波或血流信号消失。

以上三项中至少两项阳性。

4. 判定时间　临床判定和确认试验结果均符合脑死亡判定标准者可首次判定为脑死亡，首次判定 12 小时后再次复查，结果仍符合脑死亡判定标准者，方可最终确认为脑死亡。

二、脑死亡标准的伦理意义

（一）有利于正确、科学地判断死亡

脑死亡概念的提出是人类死亡观的新发展，脑死亡作为死亡标准在临床中的应用有重要的医学、伦理学、法学和社会学意义。脑死亡在客观上提供了一个更为科学、可靠的判定依据，改变了传统上将心跳和呼吸停止作为死亡标准的看法。现代医学科学技术的发展以及不断发生的临床案例都证明，心跳和呼吸停止并不是判断死亡的可靠依据，脑干功能所发生的"不可逆转性的脑功能彻底丧失"才是死亡更为科学、合理的判断标准。

（二）有利于合理、有效地利用卫生资源

那种全靠生命支持技术维持大脑不可逆转的无意识的植物状态生命有可能带来医疗卫生资源的过度使用，引发有限卫生资源不合理、不公正分配。脑死亡标准的确定，将使医务人员科学判断后不再去拖延死亡的过程，有利于卫生资源的合理有效应用。

（三）有利于器官移植的顺利开展

脑组织对缺血、缺氧最敏感。当缺氧还未引起其他组织、器官损害或坏死时，脑组织便出现死亡。所以，依照脑死亡标准对供体作出死亡诊断，将提高器官移植成功率，有利于需要植入器官的患者。这既对器官受体有益，又对器官供体有益，符合社会功利主义伦理原则。先进的医学技术的应用需要有供体的支持，用脑死亡标准判定死亡从某种程度上将会增加有效供体，有利于器官移植的顺利开展也将给

越来越多的患者带来福音。

（四）有利于法律的实施和精神文明建设

目前现行法律以心肺功能停止作为死亡判断标准。脑死亡标准的确立，将为法律处理此类问题提供科学依据，有助于防止和处理此类医疗纠纷。同时，脑死亡标准的确立，有利于转变守旧的伦理观念，摒弃消极、落后的传统习俗，树立科学的死亡观念，从而有利于社会主义精神文明建设。

第二节 安宁疗护伦理

⇒ **案例引导**

案例：患者，39 岁，肺癌，胸部及背部剧烈疼痛，消瘦，并伴有呼吸困难，活动后加重。住院期间出现头晕、恶心呕吐，检查结果显示：肺部肿块增大，脑转移。于是患者接受脑部放疗，并行吗啡止痛治疗。但患者的疼痛、呼吸困难进行性加重，且因患者长期端坐卧位，出现压疮，严重影响睡眠。病痛的折磨，加之感觉自己成为家人的负担，使得患者变得情绪低落，有自杀倾向。其妻子不忍患者如此痛苦，也多次向医生咨询有无更好的方法可以让患者无痛苦地走完人生最后一段路程。于是，患者转入安宁疗护病房度过生命的最后阶段，在这里，医护人员为患者缓解疼痛、呼吸困难等各种不适症状，心理咨询师进行心理介入，志愿者协助其制作生活回忆录，将其留给家人。最终，在家人陪伴下，患者舒适无憾地度过生命的最后阶段。

讨论：1. 安宁疗护的伦理要求是什么？

2. 根据以上案例，谈谈安宁疗护的伦理意义是什么？

一、临终患者的心理特点

"死亡必定会在某一个不可知的时辰与我们正面相撞，无论多么伟大的人都要臣服于它的麾下"。正如毕淑敏所言，死亡是人生的必然归宿，但当它悄然走近时，却很少有人能够从容地面对。受生长环境、传统观念以及自身因素的影响，每个人在临终阶段的应对表现各有不同。作为医护人员，应了解临终患者的社会、生理、心理特点，以理解他们的行为举动，采取相应措施予以帮助，使他们能够减轻痛苦，安详地走完人生最后的旅程。关于临终患者的心理特点，相关研究人员提出很多说法或理论模型，其中被人们广为接受的为美国医学博士伊丽莎白·库伯勒·罗斯（Elisabeth Kubler – Ross）所提出的理论，并在《死亡与临终》一书中指出人临终时的心理特点大体分为五个阶段，即否认、愤怒、妥协、忧郁和接受。

1. 第一阶段：否认（denial） 对生的眷恋与对死的恐惧会让人很难接受即将辞世的事实，典型的反应即为否认与震惊。很少有人能做到真正地看淡生死，当得知自己将离去时，他们会想尽办法来驳斥，如要求复查、会诊甚至转院等。其实这种反应是一种很好的保护性心理防御机制，它可以减缓这种超出个体承受范围的刺激信息对人体的伤害。患者及家属在这一时期逐渐意识到病情的严重性，并开始有相关的心理准备。

2. 第二阶段：愤怒（anger） 当患者意识到生不久矣已成事实，他们往往会首先表现出不甘与愤怒。"为什么命运如此不公平"，他们开始怨天尤人，甚至会把这些负面情绪转移到身边的人，如医护人员和家属。拒绝配合治疗、不进食、破坏身边的物品或谩骂他人，一系列的行为都显示出患者内心的痛苦与怨恨，是一种对生命的眷恋而又无能为力的情感宣泄。了解临终患者这一时期的心理特征无论对于患者、家属还是医护人员都有着重要意义。

3. 第三阶段：协议（bargaining） 患者的情绪渐渐平复下来，开始意识到内心的不愿接受并不能解决问题。他们开始试图寻找一种方法能够延续自己的生命。此时，他们的内心很茫然也很无助，将生的希望寄托于神灵、命运、医生甚至是一些所谓的偏方。这个时期的患者开始反思自己的人生有哪些过错，开始用一些行为试图弥补过错，即所谓的积德行善。他们用妥协的态度和良好的表现积极配合医护人员并十分关注自己的病情变化，希望能够得到良好的救治以延续生命。此时，患者对亲属和身边的人很和善，可以在这一时期对患者进行正确的引导，让他们能够理性地对待死亡，活出人生最后的精彩。

4. 第四阶段：忧郁（depression） 当生的希望越来越渺茫，一味地妥协后并没有达到预期的期望，患者开始表现出淡漠和忧郁。他们喜欢安静的环境，经常一个人发呆，不愿意与他人有过多的交流，甚至对身边的事物不再感兴趣。在疾病的影响下，他们常表现出精神萎靡、目光呆滞、呼吸细微、寡言少语。有些患者开始回忆自己的人生，开始担心亲人的日后生活，开始亲自交代自己的后事料理事宜。此时期，医护人员及家属应尽量配合患者的合理要求，帮他达成最后的心愿。

5. 第五阶段：接受（acceptance） 患者表现出从未有过的安详与平静。他们不再避讳死亡这一刺耳的字眼，可以像讲述他人的故事一般评论自己的人生。同时，此期患者渴望家人能够时刻守候在自己的身边，十分享受和珍惜与亲朋好友共度的最后时光。此期患者身体虚弱、精神欠佳、嗜睡，医护人员及家属应该尽量避免打扰，安静的陪伴，满足患者生理及心理需求，使患者舒适地走完人生的最后旅程。

需要指出的是，并非所有的临终患者都会按照此顺序依次走过这五个阶段，也并不是每个阶段都一定会经历，可能提前、推后也可能停留在某一阶段。每个人在临终前的心理过程都是极其复杂的，医护人员及家属要根据实际情况懂得变通，并适时采取相应的措施，共同帮助患者减少痛苦，理性面对死亡。

二、安宁疗护及其伦理意义

（一）安宁疗护概述

安宁疗护（palliative care）一词源于中世纪，又称临终关怀、舒缓医疗、姑息治疗。最早用于指给需要帮助的旅行者提供食宿以及医疗服务的一个驿站，现延伸为医疗团队或组织制定的一系列系统科学的方案，为停留在人生旅途最后一站的需要帮助的群体提供休养场所与精心的照料和服务。

安宁疗护是指为疾病终末期患者在临终期前提供身体、心理、社会、精神等方面的照料和人文关怀等服务，控制痛苦和不适症状，提高生命质量，帮助患者舒适、安详、有尊严地离世，照护对象也包括家属在内。安宁疗护作为一门新兴学科，由医师、护士、临床心理学家、营养学专家、社会工作者、宗教人士、志愿者、志愿人员以及政府和慈善团体等人员组成，通过团队协作，为患者提供全方位的关怀，缓解患者的身体痛苦，满足其心理需求和情感需求。安宁疗护不以延长临终患者生存时间为目的，而以提高患者生命质量为宗旨；安宁疗护既不加快患者死亡来临的步伐，也不采取无谓的措施延缓死亡的到来，而是视死亡为生命周期必不可少的一部分，同时珍视死亡，使临终的过程成为实现生命圆满和个人成长的机会；它不以治疗为主，而以为患者消除痛苦为核心，通过各种方式和支持手段，能够帮助患者无痛苦、舒适地、有尊严地走完人生的最后旅途，并使临终患者家属在居丧期内得到生理、心理的全方位、高质量的关怀与照护。

（二）安宁疗护的特点

安宁疗护不等同于临床治疗，它与临床医疗相比较有以下特点。

1. 收治的对象主要是临终患者，特别是晚期癌症患者或患有类似疾病身心正遭受痛苦煎熬的患者。

2. 工作方法不是以治疗疾病为主，而是以缓解症状、支持疗法和全面照护为主。

3. 工作目标不是为了延长患者的生命，而是提高生命质量，维护患者的生命尊严和价值。

4. 工作内容不仅包括缓解患者的躯体痛苦，更包括心理关怀、社会支持和精神（灵性）抚慰。

5. 工作范围不但涉及照顾、关怀临终患者，而且涉及对患者亲属给予慰藉、关怀和帮助。

（三）安宁疗护的内容

1. 身体照护　身体的舒适是富有同情心的照护的核心特点。疼痛和其他不适症状的管理是安宁疗护的基础，同时可以提升心理、社会和精神状态。身体照护需要由经验丰富的多学科团队对患者的病情、疼痛、其他症状、治疗方式和副作用以及现有功能状态进行持续全面评估，利用循证最佳证据，制定最合理的照护计划，包括药物治疗、行为治疗以及补充性干预等。

2. 文化和持续照护　制定照护计划时应尊重患者及家属的文化特点及需求。文化影响着人们对疾病的认识、对医疗的选择、对痛苦意义的理解、对死亡和濒死的态度及居丧的过程等。因此，安宁疗护除了提供患者身、心、社、灵的照护外，还应关注患者和家属的文化背景、宗教信仰和价值体系等。

3. 心理和精神照护　心理、精神照护注重心理关怀和精神诊断相结合。基本要素是在评估、诊断、治疗方式的选择以及患者死亡后的居丧过程中要充分与患者家属沟通，尊重他们的照护目标。

4. 社会方面的照护　主要是由多学科团队与患者及其家属来共同发挥作用，提供社会支持。

5. 心灵、信仰和存在方面的照护　包括灵性的定义、多学科团队对患者及其家属精神方面问题的评估、工作人员共同协作提供心理关怀。灵性照顾不是心理或者精神方面的治疗，一般指心灵归属感，感受生命的意义完整性，宗教仪式的完整等。

6. 临终患者的照护　强调对临终患者濒死征象的识别，与患者、家属以及所有照护者进行有效沟通，尊重患者及家属的价值观、选择、精神及文化，及时对治疗进行调整，使患者安静地、有尊严地死亡，并对其家属提供居丧支持。居丧期辅导一般持续到患者去世后至少一年，安宁疗护团队会针对过度悲伤的家属定期追踪，包括寄问候卡、电话访谈、家庭访视、小组支持等方式，直到家属恢复正常生活为止。

7. 道德、法律和宗教方面的照护　主要包括生前预嘱、伦理以及法律三个方面的照护。

（四）安宁疗护历史发展现状

1. 国外历史发展现状　安宁疗护为中世纪基督教信徒朝圣时建立起来的休息或者养病的驿站，这些机构大多秉承基督教的博爱精神来照顾患者，体现了安宁疗护事业的历史渊源。1967 年西西里·桑德斯博士在英国创建了世界第一所安宁疗护医院——圣克里斯托弗医院，她成功地将医学、护理学、心理学和社会工作学等结合起来，为临终患者及其家属服务，开创性提出了整体疼痛概念，建立了多方位安宁疗护方法。继圣克里斯托弗医院之后，英国各地参考其模式，安宁疗护得到了快速发展。英国卫生部将国民医疗保险体系纳入安宁疗护，建立相关制度加强对其监督。截止 2016 年，英国安宁疗护院约 220 家。由于英国政府重视，民众认知和参与程度高，服务模式多样化等特点，英国成为世界安宁疗护的典范。继英国之后，美国、澳大利亚、日本等 60 多个国家和地区相继开展了安宁疗护服务。1971 年，美国借鉴英国圣克里斯托弗医院模式建立了康奈狄哥安宁疗护院。1980 年，美国将安宁疗护纳入国家医疗保险法案，目前美国安宁疗护机构有近 3650 家，且从业人员素质较高，具备专业化服务水平。

在亚洲，日本是开展安宁疗护服务最早的国家之一。1981年，日本最早的安宁疗护医院圣立三方医院在浜松成立。同年厚生省发布了《临床医生指引》，规范化指导安宁疗护实践。

从历史发展的角度来看，安宁疗护的发展经历了三个阶段：①早期雏形为具有慈善和援助性质的"救济院"或者教会收容所；②20世纪60年代，安宁疗护机构的创办以及初期发展，标志着现代安宁疗护运动的兴起；③安宁疗护服务和各国医疗保健体系的接轨以及整合的新阶段。经半世纪的发展，安宁疗护实践和研究都获得了重要的进展。美国临床肿瘤学会（ASCO）就已建议将安宁疗护作为综合性癌症护理的常规部分。至2015年，全球已有136个国家/地区建立了安宁疗护机构，20个国家/地区将安宁疗护纳入医保体系。在目前，美国、加拿大、澳大利亚、英国等国家已形成较为完整的安宁疗护服务体系。

2. 中国历史发展现状 中国安宁疗护理念可以追溯到唐代的"悲田院"北宋时期所设立的"福田院"、元朝时期的"济众院"、明朝时期的"养济院"及清朝在北京设立的"普济堂"等。这些机构专门照护孤寡老人、残障人和穷人。这些机构的设置理念与西方安宁疗护有着异曲同工之妙，为国内安宁疗护的兴起和发展奠定了一定的前期基础。我国真正意义上的安宁疗护起步较晚，1986年《医学与哲学》上发表"hospice"——垂危患者医院一文，标志着我国的安宁疗护正式拉开序幕。中国现代安宁疗护起源于1988年7月，在美籍华人黄天中博士的资助下，天津医学院安宁疗护研究中心的成立，这是中国第一家安宁疗护专门研究机构，并且该中心还建立了中国第一家安宁疗护病房，成为中国安宁疗护发展史上重要的里程碑。同年，在上海也诞生了安宁疗护医院——南汇护理院。1990年在北京成立松堂医院。1992年5月首届东方安宁疗护国际研讨会在天津举办。本次研讨会得到了政府的重视，充分肯定了安宁疗护事业，并决定将其纳入全国医疗卫生事业发展规划，促进其健康发展。此后，安宁疗护获得了更多的社会关注，沈阳、南京、西安等城市相继开展安宁疗护服务。1998年李嘉诚基金会捐资于汕头大学医学院第一附属医院，设立全国首家宁养院，免费为晚期癌症患者提供镇痛、心理辅导和治疗指导等服务，推动了我国安宁疗护服务的发展。2006年4月中国第一个关注人的生命晚期生存状态的安宁疗护社会团体—中国生命关怀协会成立，标志着中国安宁疗护事业的发展迈出了历史性的一步。2010年成立生前预嘱协会，通过公益网站"选择与尊严（Choice And Dignity）"推广生前预嘱文本《我的五个愿望》，使民众通过生前预嘱实现"尊严死"，从而推动了安宁疗护的发展。

一系列政府政策的相继出台，标志着中国安宁疗护事业已经进入了发展的进入新阶段。2016年4月，全国政协第49次双周协商座谈会的主题是"推进安宁疗护工作"。2016年中共中央国务院印发《"健康中国2030"规划纲要》中提出"要重视全生命周期，实现从胎儿到生命终点的全程健康服务和健康保障，全面维护人民健康"。2017年2月，国家卫计委发布了《安宁疗护中心基本标准（试行）》《安宁疗护中心管理规范（试行）》和《安宁疗护实践指南（试行）》3个安宁疗护相关的指导性文件，为我国安宁疗护的发展指明了方向，成为我国安宁疗护事业发展的里程碑。2017年9月，我国选定了北京市海淀区、上海市普陀区、吉林省长春市、河南省洛阳市、四川省德阳市5个地区为安宁疗护试点，作为医改的优先项目，试点项目推动了我国安宁疗护政策的实施，为其他地区安宁疗护模式的探索提供了动力及方向。2018年7月，国家卫生健康委员会、国家发展和改革委员会等11部门联合印发《关于促进护理服务业改革与发展的指导意见》，指出需要全面推进安宁疗护工作，完善安宁疗护服务供给，这也是第一次多个部门联合发文指出发展安宁疗护的必要性及紧迫性。

经过二十多年的发展，安宁疗护事业取得了长足的进步，北京、天津、上海等地已具有较为完备的安宁疗护体系；李嘉诚基金会发起的"人间有情"全国宁养医疗服务计划，在全国各地已建立30多所安宁疗护机构；许多高校本科及研究生教学中增添安宁疗护教学内容；社会媒体也通过各种方式为社会公众普及安宁疗护的基本知识和必要意义。但是受传统思想文化的制约、经济水平的限制、安宁疗护从业人员水平素质参差不齐以及宣传力度缺乏等因素影响，社会公众目前对安宁疗护认知度依然不高，相对于安宁疗护体系比较完善的发达国家来说，中国安宁疗护发展依然缓慢。随着人口老龄化、疾病谱的改变，我国公众对死亡质量问题的意识逐渐增强，我国安宁疗护需求日益增大，但得到安宁疗护服务的人群明显落后于发达国家。由此可见，中国的安宁疗护事业亟待发展。

⊕ 知识链接

　　根据患者接受安宁疗护的地点通常可分为居家照护和住院照护两种模式。

　　住院照护指终末期患者住在医疗机构，如医院的姑息治疗病房、临终关怀院、护理之家、康复院等接受安宁疗护。目前，受我国国情的限制，以安宁疗护病房的形式居多，也得到国家政策的大力扶持。

　　居家照护模式指终末期患者住在家里，由家属提供基本生活照顾，由医疗机构工作人员定期巡诊，提供帮助，巡诊小组由经过专业培训的医生、护士、药剂师、营养师、理疗师、心理咨询师等多学科人员组成，为患者提供注射药物、伤口换药、疼痛控制、生活护理、心理支持等，志愿者可参与陪伴和提供支持。居家照护模式满足了一部分患者希望生命最后阶段能和家属在一起的愿望，且费用低，又能够缓解医院床位紧张的状况。

（五）安宁疗护的伦理意义

1. 有利于死亡观念的转变和生命价值的维护　死亡观念转变与安宁疗护的发展，二者之间的关系相互影响、相互促进。中华民族是一个有重生轻死传统观念的民族，国人普遍避讳谈论生死。在传统的死亡观念中，死亡是一件难以接受的事情，人们对之充满了畏惧与排斥。但是没有对死亡的正确认知，就不可能有对生存价值与人生意义的把握。积极的死亡观念会对安宁疗护的发展起到正向促进作用。同时，安宁疗护的普及可以使人们逐渐意识到死亡无法避免，它是生命过程的必然阶段，在临终阶段能够有亲人的陪伴，能够达成自己人生最后的心愿，无憾而有尊严地结束自己的生命，无疑是对自己人生的肯定，更是对生命价值与质量的维护，同时也促使死亡观念完成由"恐惧死亡"到"尊重死亡"再到"坦然面对死亡"的进一步改变和升华。

2. 有利于医疗卫生体系的完善和社会道德文明的进步　对于临终患者，以疾病治愈为目的逐渐转变为以控制症状为首要任务，以提高生活质量为目标的医学照护模式，而安宁疗护正是这种医学照护模式的具体实践。随着安宁疗护的社会关注度和认可度的提高，医务卫生工作者必将重新审视生命的意义以及对于临终患者的最佳救治方案，更好地实现从以疾病为中心过渡到以患者为中心的医学模式的转变。同时，安宁疗护要求医务人员应具有高度的同情心和责任感，对患者生命权利予以高度尊重，因此，这项工作必然促成医务人员高尚道德素质的养成和提高。安宁疗护唤起了每个家庭成员对处于临终期亲人的关爱，体现了相互关爱、同甘共苦等家庭美德。安宁疗护有助于促使整个社会形成对临终患者这一弱势群体进行关怀和帮助的伦理氛围，弘扬社会主义社会中人们相互尊重、平等和友爱的社会公德，体现人类社会文明的进步。

3. 有利于人道主义在医学领域的升华　英国圣乔瑟安宁疗护院院长汉雷特曾言：正如出生的过程一样，死亡的过程亦需要关心和照顾。比起临床治疗和护理，安宁疗护所体现的人道主义精神更加完善、彻底，在医学领域达到了一种新的高度。安宁疗护工作可以集结全社会的爱心力量，使患者在即将结束人生旅途时能够感受到爱的温馨，能够在医护人员及其家属的帮助下减轻身体及心灵上的痛苦，安详、坦然、有尊严地离去。同时，安宁疗护的对象不仅仅是患者，还包括患者的家属，使家属能更早地接受亲人离去的事实，早日从丧亲之痛走出来，回归到正常的工作生活中去。

4. 有利于节约医疗卫生资源 随着医学科学技术的不断发展，患者的死亡进程的减缓成为可能，不仅患者可以在生命支持技术下延长生命，甚至脑死亡的患者也可以维持濒死状态一段时间。这种人为的延长生命的方式，一方面增加临终患者的痛苦，另一方面也加重患者家属的经济负担，浪费大量医疗卫生资源。安宁疗护旨在减轻患者痛苦，正视生死，遵从死亡进程的客观规律，节约医疗卫生资源，有助于其合理分配利用。

三、安宁疗护的伦理要求

为满足临终患者的需要，更好的发展安宁疗护这一新兴学科，根据马斯洛的需要层次理论，可将安宁疗护的伦理要求归结如下。

（一）营造良好的生活环境，满足患者的生理需求

对于临终患者来说，死神随时会降临在身边，但在人生的最后阶段，他们依旧渴望有正常人的生活。满足患者的生理需求是安宁疗护的一项重要任务。对于预判已经进入安宁疗护阶段的患者，护士在日常诊疗护理中积极主动从患者本人和家属、朋友了解其对安宁疗护的认识和需求，在提供安静舒适的诊疗环境同时，对患者提出的客观需求和愿望，应尽可能协助并满足。

（二）耐心解答患者的问题，满足患者的安全需要

临终患者面对越来越临近的死亡难免会迷茫、会恐惧，他们不知死亡将经历怎样的苦痛，甚至对于死后的世界充满着幻想。医务人员应帮助患者及家属建立积极的生死观，克服对死亡的恐惧，认识到生老病死是人生必然规律，坦然直面和接受死亡。同时，患者经常会问及常人无法理解的问题，也会对于自己的病情过分关注。医务人员应耐心对待患者的每一个问题，通过积极沟通引导，安抚患者的情绪，满足其安全需要。

（三）理解患者的心理行为，实现爱与归属的需要

安宁疗护阶段的患者，在情绪心理层面会发生巨大的变化，其中也包含患者的家属。一部分患者会经历焦虑、恐慌、绝望、遗憾和不舍等交织复杂的负性心理过程。负性心理过程会促进患者病情恶化，甚至加速临终患者的死亡，积极、平和、坦然的情绪心态可使患者宁静、安详度过临终期。作为医务人员，要有忍让的态度和宽容的胸襟，努力做好本职工作，用行动感化患者，满足其爱与归属的需要。

（四）尊重临终患者的权利，满足患者的合理意愿

保护和尊重患者权利和人格是医务人员的责任和义务。医务人员在治疗中，要时刻注意保护患者的隐私、维护其尊严和人格，让患者感受到对生命的敬畏之心。一方面在不违背法律法规、医学伦理和诊疗规章制度的前提下，在患者仍有独立意识和思维的时候，应当尊重患者知情权和选择权，他们有权利对医疗、护理措施提出建议和要求、安排自己逝去后的相关事宜，甚至有权利选择以怎样的方式结束自己的人生；另一方面根据性别、年龄、文化水平、宗教信仰、情感倾向及生活习惯等的不同，满足其自尊心、情感、隐私及精神相关方面的需求，医务人员根据自己的理性判断，尽量满足其合理的意愿，经过与家属的沟通，满足其被尊重的需要，帮助癌症患者做到"安宁的生，静美的死"。

（五）倾听临终患者的心声，帮助其实现人生价值

部分临终患者对于人生的意义有着新的认识高度，他们希望能够在人生的最后阶段，实现自我价值，为社会献出最后一份力。有的患者会将部分遗产捐赠，有的患者会提出捐献自己的身体器官，医务

人员应该引导其审视过往、丈量生命的深度，积极与家属沟通协商，满足患者的愿望，帮助其实现自我价值。

（六）安抚临终患者的家属，帮助其早日走出阴影

安宁疗护的对象不仅仅是患者，还包括患者的家属。面对着亲人即将离去，对于家属也是一种沉痛的打击。医务人员应帮助患者家属适应患者病情的变化和死亡，给予充分的表达；同时我们要关注家属的情绪变化，适时对家属进行心理疏导与安慰，帮助家属早日走出丧亲阴影，缩短悲伤过程，减轻悲痛；协助处理后事，引导其接受死亡的现实，让其尽快回归到日常的学习、生活中。

目标检测

答案解析

一、选择题

A1 型题

1. 目前，我国应用的死亡标准是（　　）

　　A. 心肺死亡　　　　　　　B. 脑死亡　　　　　　　C. 心肺与脑死亡

　　D. 深度昏迷　　　　　　　E. 呼吸停止标准

2. 安宁疗护的目的在于（　　）

　　A. 积极治疗　　　　　　　B. 挽救生命　　　　　　C. 缓解不适或疼痛

　　D. 安抚患者　　　　　　　E. 安抚家属

3. 一位晚期胰腺癌患者承认已患绝症的现实，乞求治疗，延长生命。此患者处于心理反应的（　　）

　　A. 否认阶段　　　　　　　B. 愤怒阶段　　　　　　C. 协议阶段

　　D. 抑郁阶段　　　　　　　E. 接受阶段

4. 以下关于安宁疗护说法，错误的是（　　）

　　A. 安宁疗护不注重生命的延长，是对生命的不尊重

　　B. 安宁疗护淡化治疗观念，是因为生命的质量重于生命的数量

　　C. 安宁疗护把死亡看作一个自然的过程，因此主张既不加速也不延迟死亡

　　D. 安宁疗护要帮助患者没有痛苦地逝世

　　E. 安宁疗护服务对象包括患者及家属

X 型题

5. 脑死亡标准的伦理意义是（　　）

　　A. 有利于正确、科学地判断死亡　　　　B. 有利于安宁疗护的普及和推广

　　C. 有利于合理、有效地利用卫生资源　　D. 有利于器官移植的顺利开展

　　E. 有利于人工维持心肺功能

6. 安宁疗护的特点在于（　　）

　　A. 以临终患者为主要对象　　B. 家庭照料为中心　　　C. 以提高生活质量为目的

　　D. 全面护理为手段　　　　　E. 以医护人员为主导，社会志愿者为辅助

二、简答题

1. 脑死亡标准有何伦理学意义？

2. 简述安宁疗护的含义及其特点。

3. 安宁疗护有哪些伦理意义?

4. 安宁疗护有哪些伦理要求?

书网融合……

本章小结　　　　　微课　　　　　题库

第九章　护理科研伦理

PPT

📖 学习目标

知识要求：

1. 掌握　护理科研的伦理意义；人体试验的伦理规范。

2. 熟悉　护理科研、人体试验的概念及类型。

3. 了解　护理科研的特点、目的；人体试验的意义。

技能要求：

1. 能遵循护理科研的伦理规范开展研究工作。

2. 能理解人体试验中的伦理矛盾。

3. 能辨别护理科研中的不端行为。

素质要求：

1. 具有实事求是的态度和创新精神。

2. 能运用科研伦理基本规范开展护理科研活动。

医学研究是促使医务人员与学科前沿技术同步发展的基本条件，是保证医教研协调发展的必要条件。医务人员既要完成防病治病和服务社会的任务，还肩负着医学科研的重任。崇高的医学科研道德，是促进医学科学发展的重要因素。医务人员只有遵循科研医德的要求，才能在疾病发生、发展规律中，探寻保障人民健康、战胜疾病的有效方法和路径。📱微课

第一节　护理科研概述

➡ 案例引导

案例：一名护理学专业研究生一年级学生，经过一段时间学习以及在导师和同门的帮助下，掌握了选题和写论文方法，在课题组人员的努力下，半年后写出自己的第一篇论文并被护理核心期刊录用。但是，这篇论文的作者有五位都不是课题组的成员，而是这名研究生的朋友。

讨论：1. 该研究生的行为是否符合护理科研要求？

2. 该课题组人员进行护理研究有哪些伦理意义？

一、护理科研的概念及其目的

随着医学模式的转变，护理学越来越向专业化发展。在护理学专业化进程中，护理科研伦理成为推动护理学发展的重要动力；只有不断地进行护理科研并遵循伦理规范，护理学才能获得长足的发展。

护理科研（scientific research on nursing）是通过系统的科学探究，解释护理现象的本质，探索护理活动的规律，产生新的护理思想和护理知识，解决护理实践、护理教育、护理管理中的问题，为护理决

策提供可靠的、有价值的证据，以提升护理学科重要性的系统过程。护理科研的目的是认识和揭示疾病的发生、发展和转归的过程，提出护理的有效措施和方法并以此提高护理技术水平、促进人类健康、保证社会安定繁荣。护理科研伦理是促进护理科研发展的重要动力，是保证护理科研活动达到预期目的重要条件。

二、护理科研的特点及伦理意义

（一）护理科研的特点

护理科研是用科学的方法探索和解决护理领域的问题，维护和促进人类健康，提高人的生存质量和生存价值的实践活动。护理科研是推动学科发展的动力，护理科研除了具有一般科研的共同特征，如探索性、创造性、继承性、连续性以外，还有其自身的特点。

1. 研究内容广泛 《健康中国2030规划纲要》指出：健康是促进人的全面发展的必然要求，"共建共享、全民健康"是建设健康中国的战略主题。"以人民健康为中心"、立足全人群和全生命周期两个着力点，对护理人员的职责范围、护理工作的内容和组织形式等方面提出全新要求。护理学的研究内容以人、健康、环境和护理为基本要素，从医院扩展到社区，主要面向公共卫生问题、健康生态领域、智慧养老以及科技护理等领域，研究内容越来越广泛。随着医学科学的发展，护理研究也逐步走向全球化的道路，国与国之间、地域之间的合作日益增多，因此研究者应特别关注相关学科的最新发展，培养国际视野，树立全面、综合、客观的研究理念。

2. 研究对象复杂 一般自然科学的科学研究，可以在特定条件下，以相同对象重复实验，来获得对事物本质的认识。而与一般自然科学的研究不同，护理科研的主要对象是人，人的自然属性和社会属性决定了护理研究对象的复杂性。马克思指出："人的本质并不是单个人所固有的抽象物，在其现实性上，它是一切社会关系的总和，其复杂性十分突出"。首先人的生命是不可逆的，要求研究人员在科研过程中高度重视人的生命健康，具有较强的预见性和责任心。其次，人不仅具有生物学属性，还具有语言、思维、人际关系等社会属性，是有意识、有情感、有丰富内心世界、从事创造性劳动、过着社会生活的社会成员。因此，护理科学研究在关注患者疾病的治疗、护理过程的同时，也要关注疾病对患者、照顾者及家庭带来的各种变化，满足他们的生理、心理、社会、精神和文化等方面的需求。再次，由于人的生理、心理、社会文化背景差异很大，疾病的临床表现、治疗效果和护理干预的成效因人而异，在科研中很难获得完全一致的结果，这就增加了护理科研的难度。最后，由于人体试验研究必须经过动物实验，当实验证实对人体无害时，才能运用到人身上，这些都会增加护理科研的复杂性。

3. 研究方法多样 研究对象的复杂性决定了研究方法的多样性。护理研究的对象是人，研究成果又作用于人本身，对人的本质、规律的研究，单纯地用生物医学的规律、模式和方法难以阐明和解释，必须运用心理学、社会学、伦理学等许多人文学科的知识进行综合研究。除了运用一般的方法外，还要运用交叉学科的方法，例如临床观察、动物模拟实验、人体试验、群体调查和心理测验等。

4. 研究任务紧迫 随着新医科、新工科的发展和应用，人们对健康理念认知和健康需求不断提升，很多科研伦理难题接踵而来，给护理研究工作提出更新、更高的要求，护理研究人员要适应医学和社会的快速发展，采取合理、科学、有效、有序的预防和护理措施，使患者得到科学、优质的护理服务。社会环境、医学模式、疾病谱及健康需求的改变，迫切需要加强对护理基础理论和专科护理理论研究，发展新理论，丰富循证护理实践，是创新与发展护理学，提升学科专业地位和专业内涵发展的战略任务。

⊕ 知识链接

我国护理科学研究的真正开展和兴起与我国高等护理教育的发展密不可分。在此之前，护理学术期刊发表的论文大多是经验总结、工作体会，少有护理人员掌握科学的研究方法。自护理研究生教育开展以来，护理学科研究者队伍逐步形成，具有研究生学历，特别是博士学位的高层次护理人才已成为我国护理研究领域的中坚力量。2011 年，护理学成为一级学科后，政府部门、卫生机构、医学院校以及企业对于护理领域的科学研究认可度不断提高，且支持力度逐渐加大，涌现了一批代表性的护理科研工作者，广大护理人员的科研意识不断提高，科研选题新颖，科研项目注重解决专业核心问题，学科研究领域不断拓展，研究深度不断加强，研究项目的科学性和实用性越来越高，研究方法多样化，助推了护理学科的良好发展态势。

（二）护理科研的伦理意义

护理科研伦理是护理研究人员在科研过程中正确处理与受试者之间、与其他研究人员之间以及与社会之间各种关系时应遵循的行为规范的总和。护理科研伦理贯穿于科研的全过程，它为护理科学研究提供伦理支持，是开展护理科研的前提和保障。护理科研工作水平决定了护理学专业发展动力，而护理人员的职业素养是保证护理科研工作沿着正确的方向发展的重要条件。

1. 高尚的护理科研伦理能为护理科研指明方向 当今世界以科技进步和知识创新为核心的综合国力的较量日趋激烈，人才是推动社会文明进步、国家繁荣昌盛的重要力量，尤其高层次创新人才在国家科技乃至综合国力竞争中具有决定性作用。科研工作者的道德素养决定科学研究的方向，高尚的科研道德使科研工作者在科研活动中端正动机和方向正确，保证科研成果的真实性，使科研真正为人类健康服务，推动护理事业的发展。因此，护理科研人员必须具备纯正的科研动机和目的才能在科研道路上不迷失方向，这是护理科研最基本的道德修养。

2. 高尚的护理科研伦理能推动护理事业的进步 高尚的护理科研伦理能激发护理科研人员对自己所从事职业的热爱、认可和忠诚，创新护理，惠及全人类，认清自己的职业价值和找到自身价值，能最大限度地发挥其聪明才智，使其富有创造精神和奉献精神，为人类护理事业的发展作贡献。高尚的护理科研伦理能促使护理科研工作者相互尊重、团结协作、密切配合，营造和谐、民主、优良的科研环境，更加出色地完成护理科学研究。

3. 高尚的护理科研伦理是评价科研成果的重要标准 在护理科研领域中，评价科研成就的好与坏，不仅要考虑研究人员在科研上取得的成果价值，更应考虑科研人员的道德品质和研究成果本身的道德意义，依据科研道德来区分科研成果的价值，给予正确、客观的评价。宋朝司马光在《资治通鉴》中明确指出："才者，德之资也；德者，才之帅也。"也就是说才能是彰显品质的资本，品德是驾驭才能的统帅。古往今来，许多医学科学者都是集精深的学术造诣与高尚医德于一身的。我国明代医药学家李时珍，拒绝去朝廷当太医，宁愿访遍名医宿儒，收集民间验方，风餐露宿，冒死食毒，用毕生精力和心血编著了举世闻名的医学巨作《本草纲目》。他们用坚韧不拔、百折不挠、勇于献身医学科研的崇高精神，保证科研活动始终以促进人类健康和造福人类为神圣目的。

三、护理科研伦理要求

医学科研本质要求遵守相关医学伦理准则，是通过有关部门、机构切实规范以达到保障研究双方权益、造福人民健康的过程。而科研伦理在很大程度上代表了国家的社会文明程度、社会进步程度以及国家对弱势人群的保护、尊重程度。护理科研伦理是科研质量的前提和保障，护理科研工作者开展护理科学研究，要达到预期的科学研究效果，除具备良好的专业技术水平外，还必须遵循以下伦理规范。

（一）动机纯正，淡泊名利

纯正的动机、崇高的目的是护理科研伦理的灵魂，是保证科研工作沿着正确方向发展的前提。科学研究的目的和动机支配着研究人员的行为，贯穿于科研工作的始终。科研工作者只有拥有纯正的动机和目的，才能产生巨大的科研动力，不断地努力在科研道路上前行。从本质上来讲，科研伦理不仅反映科研人员应当遵守的道德准则和行为规范，而且还反映科研人员应当秉承的社会责任和价值观。在医学史上，许多科学家都把造福人类作为自己的道德准则，最突出的是居里夫人，当她和丈夫在极其艰苦的条件下克服重重困难发现放射性元素镭之后，有人劝他们申请专利，但居里夫妇却详尽无遗地公布提取镭的方法，而没有申请专利，她说：镭不应当使任何人发财致富，它是一种元素，它属于全世界。后来，镭在医疗行业中被广泛地应用，医治了众多患者，爱因斯坦对居里夫人有过这样的评价："第一流人物对于时代和历史进程的意义，在其道德品质方面，也许比单纯的才智成就方面还要大。"护理科研中只着眼于个人利益，计较个人得失，为一己私利而进行的科研，是违背科研伦理的。护理科研的目的和宗旨是促进患者的健康。科学着眼于求真，道德侧重于扬善。科研动机是否纯正，能否把解决人类疾病和健康问题放在首位，是鉴别护理科研道德与否的一块试金石。

（二）尊重科学，实事求是

著名科学家达尔文说"科学就是整理事实，以便从中得出普遍的规律或结论。"实事求是是科学研究的生命与灵魂。尊重科学、尊重事实、服从真理，对于从事生命科学研究的人来说尤其重要。护理科研人员必须具备严谨的科学态度、严格的科学作风、以严密的科研方法去探索、追究科学的真谛。科研伦理是科学共同体所认同的基本道德规范，同时也是科研人员需遵守的行为规范。在临床护理科研工作中，任何有意或无意地歪曲事实，都可能严重损害人的健康，甚至危及生命安全。2005年，韩国"克隆之父"黄禹锡在《科学》杂志上发表的论文因胚胎干细胞的照片存在相同或相似之处而引发争议。在医学科研中任何的伪造、篡改、剽窃都是不端行为。科学研究的不端行为不但损害受试者的利益，阻碍科学的发展，而且严重损害研究者的诚信和声誉，影响公众对科学研究和科学家的信任。因此，加强科学不端行为的监督和管理是十分必要的。尊重科学、实事求是、保证研究结果的真实性，是研究者的基本道德，也是护理人员提高科研能力的基础。

（三）团结协作，相互尊重

团结协作、尊重同道是护理科研道德的重要规范。现代医学、护理科研活动已进入群体创造的时代，任何一个重大科研项目的开展、重大突破，都是群体合作的结果。2015年我国首位获得诺贝尔生理学或医学奖的药学家屠呦呦，在获奖后接受采访时说："这是中医中药走向世界的一项荣誉。它属于科研团队中的每一个人，属于中国科学家群体。"护理科研中团队的跨学科、跨区域合作越来越多科研过程的各个环节都离不开多学科、多专业人员的通力合作，因此在护理科研实践中，研究人员应正确看待合作中的学术争论，坚持百花齐放、百家争鸣、真理面前人人平等的原则，做到学术民主、合理竞争、自由公正，最大限度地提高科研效率。

（四）开拓创新，勇于进取

"创新是一个民族的灵魂"。护理科研伦理规范是推动护理学科健康发展的前提。科研工作如果没有创新，就失去存在的价值。科研方面要有创新，应该掌握现代科学发展的趋势，加强学科、相关学科与跨学科的研究，这对学科的发展具有巨大的推动力。研究表明，护士创新能力的提高能够改善照护质量、缩短住院时间、减少医疗费用。面对新的诊疗模式、新的照护需求，护理专业人员必须运用创新思维应对突发事件，通过创新活动解决护理难点问题。随着信息技术的发展，虚拟仿真技术（VR技术）

可以激发护士的创新思维，将临床实践获得的理论知识应用于创新实践中。大力倡导开发应用各类"互联网＋"教育等信息手段，培养护士的创新能力，如利用微信公众号、学科交叉技术创新平台等，进行线上交流、资源共享，开展临床护理创新能力的培养和应用技术培训。信息化技术将融入护理各学科领域，培育护士的创新能力，不断融入新理念、新技术，拓宽护士的视野和眼界。因此，护理科研工作者要具备创新精神、创造意识、坚实的知识素质、良好的心理素质及意志品质，具有默默奉献、不懈钻研的精神，才能克服种种困难，推动护理科学的发展。

第二节　护理科研中的伦理问题与要求

科学研究目的是通过诚实的实施研究、报告和出版研究结果等产生科学知识。在护理研究的各个阶段，都应该坚持客观、公正、诚实的原则。随着经济、社会发展，科研人才、高素质人才对科技伦理的需要以及社会团体对科研中的伦理问题的关注不断增加。2019 年 7 月，中央全面深化改革委员会第九次会议审议通过了《国家科技伦理委员会组建方案》，指出科技伦理是科技活动必须遵守的价值准则。政府通过组建国家科技伦理委员会，加强统筹规范和指导协调，推动构建覆盖全面、规范有序、导向明确的科技伦理治理体系，完善制度规范，健全治理机制，强化伦理监管，细化相关法律法规和伦理审查规则，规范各类科学研究活动。

一、科研选题与申请立项中的伦理问题与要求

（一）科研选题与申请立项中的伦理问题

其伦理问题主要表现在功利心强，只选有利于个人利益的题目或方向，或保守落后的观念选题；随意杜撰、编造课题前期研究基础，或夸大科研项目的和意义，故意隐匿科研项目实施中存在的负面影响；选题违背自然规律，主观臆断；窃取同行的项目申请方案等。

（二）科研选题与申请立项中的伦理要求

科研选题应符合国家、社会和人民的需要及利益；要综合考虑主客观条件；选题要有创新性、科学性、实用性和可行性；课题负责人要熟悉和掌握国内外最新的学术动态，要高瞻远瞩；项目申请时提供的材料真实可靠。科研选题和立项是开展科学研究的第一步，只有正确的科研选题和立项，才能使护理科研顺利开展。

二、科研实施过程中的伦理问题与伦理要求

（一）科研实施过程中的伦理问题

科研设计不合理、不清晰，违反科研的科学性；隐瞒事实真相，采用欺骗、诱惑或强迫的手段取得受试者的同意；任意编造、篡改或拼凑数据、夸大或捏造实验观测结果；科研经费的使用不当等。

（二）科研实施过程中的伦理要求

科研设计要按照研究目的、研究类型以及统计学原则进行，按照科研程序进行；实验过程要严格按照设计要求、实验步骤和操作规范进行实验，确保实验的数量和质量要求；遵循受试者知情同意原则，对受试者的个人信息保密；要求真实准确的记录实验数据，不可任意去除实验中的任何阴性反应，要善于分析比较，在实验过程中，任何废弃与自己主观愿望不一致的数据，假报成果，剽窃别人成果等都是违背科研伦理的行为；制定科研经费的管理和监督制度。

三、科研论文发表中的伦理问题与伦理要求

（一）科研论文发表中的伦理问题

抄袭、部分窃取他人或完全剽窃他人的研究成果；引用文献不注明出处；论文署名不依据研究贡献大小排序；投稿时一稿多投；将尚不成熟的研究成果提前发表；借助名人之名发表论文等。

（二）科研论文发表中的伦理要求

论文的撰写要以真实的研究为基础，对于那些为了职称晋升等个人利益窃取他人成果的行为要坚决抵制；论文的署名要依据科研贡献大小安排署名顺序；尊重他人劳动成果，引用别人的研究结果需注明文献来源；严格规范论文发表程序，严格做到不一稿多投。

四、科研成果鉴定与应用中的伦理问题与伦理要求

（一）科研成果鉴定与应用中的伦理问题

科研成果进行同行鉴定或资助部门验收时，评议人有偏见或利益冲突，刻意贬低或夸大研究价值，作出不切实际的评议结果；通过媒介对科研成果加以夸张的宣传等。

（二）科研成果鉴定与应用中的伦理要求

在科研成果鉴定和应用中，评议双方应不谋私利，实事求是地评议科研成果，严格按照成果鉴定或验收的程序进行；科研人员应提供真实、可靠的资料供评议方调查研究；严格科研纪律，健全科研管理机制和评价机制。

第三节　人体试验中的伦理

⇒ 案例引导

案例：20 世纪早期，美国著名心理学家丹尼士为了证实意识形成及其与社会生活环境的关系，悄悄地进行了一次特殊实验。丹尼士从孤儿院里选择了 40 余名正常婴儿，分别放入被严格控制隔离的箱房内，完全失去与人和社会交往的一切可能。经过几年的喂养，这 40 名婴儿全部变成痴呆儿不能恢复。实验从一个方面证明了社会生活环境是每个有正常大脑结构的个体（新生儿）意识形成的必备条件这个科学的论断。

讨论：1. 该心理学家的行为是否符合伦理原则？

2. 进行人体试验需要遵循哪些伦理原则？

一、人体试验的含义

人体试验（experimenting on human being）也可称为人体研究，是以人体作为受试对象，用科学的实验方法，在控制与对照的条件下对受试者进行精密的观察和研究，以验证实验效果并在此基础上发展为新知识和新技术。人体试验是医学研究成果从动物实验到临床应用的中介，是生物医药科技进步的必经环节，是医学存在和发展的必要条件。任何经过动物实验的新药物、新仪器和新的治疗方法，最后都经过人体试验才能进入临床应用。如何辨析和选择人体试验中隐含的伦理价值问题，如何依据伦理学原则实施临床科学实践，是一个摆在科研工作者和社会公众面前不可回避的、具有不同认识的伦理问题。

二、人体试验的意义及类型

（一）人体试验的意义

从医学发展历史看，没有人体试验就没有医学发展。如今人类虽然攻克了一个又一个医学难题，但当面临新的疾病谱或为提高诊断技能、提高生命质量而采取新药物、新技术、新方法时，仍要经过人体试验确定其是否有效、不良反应的大小、是否安全、能否在临床中应用和推广。临床人体试验旨在探求、增加和改善临床医学知识、方法和手段。医学的产生与发展史表明，人体试验在医学科学研究以及医学产生与发展中具有极其重要的价值，它既是医学产生发展的基础条件，更是推动医学不断发展进步的重要环节与手段。然而，用人做试验必然涉及个人权利和社会利益之间的矛盾，治疗价值与科学价值、生存压力与生命健康、复杂的受试者构成与受试者保护工作体系的不健全之间的矛盾等伦理难题。因此，要求在实验需要与伦理道德之间找寻平衡点，使人体试验在保障受试者免受伤害的前提下规范开展。

（二）人体试验的类型

人体试验就其性质上，可分为以下 6 种类型。

1. 天然实验（natural experiment）　是不受研究者控制、在天然条件下进行的人体试验。如战争、水灾、地震、瘟疫、核泄漏以及疾病高发事件等对人体造成的影响或伤害，由此自然发生或演进而进行的实验研究。此类人体试验的设计、过程、手段和后果都不受人为的控制与干预，相反还是出于医学动机进行的有益工作，因此不付任何道德代价。

2. 自体实验（autologous experiment）　研究者因担心实验会对他人带来不利影响，或者试图通过实验亲自感受以获取第一手资料，或者由于其他原因而在自己身上进行试验。如我国著名"青蒿素"的研制，就是屠呦呦等人采用自体实验而获得的。此类实验有结果准确等优点，但具有一定的风险，体现了科研人员探索真理的崇高献身精神。《科技日报》对屠呦呦的评价：扛得住 190 次失败，做得了试药"小白鼠"。屠呦呦一直在跟青蒿素的具体问题打交道。抗疟药的研发，就是在和疟原虫夺命的速度赛跑。中国中医科学院中药所原所长姜廷良说，重任委以屠呦呦，在于她扎实的中西医知识和被同事公认的科研能力。人们常讲，好奇心是科学家研究的第一驱动力。但在当时的历史背景下，支撑屠呦呦坚持下来的，是责任与担当。屠呦呦那时常提的就是国家培养了她，她也得为国家作贡献。"国家交给你任务，就努力工作，把任务完成。"接受任务后，屠呦呦翻阅古籍，寻找方药，拜访老中医，对能获得的中药信息，逐字逐句地抄录。在汇集了包括植物、动物、矿物等 2000 余内服、外用方药的基础上，课题组编写了以 640 种中药为主的《疟疾单验方集》。正是这些信息的收集和解析铸就了青蒿素发现的基础。

3. 志愿实验（voluntary experiment）　指受试者在对实验的目的、方法、意义、风险等信息充分知情的前提下自愿参加的实验研究。受试者可以是患者，也可以是健康人或社会志愿者。此类实验有益于人类医学领域研究，又出自受试者意愿，但实验者应承担对受试者的道德责任。

4. 强迫实验（forced experiment）　指在一定的政治或外力压迫下，强迫受试者接受自己不愿意参加的人体试验。如第二次世界大战中，德国纳粹强迫战俘进行的截肢、绝育等人体试验。这种人体试验违背了受试者的意愿，不仅侵犯了受试者的人身自由，而且可能对受试者造成严重的身体和精神的伤害。不论后果如何，实验者在道德和法律上都会受到谴责和制裁。

5. 欺骗实验（deception experiment）　指通过向受试者传达假信息的方式，引诱或欺骗受试者参加的人体试验。这种人体试验侵犯了受试者的知情同意权，损害了受试者的利益，是不道德的，实验者应该受到道德的谴责。

6. 试验性治疗（experimental treatment） 通常指病情严重的患者在常规治疗无效时所采用的一种尝试，或者诊断不明而通过试验性治疗效果作出诊断。不论试验性治疗的结果好坏，实验者一般不受道德谴责。

三、人体试验面临的伦理矛盾

随着医学的发展，生物医学技术应用日益广泛，而相应的临床试验又要以人体为研究对象，这必然牵涉到受试者的权利尊重与保护问题，引发许多伦理矛盾，具体表现如下。

1. 社会公益和受试者个人利益的矛盾 以社会公益为目的的实验动机符合科研道德，但它却是一种心理活动，具有内在性特点，不易判断，如是否隐含个人追求名利或实验即使对医学科学发展有利，但存在对受试者造成伤害，这就要求科研人员有高度的伦理学认识及科研道德素养。对人体试验的动机和目的的评价必须首先考虑受试者的现实利益和治疗意义，其次才是考虑医学知识的进展和积累。医务人员的使命是维护人类的健康，人体试验是实现这一使命的重要手段之一。社会公益和受试者利益，从根本上来说是一致的。实验者应坚持受试者个人利益第一的原则，当社会公益和受试者的个人利益发生冲突时，社会公益必须让位于受试者个人利益，这是人体试验最首要的伦理原则。

2. 自愿与强迫的矛盾 平常所说的人体试验都是自愿的，即在受试者知情同意的情况下，明确实验目的及后果，自愿接受实验。但也常见到有些实验者利用诱人广告招募受试者，甚至有些实验者为了个人利益，故意夸大患者病情，诱使患者同意参加试验。另外如未成年人、昏迷患者等弱势群体，由于缺乏自主决定能力，通常由监护人或代理人代为作出决定，也包含着强迫的成分。这些都说明人体试验中存在着自愿与强迫的矛盾。

3. 主动与被动的矛盾 在人体试验过程中，由于受试者不懂医学知识和实验程序，往往处于被动位置。实验者明确实验的目的和方法，对实验设计和研究因素有一定控制能力，处于主动位置，为了保护受试者的利益，就要求实验者对实验过程中可能出现的严重危害受试者健康的问题，作出充分的准备及应对急救措施。

4. 受试者权利与义务的矛盾 在人体试验过程中必须尊重受试者的权利，受试者有权选择是否参加人体试验，有权选择中途是否退出实验等，实验者不得干涉。但每一个公民都有支持医学科学发展的义务，一旦受试者权利与义务发生矛盾时，要充分尊重受试者权利。

5. 继续实验与终止实验的矛盾 实验过程中如果出现突发情况，无论受试者本人是否感到意外或危险存在，实验者都应立即终止实验。在实验过程中，受试者有权利并且无需任何理由在实验的任何阶段要求中止实验，实验者不得以各种理由干涉和拒绝受试对象中止实验。

四、人体试验的伦理要求

科学的人体试验是保障人类健康、促进医学发展的重要手段。然而，由于人体试验涉及许多道德和法律问题，为了避免滥用人体试验，医学科研工作者应遵守以下伦理原则。

（一）医学目的原则

医学目的原则是人体试验的最高宗旨和根本原则。人体试验的目的是为了维护和增进人类健康，促进医学科学的发展，提高诊疗水平和护理质量。凡是符合这一目的的人体试验才是道德的。为了谋求个人私利或某集团利益，假借科研名义而忽略受试者的权利进行的任何背离医学目的的人体试验都是不合乎科研伦理规范的，甚至会触犯法律，损害了受试者的健康利益。因此，人体试验开展之前，必须对实验动机进行严格审查。在尊重受试者的生命及个人自由意志的前提下，符合医学目的的人体试验应具备以下几个条件：①用人体试验获得的知识很重要，而且是不能用其他的方法或技术得到的；②研究者必须有进行人体试验的资格；③已完成动物或尸体的实验；④人体试验有得无失或得大于失或至少得失相当。

（二）知情同意原则

知情同意原则是人体试验的基本伦理原则。1946年《纽伦堡法典》首次提到"受试者的自愿同意绝对必要"，明确了受试者的知情同意权。2013年新修订的《赫尔辛基宣言》以及2016年国家卫计委发布的《涉及人的生物医学研究伦理审查办法》也都把受试者的知情同意视为其核心内容之一。不同于常规治疗，在医学人体试验中施行于受试者的技术、药物或者器械的有效性、安全性都未获确证，受试者面临的风险较常规医学诊疗更大，对知情同意权的制度需求更迫切。并且实验者在进行人体试验前要充分告知受试者研究的目的、方法、预期的益处和潜在的危险，以及可能出现的不适，在受试者充分理解有关研究信息的基础上自由决定是否参与实验，同时保证受试者具有自由选择在实验任何阶段退出研究的权利。知情同意是一个完整的概念，包含两层含义即知情权和同意权，同意是以知情作为前提，同意是知情的结果。任何用欺骗、劝诱或劝诱手段取得的同意，都是不符合知情同意原则的。如果受试者本人缺乏或丧失行使知情同意权的能力，如未成年人、昏迷患者等，应由其家属、监护人或代理人代替其行使该权利。贯彻执行知情同意权，既是对受试者权益的尊重，也是对研究人员的保护。

（三）有利无伤害原则

鉴于人体试验的手段、措施以及实验操作者操作的失误或者不当，都有可能会对受试者生命与健康造成侵害与危险的事实。为了切实保护受试者的生命健康与安全，人体试验必须坚持对受试者的有利无伤害原则。这包括两层含义：一是解除或减轻受试者痛苦，减少经济上的支出；二是不给受试者带来可以避免的痛苦、损害、残疾和死亡。人体试验必须以维护受试者利益为前提，不能因为医学研究而损害受试者的个人利益。具体表现在以下几方面：①人体试验进行之前必须先完成动物实验，确认实验的安全性后才能开展人体试验；②研究设计要合理，并能充分预测实验过程中可能出现的风险，如果实验有可能会对受试者造成严重伤害，无论实验意义如何重大，该项实验都不能进行；实验过程中要有充分的安全措施来确保将不良影响降低到最小；③实验过程中收集的受试者的资料要保管好，保证他们在参与研究过程中所提供的信息不会被用作本研究目的以外的用途，避免患者的权益受到侵害，如个人隐私被泄露。此外，对于儿童、老年人、智力障碍者、精神障碍者等弱势群体人群要给予特殊保护。

（四）伦理审查原则

所有涉及人体试验的医学护理研究项目都必须经过伦理审查委员会的审查，伦理审查的目的是保护受试者的权利，规范学术行为。1996年，美国公共保健服务机构首次发布声明："以人为研究对象的研究，必须经伦理委员会审查。"伦理审查委员会依据相关规定，从科学性和伦理性两个方面，对人体试验的设计、实施及其结果进行审核、评判、批准、指导和监控，从而保证研究对象的人权、安全和健康。伦理委员会包括至少5名具有不同文化、经济、教育、性别和种族等背景的成员，有的成员需要具有特殊领域的专长，有的成员来自伦理、法律等非科学领域，要求至少一人不是研究机构的成员。在我国，伦理审查委员会（Institutional Review Board, IRB）的成员要求从生物医学领域和管理学、伦理学、法学、社会学等社会科学领域的专家中推举产生，并且应当有不同性别的委员，少数民族地区应考虑少数民族委员。伦理委员会的职能包括审查研究方案以维护和保护受试者的尊严及权益、确保研究不会将受试者暴露于不合理的危险之中、对已批准的研究进行监督和检查，及时处理受试者的投诉和不良事件。

医学研究者应当坚持尊重、不伤害和有利等伦理原则，坚持造福人类的医学目的原则，不能进行仅满足好奇心的实验，即使是正当的实验，也应当选择最佳的实验方案，尽量减少对受试者的伤害。人的生命是至高无上的，任何人都无权伤害和践踏生命。在人体试验中，当受试者的生命健康权与其他权利发生冲突时，生命健康权始终是第一位的。人体试验必须以科学的方法达到发展医学、增进人类健康和社会进步的目的，必须坚持将受试者的利益放在首位的基本伦理原则。

⊕ 知识链接

《纽伦堡法典》（1946年）又称为《纽伦堡十项道德准则》，是世界上第一个关于人体试验研究的国际伦理准则，提出人体试验必须遵守的十项基本原则。《赫尔辛基宣言》（1964年）于第18届世界医学会大会通过，该宣言制定了涉及人体对象医学研究的道德原则，是世界医学界进行涉及人的科学研究所应遵循的最重要、最权威的伦理文件和行为指南。1982年，世界卫生组织和国际医学科学组织理事会联合发表《人体生物医学研究国际指南》，对《赫尔辛基宣言》进行了详尽解释。2007年，国家卫生部颁布实施《涉及人的生物医学研究伦理审查办法（试行）》，旨在规范涉及人的生物医学研究和相关技术的应用，保护人的生命和健康，维护人的尊严，尊重和保护人类受试者的合法权益。

答案解析

目标检测

一、选择题

A1 型题

1. 下列不属于护理科研的目的的是（　　）

　　A. 认识和揭示疾病的发生、发展和转归的过程

　　B. 提出护理的有效措施

　　C. 提高护理技术水平

　　D. 阻碍社会进步

　　E. 促进人类健康

2. 我国于（　　）颁布实施《涉及人的生物医学研究伦理审查办法试行》

　　A. 2003 年　　　　　　　　B. 2006 年　　　　　　　　C. 2008 年

　　D. 2007 年　　　　　　　　E. 2009 年

3. 最能体现护理科研人员高尚情操的人体试验是（　　）

　　A. 天然实验　　　　　　　　B. 自体实验　　　　　　　　C. 强迫实验

　　D. 欺骗实验　　　　　　　　E. 志愿实验

4. 人体试验最早的伦理法典是（　　）

    A. 《纽约堡公约》　　　　　　　　　B. 《贝尔蒙报告》

    C. 《悉尼宣言》　　　　　　　　　　D. 《人体生物医学研究指南》

    E. 《赫尔辛基宣言》

5. 以下关于科研选题与申请立项行为正确的是（　　）

    A. 片面强调个人兴趣、名利与个人胃口相结合

    B. 争着做交易获取个人名利的项目

    C. 选题应符合科学发展需求

    D. 对难以突破或难有名利可得的项目弃之不顾

    E. 申请科研立项时虚构前期研究基础，或窃取同行申请方案

X 型题

6. 在下列属于护理科研的目的的是（　　）

    A. 认识和揭示疾病的发生、发展和转归过程

    B. 促进人类健康

    C. 提高护理技术水平

    D. 保证社会安定繁荣

    E. 促进护理学科发展

7. 护理人员在护理科研中严格遵守的道德规范是（　　）

    A. 尊重科学、实事求是　　　　　　B. 团结协作、合理竞争

    C. 动机纯正、淡泊名利　　　　　　D. 开拓创新、勇于进取

    E. 封锁垄断资源

8. 下列关于护理研究实施过程的道德要求，叙述正确的有（　　）

    A. 暗示实验对象反映自己所希望的情况

    B. 客观的观察和记录

    C. 尊重实验结果

    D. 服从实验事实

    E. 按照实验设计的要求

9. 人体试验中的伦理道德有（　　）

    A. 知情同意原则　　　　　　　　　B. 医学目的原则

    C. 公平原则　　　　　　　　　　　D. 有利无伤害原则

    E. 伦理审查原则

二、简答题

1. 简述护理科研的伦理要求。

2. 简述人体试验面临的矛盾。

三、案例分析题

    王丽是一名护理学专业研一的学生，在课题组中跟着导师、师姐们一起进行社区老年人养老课题研究。某天，王丽想了一个自认为比较具有可行性的文章题目去和导师沟通，导师听完王丽的汇报后问她，"这个题目符合老年人的权益和伦理要求吗?"王丽恍然大悟，国家最近出台了一系列养老相关政策，自己还没完全读懂政策。

提问：1. 王丽做科研需要遵循哪些护理科研伦理？

2. 护理研究生进行科研选题以及申请科研项目会有哪些伦理要求？

书网融合……

本章小结　　　　　微课　　　　　题库

第十章　护理管理伦理

PPT

　　护理管理是医院管理的一个重要组成部分。从医院人员构成上看，护理人员约占医院总人数的三分之一，占卫生技术人员的二分之一，是医院诊疗技术工作中的基本队伍，对提高医疗护理质量起着重要作用。从医院管理程序和过程上看，从门诊到病房，从急诊室到观察室，从手术室到供应室，从诊疗、检查、处理到饮食、起居、环境，每个环节都有大量的护理管理工作且具有十分重要的地位。从各系统联系程度来看，护理工作与医生之间、与医技科室之间、与总务后勤科室之间以及与预防保健工作都有着广泛的联系，并对这些系统工作施以较大的影响。因此，从一定意义上讲，护理管理的水平是衡量医院科学管理水平的标志之一。

第一节　护理管理伦理概述 📱微课1

一、概述

（一）护理管理的含义

　　管理是指一定组织中的管理者通过实施计划、组织、领导、协调、控制等职能来协调他人的活动，使其同自己一起实现既定目标的活动过程。美国护理学家 Swansburg 指出："护理管理是有效地利用人力和物力资源，以促进护理人员为患者提供高质量护理服务的过程。"美国护理管理专家 Gillies 指出："护理管理是护理人员为患者提供照顾、关怀和舒适的工作过程，"并认为"护理管理的任务是通过计划、组织以及对人力、物力、财力资源进行指导和控制，以达到为患者提供有效而经济的护理服务目的。"世界卫生组织（WHO）曾指出："护理管理是为了提高人们的健康水平，系统地利用护士的潜在能力和有关其他人员、设备和社会活动的过程。"护士贯穿于整个护理工作中，既是医疗的提供者，又是医疗的协调者，护理管理就是以提高护理质量和工作效率为主要目的的活动过程。

（二）护理管理的特点

1. 系统性 管理学是从一般原理、一般情况的角度对管理活动和管理规律进行研究，是研究所有管理活动中的共同原理的基础理论科学，是各门具体的或专门的管理学科的共同基础。护理管理是医院管理系统的子系统，而医院又处在社会环境之中，是社会系统中的一个有机组成部分。因此，护理管理必须应用管理学的原理和方法指导工作、思考问题，要求把医院的护理人员、技术、设备和信息等当作一个大系统来对待，进行优化组合，将护理的诸多要素有效地组织起来，进行协调控制，以相对较少的人力和物力，获取最大的价值。同时，系统论强调整体与局部、局部与局部、整体与外部环境之间的有机联系，护理管理可以从系统论的角度出发，将科室与护士、护士与患者、护士与护士之间有机联系起来，调动各方面的积极性，充分发挥护理人员的主观能动性。

2. 专业性 护理管理要结合护理专业的特点来进行。护理工作的质量直接关系到患者的安全、治疗效果和身体康复，它具有自身独特的理论知识和技术规范，具有较强的专业科学性、服务性和技术性。护理管理旨在结合护理专业的诸多特点，围绕护理服务宗旨，强化护理服务措施，保证护理目标的达成。同时，加强护理队伍建设，培养出思想政治工作作风、职业风范、心理素质等方面都过硬的护理队伍。

护理质量管理必须建立完善的护理质量管理体系，各级护理人员层层负责、全员参与，用现代科学管理方法，提供最优质的护理服务。护理质量管理中，对于患者的每个护理环节都离不开质量标准要求，如护理技术操作的质量标准、病房管理的质量标准、危重患者的护理质量标准等。因此，护理管理者在进行效果评价中如果仅凭主观臆断来实施评价显然是不科学的，只有通过明确的目标体系进行量化考核，才能作出准确的评价。

3. 综合性 护理管理是对管理理论和护理实践加以综合应用的过程。护理管理者应该学习管理学理论知识，具备完善的知识结构，并将该知识运用于护理实践中，同时管理学的理论是来源于管理实践活动，并且可为管理实践活动提供指导。要做好护理管理工作，提高管理效率，管理者必须综合各种影响因素，掌握多学科知识。

4. 实践性 护理管理的目的是运用科学的管理方法来解决实际的临床护理问题。能够灵活运用管理知识和管理技能，做到在原则基础上的灵活性、在非常情况下的应变性，强调在实践中发挥管理人员的创造性，并因地制宜地采取措施，为有效地运行管理创造条件。

（三）护理伦理在护理管理中的作用

护理管理的核心是对人的管理，关键是协调人际关系，使护理人员团结一致。只有每一位护理人员把工作做好，护理质量才有保障。护理伦理道德的实质在于：尊重人的生命、尊严和权利，为个人、家庭和公众提供高质量的健康服务。因此，护理伦理是护理管理的前提和基础，在护理管理中具备极其重要的作用。在护理实践中，如何正确认识和遵循护理伦理道德，重视护理伦理道德的修养，是一名合格的护理工作者的必备条件。

1. 护理伦理在护理管理中的导向作用 护理伦理为护理人员衡量自身护理行为提供了标准。如果护理人员违背了这些基本的伦理规范，就会受到舆论的谴责；反之，则会受到大家的共同赞誉。这种通过善恶评价造成的舆论和良心意识，具有较大的行业导向作用，保证护理人员严格遵守护理工作标准，以高度的责任感为患者服务，全面提高护理质量。

2. 护理伦理在护理管理中的凝聚作用 一个组织要想生存和发展，必须具有凝聚力。凝聚力的形成一是有赖于法律的强制作用来调节组织成员的行为，二是依靠伦理道德的自律作用，使组织成员自觉地调节自己的行为。伦理道德的自律作用出自人们内心的情感和信念，道德所形成的情感可以通过人与人之间的交流和传递，在潜移默化中建立起和谐友好的人际关系。所以，良好的护理伦理能够使护士的思想情感和行为趋向协调一致，形成强大的凝聚力。

3. **护理伦理在护理管理中的激励作用**　护理伦理道德建设可以使护理人员建立是非分明的善恶评价标准，产生扬善弃恶的情感，坚定护理工作的信心以及为护理事业奋斗终生的强大道德责任感和克服困难的顽强意志，从而激发护理人员的工作热情和开拓进取的积极性、创造性，使广大护理人员自觉尊重和爱护患者，引发人的内在动力，朝向所期望的目标前进。通过目标导向，护理人员产生有利于组织目标的优势动机，以良好的服务态度和工作作风实现护理管理目标，从而提高整体效率。

二、护理管理者的伦理素质

管理者的基本素质是管理者应具备的基本条件，是工作方法与工作艺术的基础，在培养、选拔和评价一名护理管理者时，护理管理者的素质是一个重要依据。护理管理者的素质是指从事管理工作所需的最基本的思想政治觉悟、知识结构、专业技能、身心健康等，作为一种道德规范，是人类高尚的情操体现。对护理管理者的伦理要求主要有以下几点。

1. **护理伦理对于护理工作的重要性**　护理伦理的掌握是决定护理质量的重要因素，是实施护理管理的重要基础，也是护理学科的基础和发展动力。学习护理伦理学就是学习历代医家及近现代中外护理先驱者的宝贵经验，树立科学的世界观、人生观和道德观，以德施护，加强人文社会科学知识学习，全面提升人文素质，提高人文关怀能力，将护理职业精神、护理伦理准则内化于心、外化于行，落实在每一个护理实践行为中。

2. **提高护理伦理认知力**　护理伦理认知力即护理管理者对护理伦理相关理论知识的认识、理解和掌握的程度。护理管理者必须充分了解护理伦理基本原则、护理人员的权利与义务、患者的权利与义务等方面知识，坚持终身学习、与时俱进，注重知识更新，强化专业素养，增强岗位胜任能力，始终确保为护理对象提供高质量的护理实践。

3. **护理伦理决策力在护理工作中的作用**　护理伦理决策指在护理工作中的伦理决策，即从护理伦理的角度来思考问题，作出恰当的、符合护理伦理的决定，是护理伦理理论、原则和规范等在护理工作中的运用和贯彻。作为护理管理者，担负着各层级的护理计划、决策、组织、协调和控制职能，掌握人、财、物的管理权，其决策水平的高低对护理事业的建设和发展有着举足轻重的作用。

三、护理管理的伦理要求

护理质量管理是护理管理的核心和永恒主题，提高护理质量是护理管理的根本任务。根据实际情况，建立严格、科学的护理规划和各项护理质量标准，是进行有效护理质量管理的前提。护理质量目标本身既包含着专业技术指标，又蕴含着道德责任。坚持质量标准、提高护理质量是护理管理伦理的核心，也是护理人员共同奋斗的目标。

护理管理者有组织、有计划、有步骤地实施各项护理任务，必须维护护理管理制度的严肃性和权威性，明确岗位职责，准确无误地贯彻护理程序，任何一个环节失误都会影响护理质量和医疗效果。要体现"以患者为中心"的管理，使护理道德原则、规范贯穿在护理的始终，及时发现、解决存在的问题，进行专题讨论或评价，既严格掌握原则，又实事求是，强化安全意识，防范差错事故。

（一）**护理管理者应诚实守信、恪尽职守**

诚信是中华民族的传统美德，也是每个人必备的品质。人们总说"一诺千金"，即答应承诺别人的事，就如千金般贵重，一定要兑现。从这个流传千年的成语里，就能看到"诚信"在中国的传统美德中占据的重要地位。护理管理者应真实地了解和反映客观事实，真诚地表达自己内心的思想和情感，坚持以诚立身、以诚待人，不因个人利益得失而弄虚作假。只有这样，护士和患者才会对管理者产生信任感和依赖感，管理才会得心应手、事半功倍。其次为"信"，护理管理者应信守诺言，履行自己应承担的义务。具体到临床实践中，与护士建立诚信、团结、合作、高效、和谐的团队关系，遵守与患者的每一句承诺，就会得到信任和拥护。

同时，护理管理者应恪尽职守，尽自己最大的努力，忠于护理事业，努力坚守自己的岗位，认真履行岗位职责，做好本职工作。护理管理者的职责就是按照护理发展规划，管理好人、财、物、信息、空间和时间，使护理团队有效运转，达到组织的目标；而护理管理的职责范围涉及医院和社区的治疗、护理，直接关系到人民群众的健康，也关系到全体护士的切身利益。在古人看来，诚信就是一个人立身处世的根本。孔子讲"人而无信，不知其可也。大车无輗，小车无軏，其何以行之哉？"就是说，人如果没有信用，那真不知道怎么能行于世、立足于社会，没有了诚信就像是大车没有了马和车身相接的木销子，小车没有车杠与横木相接的销钉，还能靠什么行走呢？因此，管理者应以强烈的事业心、高度的责任感，积极、主动、认真地工作，不断树立管理者的威信。

（二）护理管理者应实事求是、锐意创新

锐意进取、改革创新，对新生事物秉持开放、理性、包容的态度，是当今的社会共识。人们总是对于符合事物发展规律、具有强大生命力和远大前途的新生事物抱有更高期待。在护理管理工作中应坚持解放思想、实事求是，应从我国的国情、医药卫生体制改革、医院护理管理的实际情况出发，坚持理论联系实际，以求真务实的精神，针对自身情况积极调研，找出护理管理问题的规律性和特殊性，按照实际情况确定护理管理的思路和具体方法，而不是简单地照搬国外的或者其他医院的护理管理经验。

同时，护理管理者应具有评判性思维，不因循守旧，时常反省管理工作及自身的不足之处，及时纠正医院和护理队伍中的不正之风；积极进取、开拓创新，不断推动护理新业务、新技术得以开展；鼓励和支持护士通过科学研究、调查、实验等方法，创新与拓展护理理论和护理技能，并应用于日常护理工作中，提升临床护理水平。只有做到实事求是、锐意创新，才能体现对工作、对患者高度负责的态度，这是护理管理的基本伦理要求。

（三）护理管理者应宽容大度、任人唯贤

古有鲍叔牙对管仲的知遇和推崇，最终让"管鲍之交"成为代代流传的佳话。诸葛亮七擒孟获，把智慧和宽容演绎得淋漓尽致，赢得一方长治久安。宽容是一种强大的力量，它能化害为利、化敌为友。宽容往往能够使人吸取教训，重新审视自己的行为，宽容是一份接纳，海纳百川，不计前嫌，以博大的胸怀包容一切。宽容是同事之间和谐的桥梁。护士犯错时，护理管理者拿出宽容的态度，真诚地指出他们的缺点及错误，给他们一个知错、认错、改错的机会，往往会起到事半功倍的效果。俗话说："过犹不及"，有时候制约太多、束缚太紧，反而不利于发展。

以人为本的理念强调把人的因素放在第一位，重视处理人与人的关系，创造条件尽可能发挥人的能动性。要强调和重视人的作用，就要善于发现人才、培养人才和使用人才，树立新的人才观念、民主观念、行为观念和服务观念，做好对人的管理。"用人必考其终，授任必求其当。"要选贤任能、知人善用，要任人唯贤而不是任人唯亲。将合适的人放在适合的岗位上是实施有效管理的首要问题，要充分认识护士的价值，发掘其潜力，做到量才适用、人尽其才；同时要做到人员的动态管理与调整，使其不断地发挥作用。

（四）护理管理者应民主管理、以人为本

民主管理是相对于绝对服从权威的管理而言的，即管理者在"民主、公平、公开"的原则下，科学地将管理思想进行传播，协调各组织各行为达到管理目的的一种管理方法。因此，民主管理既符合人们的心理要求或"以人为本"的管理思想，也是管理者所追求的一种管理艺术。让护士参与建立管理制度，参与民主评议，征求护士的意见，听取建议，分析和解决广大护理人员反映的问题，充分发挥各级护士长及护士的作用，调动积极性，使整个护理团队团结一致，共同为实现管理目标和任务作出贡献。

管理的核心是人，管理的动力是人的积极性，一切管理均应以调动人的积极性，做好人的工作为根本。每个管理者必须明确，要做好整个管理工作，管理好资金、技术、时间、信息等，就必须紧紧围绕做好人的管理工作。这是管理工作的基础，使全体人员明确整体目标、自身职责以及相互之间的关系，从而主动地、创造性地完成自己的任务。护理管理是对人的管理，在管理活动中重视人的因素的决定性作用，把人作为管理的中心，充分发挥每个人的聪明才智，让护士参与管理，提高其工作的积极性和主动性，激发工作热情。

（五）护理管理者应团结互助、和谐友善

护理团队协作精神能激发团队成员的凝聚力和积极性，提高护理工作质量。团队精神能推动团队运作和发展，培养团队成员之间的亲和力，有利于提高整体效能。在繁忙的护理工作中，患者多而不乱，工作忙而有序，再大的护理难题，护理团队都能共同努力解决问题，进而增强护理成员团队的协作意识。良好的护理团队协作有利于提高患者的满意度。

对和谐的追求是管理的价值和目标。管理中的和谐包括每个被管理者身、心的和谐，包括相关人员人际和谐、部门和谐、人与环境的和谐。在护理管理中，和谐原则首先是指所有护理人员及其相关部门的协调，即共同行动，根据要求协调多方的行为；其次是护理人员之间亲密和谐，关系融洽；再次是护理人员与患者及其家属和谐。护理管理者提高沟通和协调能力，对此至关重要。和谐的前提是尊重。尊重并理解护士，保障社会、法律和医院赋予护士的权利，是护理管理工作的基本伦理要求。护理管理者应与护士建立相互尊重、相互理解、相互信任的人际关系，尊重护士的人格、价值、知识、能力和劳动，以平易近人的态度、平等待人的风格，充分实现管理者与被管理者在思想上的沟通和情感上的交融。

（六）护理管理者应遵纪守法、公正廉洁

护理管理者应自觉遵纪守法，严格执行各项规章制度。带头尊崇法治、敬畏法律，带头了解法律、掌握法律，带头遵纪守法、捍卫法治，对于违背伦理道德原则的不正之风要坚决反对并加以纠正。同时，护理管理者还有督促、检查下级护士遵章守纪的职责，带领护士弘扬高尚医德，严格自律，不索取和非法收受患者财物。护理管理者还应引导护士尊重患者，关爱生命，遵守伦理道德，尊重患者的知情权和隐私权，为患者保守秘密。

在护理管理实践中，公平原则很重要，管理者应公平正直、不谋私利，以公正合理的态度对待每一位护士，做到一视同仁，制度面前人人平等。人都有受到公平对待的要求，护士也不例外。一般而言，如果他们感受到公平，就会心情舒畅，增加工作热情；反之，如果干多干少一个样，干与不干一个样，就会增加心理压力，降低工作效率。管理公平的具体做法包括：①为护士提供均等的发展机会，如职称晋升、外出学习以及竞争管理岗位等；②确保信息渠道通畅，涉及护士切身利益的政策、制度等及时、准确告知；③激励要公平，不公平将影响护士的工作效率和工作情绪，取得同等成绩或犯同等错误的护

士，一定要得到同等层次的奖励或处罚；④完善监督机制，建立能保障公正原则得以实施的机制。

第二节　护理管理中的伦理与法律问题 ⓔ微课2

⇒案例引导

　　案例：患者，女，65 岁，因"冠心病"收治于心内科，日间行输液治疗过程中因需更换液体按呼叫铃，实习生张某主动要求去为患者更换液体，但该实习护士自行来到病房后，未进行任何查对便进行了更换液体的护理操作，5 分钟后该患者发现液体瓶签上并非自己名字，便再次按响了呼叫铃。

　　讨论：请根据所学内容对该事件进行分析。

一、护士执业资格的伦理与法律问题

　　为维护护士的合法权益，规范护理行为，促进护理事业发展，保障医疗安全和人体健康，维护护士人格尊严和人身安全不受侵犯，2008 年，我国颁布并实施《中华人民共和国护士条例》，同时对护士的法律资格作了规定。

（一）护士的执业资格

　　护士是指经执业注册取得护士执业证书，依照《中华人民共和国护士条例》规定从事护理活动，履行保护生命、减轻痛苦、增进健康职责的卫生技术人员。护理工作必须由具有护士资格的人来承担，才能保障人民群众的就医安全和护理质量。要取得护士资格，必须通过国务院卫生主管部门组织的护士执业资格考试，取得《中华人民共和国专业技术资格证书》，向拟执业地省、自治区、直辖市人民政府卫生主管部门提出申请，并经护士执业注册后才能从事护理工作。

　　申请护士执业注册，应当具备以下条件：①有完全民事行为能力；②在中等职业学校、高等学校完成国务院教育主管部门和国务院卫生主管部门规定的普通全日制 3 年以上的护理、助产专业课程学习，包括在教学、综合医院完成 8 个月以上护理临床实习，并取得相应学历证书；③通过国务院卫生主管部门组织的护士执业资格考试；④符合国务院卫生主管部门规定的健康标准；⑤护士执业注册申请，应当自通过护士执业资格考试之日起 3 年内提出；逾期提出申请的，还应当在符合国务院卫生主管部门规定条件的医疗卫生机构接受 3 个月临床护理培训并考核合格。申请护士执业注册的，应当向批准设立拟执业医疗机构或者为该医疗机构备案的卫生主管部门提出申请。收到申请的卫生主管部门应当自收到申请之日起 20 个工作日内作出决定，对具备本条例规定条件的，准予注册，并发给护士执业证书；对不具备本条例规定条件的，不予注册，并书面说明理由。护士执业注册有效期为 5 年。护士在其执业注册有效期内变更执业地点的，应当向批准设立拟执业医疗机构或者为该医疗机构备案的卫生主管部门报告。收到报告的卫生主管部门应当自收到报告之日起 7 个工作日内为其办理变更手续。护士跨省、自治区、直辖市变更执业地点的，收到报告的卫生主管部门还应当向其原注册部门通报。护士执业注册有效期届满需要继续执业的，应当在护士执业注册有效期届满前 30 日向批准设立执业医疗机构或者为该医疗机构备案的卫生主管部门申请延续注册。收到申请的卫生主管部门对具备本条例规定条件的，准予延续，延续执业注册有效期为 5 年；对不具备本条例规定条件的，不予延续，并书面说明理由。

（二）权利和义务

1. 护士执业，有按照国家有关规定获取工资报酬、享受福利待遇、参加社会保险的权利。任何单位或者个人不得克扣护士工资，降低或者取消护士福利等待遇。

2. 护士执业，有获得与其所从事的护理工作相适应的卫生防护、医疗保健服务的权利。从事直接接触有毒有害物质、有感染传染病危险工作的护士，有依照有关法律、行政法规的规定接受职业健康监护的权利；患职业病的，有依照有关法律、行政法规的规定获得赔偿的权利。

3. 护士有按照国家有关规定获得与本人业务能力和学术水平相应的专业技术职务、职称的权利；有参加专业培训、从事学术研究和交流、参加行业协会和专业学术团体的权利。

4. 护士有获得疾病诊疗、护理相关信息的权利和其他与履行护理职责相关的权利，可以对医疗卫生机构和卫生主管部门的工作提出意见和建议。

5. 护士执业，应当遵守法律、法规、规章和诊疗技术规范的规定。

6. 护士在执业活动中，发现患者病情危急，应当立即通知医师；在紧急情况下为抢救垂危患者生命，应当先行实施必要的紧急救护。

7. 护士发现医嘱违反法律、法规、规章或者诊疗技术规范规定的，应当及时向开具医嘱的医师提出；必要时，应当向该医师所在科室的负责人或者医疗卫生机构负责医疗服务管理的人员报告。

8. 护士应当尊重、关心、爱护患者，保护患者的隐私。

9. 护士有义务参与公共卫生和疾病预防控制工作。发生自然灾害、公共卫生事件等严重威胁公众生命健康的突发事件，护士应当服从县级以上人民政府卫生主管部门或者所在医疗卫生机构的安排，参加医疗救护。

（三）不得在医疗卫生机构从事诊疗技术规范规定的护理活动的情况

《护士条例》第二十一条明确规定，医疗卫生机构不得允许下列人员在本机构从事诊疗技术规范规定的护理活动：①未取得护士执业证书的人员；②未按规定办理执业地点变更手续的护士；③护士执业注册有效期届满未延续执业注册的护士。在教学、综合医院进行护理临床实习的人员应当在护士指导下开展有关工作。

1. 试用期护士 是指具有护理专业毕业证，并通过了护士执业资格考试，等待办理执业注册的新入职护士，或新调入有护士执业资格证还未进行执业地点变更的护士。试用期护士虽具备了一定的护理专业理论知识和技能，但尚未成为法律意义上的护士，没有独立执业资格，会影响临床护理质量，引起护理安全隐患。护理管理者应安排他们在注册护士的监督、指导下开展护理工作，不能安排他们独立上岗，否则被视为无证上岗、非法执业。

2. 实习护士与见习护士 实习护士是已经完成了理论课学习，尚未取得护士执业资格，到医院参加生产实习的护理专业学生。实习护士在进行临床实践的活动中，必须按照卫生行政主管部门的有关规定，在执业护士的严密监督和带教下，为患者实施护理。见习护士是在理论课学习的过程中，到医院实地观察临床护理实践的护理专业学生。见习护士在医院中，不能进行任何护理操作。

无论是实习护士，还是见习护士，医院必须严格执行相关条例和制度的要求，严格带教、明确职责。①实习、见习护士进入临床前，应进行岗前教育，明确其职责范围和权限，如脱离带教老师的监督擅自开展护理工作，应按制度进行处罚，如发生了差错则应自行承担法律责任；②安排责任心强、临床护理经验丰富、具有带教资格的执业护士进行带教；③明确带教老师责任，如实习护士操作中发生差错，除本人要承担一定的责任外，带教老师也应承担相应的法律责任。

护士在执业活动中有下列情形之一的，由县级以上地方人民政府卫生主管部门依据职责分工责令改正，给予警告；情节严重的，暂停其 6 个月以上 1 年以下执业活动，直至由原发证部门吊销其护士执业证书。

（1）发现患者病情危急未立即通知医师的。

（2）发现医嘱违反法律、法规、规章或者诊疗技术规范的规定，未依照本条例第十七条的规定提出或者报告的。

（3）泄露患者隐私的。

（4）发生自然灾害、公共卫生事件等严重威胁公众生命健康的突发事件，不服从安排参加医疗救护的。

护士在执业活动中造成医疗事故的，依照医疗事故处理的有关规定承担法律责任。

护士被吊销执业证书的，自执业证书被吊销之日起 2 年内不得申请执业注册。

二、护士执行医嘱的伦理与法律问题

医嘱是医生根据病情和治疗的需要对患者在饮食、用药、化验等方面的指示。医嘱是指医师在医疗活动中下达的医学指令。医嘱内容及起始、停止时间应当由医师书写。医嘱内容应当准确、清楚，每项医嘱应当只包含一个内容，并注明下达时间，应当具体到分钟。医嘱分为长期医嘱、临时医嘱和备用医嘱三类。内容包括护理常规、护理级别、饮食种类、体位、各种检查和治疗、药物名称、剂量和用法等。执行医嘱是护士在护理工作中应当履行的一项重要职责，是护士对患者实施治疗、护理措施的依据。由于医嘱由医师下达，护士核对并执行，在此过程中应注意以下伦理和法律问题。

（一）正确执行医嘱

医嘱的正确实施是确保患者诊断、治疗和护理准确无误的前提条件。在执业过程中，护士应当准确、及时、有效地执行医嘱，不得无故不执行医嘱或者随意篡改医嘱。

医嘱系统是医生实现对患者信息数字化管理的系统，医生可对患者的病历、诊断、治疗、处方和医疗医嘱、病程记录、会诊、转科、手术、出院等进行存储和查询，医嘱处理是医疗执行的关键环节，充分体现严肃性和法律效应。医生在系统内录入医嘱，护士通过工作站核实医生下达的医嘱，确认无误后进行校对、执行。对有疑问的医嘱及时向医师提出，严防盲目执行。处理完毕后将各种执行单、医嘱单、服药单打印，方便查验，长期医嘱更改时需重新打印执行单。执行医嘱做到"六个"正确，即正确的药名、时间、对象、剂量、途径及给药方式。医嘱执行后，护士要密切观察治疗效果与不良反应。对因各种原因所致患者未能及时用药者应及时报告医师，并做好相关记录；过敏性药物的医嘱未做皮试前不予执行，皮试后，应在电脑端填写皮试执行时间、皮试结果。执行医嘱时应遵循先急后缓、先临时后长期的原则，根据医嘱类别合理处理医嘱。医师无医嘱时，护士一般不得给予对症处理；遇到患者病情危重，必须立即进行抢救而医师尚未到场时，护士应当立即实施必要的紧急救护，如心肺复苏、给氧、吸痰、建立静脉通道等，待医师到达后，护士立即汇报抢救情况并积极配合医师进行抢救；同时，应做好详细记录，并请医师及时补开医嘱。

（二）执行口头医嘱的相关要求

下达和执行口头医嘱有严格的条件限制，仅限于紧急抢救或手术时执行。但在实际工作中，不严格执行此规定，开立口头医嘱或电话医嘱的事情时有发生，护士擅自执行是违反规定，不执行又可能影响患者的治疗以及医护关系。因此，护士要严格按照规章制度执行，同时做好沟通协调，慎重执行口头医嘱。

1. 在非抢救情况下，护士不执行口头医嘱及电话通知的医嘱。

2. 急危重症患者抢救过程中，医师下达口头医嘱后，护士须向医师复述一遍，双方确认无误后方可执行。

3. 在执行口头医嘱给药时，需请下达医嘱的医师再次核对药物名称，剂量与给药途径，以确保用药安全。

4. 抢救结束后医师应及时补记所下达的口头医嘱，保留使用过的空安瓿，需经两人核对记录后方可弃去。

5. 在接到电话报告重要检验结果时，接听护士需对检验结果进行复述，确认无误后方能记录。

6. 特殊药物如剧毒、麻醉药物等不能执行口头医嘱或电话医嘱。

（三）问题医嘱拒绝执行

在医嘱处理、执行过程中，护士如发现医嘱违反了法律、法规、规章制度或者诊疗技术规范的，有权利拒绝执行；如护士怀疑医嘱存在错误，应向下达医嘱的医师提出，并与其沟通，未能达成一致的，有权利拒绝执行；如护士明知该医嘱可能给患者造成损害，甚至酿成严重后果，却仍然执行了错误医嘱，护士将与医师共同承担所引起的法律责任。

临床工作中，护理伦理学的基本原则在问题医嘱的处理上给护士指明了方向。①护士要强化自身的理论知识和技术，有能力分辨正确的医嘱与问题医嘱；②要协调处理好医护关系，发现问题医嘱时以医护同心的角度与医师沟通，通过良好的沟通解决出现的问题，避免问题医嘱的再次出现；③如医师不能接受，则要尊重患者的权利，坚决拒绝执行医嘱，并向护士长及科主任汇报；④如果护士拒绝执行错误或疑似错误的医嘱而遭到医师斥责甚至强制要求执行时，管理者要予以干预并妥善处理问题医嘱引发的一系列问题。

三、护理文件相关的伦理与法律问题

护理文书是病历资料的组成部分，书写内容应当与其他病历资料有机结合，相互统一，避免重复和矛盾。书写护理文书应当客观、真实、准确、及时、规范。按照记录形式，分为纸质文件和电子文件；按照记录内容，包括体温单、各种护理评估单、护理记录单、转运交接单等。护理文书既是医护人员观察诊疗效果、调整治疗护理方案的重要依据，也是衡量护理质量的重要资料，是病历的重要组成部分。护理文件的书写应当符合伦理要求，遵守法律规定。

（一）规范书写护理文件

护理电子病历系统是以电子化方式记录患者就诊信息的系统，涉及患者信息的采集、存储、传输、质量控制、统计和利用。护理电子病历是医疗机构的举证材料，因此安全性特别重要。护士经用户名和密码登录进行书写，只能修改自己的记录，不得将本人的电子病历账号和密码交由其他人使用。应遵循账号专人专用；谁记录、谁负责的原则，不得拖延或提早记录，更不能漏记、错记，以保证记录的时效性，维持最新资料。如因抢救急重症患者未能及时记录的，有关医护人员应当在抢救结束后6小时内据实补记。

护理记录的内容必须在时间、内容及可靠程度上真实、无误，通常使用中文，通用的外文缩写和无正式中文译名的症状、体征、疾病名称等可以使用外文。对患者主诉和行为应进行详细、真实、客观的描述，不应是护理人员的主观解释和有偏见的资料。护理记录必要时可成为重要的法律依据，因此应是临床患者病情进展的科学记录，并且记录者必须是执行者，记录的时间应为实际给药、治疗、护理的时间，而不是事先安排的时间。

护理记录应有连续性，重点突出，简明扼要，应使用医学术语和公认的缩写，避免笼统、含糊不清或过多修辞，以方便医护人员快速获取所需信息。患者出现病情恶化、拒绝接受治疗护理或有自杀倾向、意外、请假外出、并发症先兆等特殊情况，应详细记录并及时汇报。

病历书写采用 24 小时制记录，电子文件书写后，由相关的护士电子签名或打印后本人签名，字迹须清晰且容易辨认。实习生或试用期护士书写的护理记录，应由持有护士执业资格证的带教老师审阅、修改。进修护士书写的护理文件应该由上级护士审查、修改。

（二）妥善保管护理文件

《医疗机构病历管理规定》中指出，要加强医疗机构病历管理，保证病历资料客观、真实、完整。中华人民共和国国务院令第 701 号《医疗纠纷预防和处理条例》里明确规定医疗机构及其医务人员应当按照规定填写并妥善保管住院日志、医嘱单、检验报告、手术及麻醉记录、病理资料、护理记录等病历资料。患者要求查阅、复制条款规定的病历资料的，医疗机构应当提供。护理文件是护士从事护理工作是否合乎法律规范的重要档案和证据，必须按照规定妥善保管。

1. 各种医疗与护理文件按规定放置，记录和使用后必须放回原处。

2. 必须保持医疗、护理文件的清洁、整齐、完整，防止污染、破损、拆散、丢失。

3. 患者及家属不得随意翻阅医疗与护理文件，不得擅自将医疗护理文件带出病区；因医疗活动或复印、复制等需要带离病区时，应当由病区指定专门人员负责携带和保管。

4. 医疗与护理文件应妥善保存。各种记录保存期限如下。

（1）体温单、医嘱单、护理记录单、各类评估单、知情同意书、检查单等作为病历的一部分随病历放置，患者出院后送病案室长期保存。

（2）门（急）诊病历档案的保存时间自患者最后一次就诊之日起不少于 15 年。

（3）病区交班报告本由科室保存 1 年，以备需要时查阅。

5. 患者本人或其代理人、死亡患者近亲属或其代理人、保险机构有权复印或复制患者的门（急）诊病历、住院日志、体温单、医嘱单、化验单（检验报告）、医学影像检查资料、特殊检查（治疗）同意书、手术同意书、手术及麻醉记录单、病理报告、护理记录、出院记录以及国务院卫生行政部门规定的其他病历资料。

6. 发生医疗事故纠纷时，应于医患双方同时在场的情况下封存或启封死亡病例讨论记录、疑难病例讨论记录、上级医师查房记录、会诊记录、病程记录、各种检查报告单、医嘱单等，封存的病历资料可以是复印件，封存的病历由医疗机构负责医疗服务质量监控的部门或者专（兼）职人员保管。

7. 患者出院后，病历资料中的护理文件应当及时整理归档，避免遗失或不全。凡进入病案室后的病历不得再借出进行重新修改。对于纳入归档病历的护理文件，应按照《医疗机构病历管理规定》的要求严格管理；医疗机构应健全病历等相关资料的保管制度，建立、健全病历借入、借出的书面登记管理，任何人不得随意涂改病历，严禁伪造、隐匿、销毁、抢夺、窃取病历。未纳入归档病历的护理文件如输液单、医嘱执行单等也应妥善保存，以便查阅。

（三）护理文件的法律作用

作为病历的重要组成部分，护理文件是法庭的重要证据之一，若医院与患者发生医疗纠纷，护理文件则成为判定医疗纠纷性质的重要依据。因此，护理管理者及护士应对护理文件的法律效力有敬畏心，一旦依据客观事实完成后，不得随意涂改、伪造、隐匿甚至销毁，否则，卫生行政部门将根据情节轻重给予警告、行政处分或者纪律处分，甚至吊销执业证书的处理。《医疗纠纷预防和处理条例》第四十五条规定，医疗机构篡改、伪造、隐匿、毁灭病历资料的，对直接负责的主管人员和其他直接责任人员，由县级以上人民政府卫生主管部门给予或者责令给予降低岗位等级或者撤职的处分，对有关医务人员责令暂停6个月以上1年以下执业活动；造成严重后果的，对直接负责的主管人员和其他直接责任人员给予或者责令给予开除的处分，对有关医务人员由原发证部门吊销执业证书；构成犯罪的，依法追究刑事责任。

患者有权复印或者封存其病历。《医疗机构病历管理规定》第十九条规定，医疗机构可以为申请人复制门（急）诊病历和住院病历中的体温单、医嘱单、住院志（入院记录）、手术同意书、麻醉同意书、麻醉记录、手术记录、病重（病危）患者护理记录、出院记录、输血治疗知情同意书、特殊检查（特殊治疗）同意书、病理报告、检验报告等辅助检查报告单、医学影像检查资料等病历资料。《医疗事故处理条例》第十六条规定，发生医疗事故争议时，死亡病例讨论记录、疑难病例讨论记录、上级医师查房记录、会诊意见、病程记录应当在医患双方在场的情况下封存和启封；封存的病历资料可以是复印件，由医疗机构保管。同时，一旦发生医疗纠纷时，医护人员应积极配合，提供所需的材料。《医疗事故处理条例》第二十八条规定，负责组织医疗事故技术鉴定工作的医学会应当自受理医疗事故技术鉴定之日起10日内通知医疗事故争议双方当事人提交进行医疗事故技术鉴定所需的材料。医疗机构提交的有关医疗事故技术鉴定的材料应当包括下列内容：①住院患者的病程记录、死亡病例讨论记录、疑难病例讨论记录、会诊意见、上级医师查房记录等病历资料原件；②住院患者的住院志、体温单、医嘱单、化验单（检验报告）、医学影像检查资料、特殊检查同意书、手术同意书、手术及麻醉记录单、病理资料、护理记录等病历资料原件；③抢救急危患者，在规定时间内补记的病历资料原件；④封存保留的输液、注射用物品和血液、药物等实物，或者依法具有检验资格的检验机构对这些物品、实物作出的检验报告；⑤与医疗事故技术鉴定有关的其他材料。

四、药品管理的伦理与法律问题

临床护理工作中最常见的一项工作就是给药，能否准确地给药直接关系到患者的治疗效果，而药品管理则是护理管理者的一项重要职责。护士是药品管理的末梢环节，要熟练掌握各类药物的管理要求，在给药过程中树立慎独精神，遵循安全、有效、经济的用药原则，及时观察及报告不良反应，确保用药安全。《中华人民共和国民法典》第一千二百二十三条规定，因药品、消毒产品、医疗器械的缺陷，或者输入不合格的血液造成患者损害的，患者可以向药品上市许可持有人、生产者、血液提供机构请求赔偿，也可以向医疗机构请求赔偿。患者向医疗机构请求赔偿的，医疗机构赔偿后，有权向负有责任的药品上市许可持有人、生产者、血液提供机构追偿。

（一）基数药品管理

为了加强药品管理，保证药品质量，患者的治疗用药一般由中心药房根据医嘱直接配送；为了使患者得到及时有效的治疗，临床科室也会储存一定数量的基数药品。基数药品管理应注意以下几点。

1. 基数药品的种类及数量，由科室申请，医务处、护理部及药剂科确定。

2. 基数药品实行动态管理，定期清点、检查；同类药品应按失效期先后排列，并有明确标记，先进先出，防止过期失效。

3. 根据药品种类与性质（如注射药、内服药、外用药、消毒剂等）分别定位存放，做到标识清楚、专人负责；对包装相似、药名相似、一品多规或多剂型药物分开存放，并有明晰的警示。

4. 防止药品变质，发现有沉淀、污染、变色、瓶签与瓶内药品不符、标签模糊或有涂改时，不得使用。

（二）急救药品管理

急救药品是危重患者抢救的必备药品。一般存放于急救车第一层或者急救箱内。急救药品管理应注意以下几点。

1. 急救药品应定品种、定数量、定存放位置，并建立急救药品目录清单，工作人员不得擅自挪用。

2. 急救药品应设专用抽屉，护士均应熟悉每种药品存放位置，确保抢救时争分夺秒。

3. 急救药品应专人管理，定期核查、清点，确保处于备用状态。

4. 应定期检查药品质量，防止积压变质；如发生沉淀、变色、过期、药品标签与盒内药品不符、标签模糊或涂改应及时更换。

5. 抢救结束后，应及时清点、补齐药品，以备使用。

（三）毒麻药品管理

毒麻药品包括麻醉药品、第一类精神药品等。为加强麻醉药品和精神药品的管理，保证麻醉药品和精神药品的合法、安全、合理使用，《麻醉药品和精神药品管理条例》针对毒麻药品管理进行了规范。作为临床护士，主要接触的是用于晚期癌症或手术后镇痛等患者的部分毒麻药品，应严格药品的保管、使用、领取、交接、登记等制度，保证用药安全。毒麻药品管理应注意以下几点。

1. 毒麻药品的种类及数量，由科室申请，医务处、护理部及药剂科确定，设基数卡，签字盖章后生效。

2. 毒麻药品应设专柜存放，专人加锁管理，不得与其他药品及物品混放。

3. 建立使用登记本，注明患者姓名、床号、药名、剂量、批号、使用时间，护士正楷签名。

4. 必须按医嘱使用，医师开医嘱及专用处方后方可给该患者使用，使用后保留空安瓿。

5. 领药时必须凭毒麻药专用处方、空安瓿、患者及护士身份证明，才能领取。

6. 一次注射未用完的药量，要登记余量后销毁并由两人签字。

7. 毒麻药品应班班交接，并用正楷签全名，做到五查：即查基数、药品数、使用本、交班本、处方数量是否相符。

（四）高危药品管理

高危药品是指使用不当会对患者造成严重伤害或死亡的药物。临床常见的高危药品主要包括高浓度电解质、高浓度葡萄糖、医疗用毒性药品、放射性药品等。高危药品引起的差错不常见，但一旦发生则后果非常严重。高危药品管理应注意以下几点。

1. 普通病区原则上不得存放高危药品；如确为治疗需要，高危药品的种类及数量，由科室申请，医务处、护理部及药剂科确定，设基数卡，签字盖章后生效。

2. 高危药品应单独存放在标有醒目标识的专用存储箱内，并做好交接。

3. 护士调配和使用静脉用高危药品时必须注明"高危"，有双人核对并签字。

4. 在使用高浓度药物时，应认真核对患者姓名、病历号、药品名称、药品剂量及给药途径等5项内容，同时做好使用登记，确保药品使用安全，签字盖章后生效。

知识链接

护理伦理在护理管理中的应用

护理伦理学在临床护理中可以帮助护患之间建立良好的沟通渠道和提高护士的自身社会责任感。在护理过程中，护理人员要不断地学习和积累相关的知识与技能，并将其运用到实际的工作中，以促进患者的康复，同时也要加强护士的专业培训。

答案解析

目标检测

一、选择题

A1 型题

1. 下面不属于护理管理特点的是（　　）
   A. 系统性　　　　　　B. 专业性　　　　　　　　C. 综合性
   D. 实践性　　　　　　E. 协调性

2. 提高护理质量是护理管理的（　　），护理质量目标既包含着（　　），又蕴含着（　　）
   A. 必备条件　专业技术指标　执行力
   B. 首要任务　管理水平　道德责任
   C. 根本任务　专业技术指标　道德责任
   D. 根本任务　护士的能力目标　管理者的管理水平
   E. 首要任务　专业技术　职业道德

X 型题

3. 下列关于执行口头医嘱描述正确的是（　　）
   A. 非紧急情况下可执行口头医嘱
   B. 急危重症患者抢救过程中可执行口头医嘱
   C. 执行口头医嘱给药时需请下达医嘱的医生再次核对药物名称、剂量和给药途径
   D. 使用特殊药品可以执行口头医嘱
   E. 抢救结束后须在 2 小时内补写记录

二、简答题

1. 简述护理伦理在护理管理中的作用。
2. 简述书写各项医疗、护理记录的基本要求。
3. 急救药品管理应注意哪些内容？

书网融合……

本章小结

微课1

微课2

题库

第十一章　护理伦理思维与决策

PPT

📖 学习目标

知识要求：

1. 掌握　护理思维在临床中的应用；正确进行护理决策的过程。

2. 熟悉　护理伦理决策选择的原则。

3. 了解　护理思维的概念、分类和特点。

技能要求：

1. 能熟练运用护理伦理思维思考临床中的伦理困境的解决方法。

2. 能理论联系，实际熟练使用护理伦理决策的方法。

素质要求：

具有运用护理伦理思维进行护理决策的能力。

第一节　护理伦理思维 ⓔ微课

→ 案例引导

案例：患者，男，40岁，因意外跌倒、癫痫发作2小时送至医院。送医过程中又多次发作，诊断为颅底骨折伴有颅内血肿。当天晚上患者病情加重，深度昏迷。10天后，患者苏醒，但癫痫经常持续发作，患者十分痛苦，患者清醒时自己拔除了身上的治疗管道，并要求护士不要重新插管，以尽快结束生命以减少痛苦的折磨。

讨论：1. 该当班护士是否应该尊重患者的选择，遵从患者的意愿不再为其插管？

2. 请问你作为当班护士你将如何决定？

一、概述

护理伦理思维是指运用护理学思维理论和方法发现、分析、解决护理中的伦理问题。

（一）护理思维的概念

思维一词在《词源》中解释与"思考"和"思索"同意。思维（thinking）是人脑对客观事物的本质属性和内在规律的间接和概括的反映，是人类接受信息、存贮信息、加工信息以及输出信息的活动过程。思维活动是理性认知的活动，是比感知觉更高级的认知活动，具有学习、创造、控制等多种功能。思维是自我意识和自我调控的重要因素，人们利用思维能够根据一定目的和情境的变化进行自我控制和调节。同时，思维也是加工信息、创造发明新事物、新技术和新方法的重要途径。

护理思维（Nursing Thinking）是指护理人员在临床实践中，运用护理学理论、自然科学知识、人文社会科学、行为科学知识、智慧和经验，以患者为中心，通过充分的沟通和交流，对患者健康状况及护理问题进行评估、诊断、综合分析，形成护理、康复和预防的个性化方案，并执行和修正的思维过程和思维活动。护理思维是临床护理人员在工作中的思维方式，是在解决问题时的心理活动和心理倾向。护理思维受护理人员所掌握的医护专业知识、经验、环境等因素影响，但在临床实践工作中随着护士对本专业技术的熟练掌握、工作经验的积累和对医院环境的熟悉，护理思维也会转变，护理思维能力也将提升和发展。护理工作者在临床工作中应主动思考，不断总结知识和经验，形成自己独特的思维习惯和方式，通过良好的思维习惯和方式去发现事物的特点，揭示事物的本质。

（二）护理思维的分类

1. 根据解决护理问题的抽象性分类

（1）直观动作护理思维　也称实践思维，是一种伴随着实际护理行为进行的思维活动，它要解决的是操作性问题。直观动作护理思维解决问题的方式是一边动手进行护理操作一边思考，或在观看别人的操作时，在脑海中进行模拟，直观动作护理思维是将护理技术、知识内化的一种思维方式。如护士在学习护理操作技能时，可以利用直观行为思维，边观看教学视频或教师示范边思考，或在自己练习护理技术操作的同时，思考相关的护理知识和理论。

（2）具体形象护理思维　是一种运用具体的护理表象进行的思维活动，它要解决的问题是把护理思想形象化，或者建立一个新的护理形象体系。具体形象护理思维解决问题的方式是想象活动。在临床中，护士可以通过观察、运用形象思维或想象活动来学习、理解临床护理知识，将理论与实践相结合。例如，在给患者讲解肺泡的表面张力时，可以把肺泡比作气球，使肺泡形象化，吸气的过程相当于把气球吹大的过程，随着气球内部气体增多，气球壁变薄，张力变大，这样就可以轻松地理解肺泡的表面张力与肺泡体积的变化关系。

（3）抽象逻辑护理思维　是一种利用护理相关概念解决护理问题的思维方法，该思维解决护理问题的方式是运用护理概念进行判断、推理和证明。抽象逻辑思维是一个工具，也是一个护士应掌握的基本功，通常需要系统训练，才能很好掌握。如护士了解到患者反复腰痛 10 年，加重伴间歇性跛行 1 年余，根据已有的医学知识和经验判断该患者可能腰椎管狭窄，进一步明确诊断则需要借助腰椎 X 线或 CT 检查。

在护理活动中，护士应当综合利用上述三种思维方式，解决临床工作中出现的问题。

2. 根据护理思维的创造性程度分类

（1）习惯性护理思维　又称思维定式，是一种利用习惯的、固定的思维方式考虑、分析和解决临床护理工作中经常出现的同类问题，表现为在解决问题过程中作特定方式的加工准备。在临床中，随着护士对所在科室专业知识的掌握、护理操作技术的熟练、护理环境的熟悉和实践经验的累积，逐渐在护理操作过程中形成自己独有的习惯性的操作过程及思维模式。

护士需要保持良好的习惯性思维，如"三查七对"，在每次进行护理操作前均要严格执行"三查七对"。此外，也要摒弃不良的习惯性思维，护士在查对中也会产生不良习惯思维，如对熟悉的患者进行查对时，会产生"不会有问题"的习惯性想法，查对患者时可能只是走马观花，而没有做到用眼看、用心想、明察秋毫。护士在工作中，要从思想上树立"随时可能会有错"的警惕性，打破"不会有错"的习惯性，避免护理差错的发生。

（2）创造性护理思维　这是一种运用独创的新颖的方法来解决护理中遇到新问题的思维模式，是发明创造中的一种重要思维方式。创新思维在护理临床工作中也发挥着重要的作用，护士应多运用创造性护理思维，集思广益，制作各种便于临床使用的小发明、小创造来解决护理中遇到的问题，从而提高护理工作效率。如进行内窥镜手术时，需要大量液体灌注扩充手术视野，需要护士不停地举起 3 升装的输液袋挂到比自己还高的输液架上，不但要耗费巨大的体力，还有受伤风险。护士们充分运用创造性思维发明了折叠式电动输液架，不仅减轻了护士的工作量，也提升了工作效率。

3. 根据解决护理问题时的思维方向分类

（1）护理聚合思维 又称求同思维、集中思维，是把护理问题所提供的各种信息集中起来，得出一个正确的或最好的答案的护理思维。在临床护理工作中，聚合性思维常常用于病史采集阶段，如发现有患者有咳嗽、发烧，且患者的家属也出现相同的症状，与他们接触过的人也有同样的症状，这时就需要运用聚合思维判断是否为传染性疾病，提高警惕，提前预案，可有效控制疾病的蔓延。

（2）护理发散思维 又称求异思维、辐射思维，是思维者根据一个信息，从不同的角度和方向出发寻求多样答案的一种展开性护理思维方式。临床工作中，制订护理计划时，护士应运用发散性思维针对患者的现状，提出全面的护理问题。如一男性患者，66 岁，从 1 米高处坠落，紧急送至医院，CT 结果显示：头皮撕脱伤，蛛网膜下隙出血，硬膜外血肿，颅底骨折，颅骨多处骨折，脑挫裂伤。护士需要使用发散思维的方式考虑患者存在的护理问题，如有颅内出血的危险，颅内压增高有致脑疝的危险，可能会出现焦虑和恐惧心理等，并对这些危险的出现做好预防。

（3）护理评判性思维 也称护理批判性思维，是个体在复杂的情境中，在反思基础上产生的一种严密的、全面的、有自我反省的护理思维。评判性思维具有主动性、独立性、创新性、反思推理性、审慎开放性等特点。评判性思维能力是个人对所学知识进行分析、评价、解释及判断并最终作出决策的能力，是护理本科毕业生必须具备的核心能力之一。护理评判性思维的核心目的是帮助护士在面临各种纷繁复杂的护理现象和护理问题时，通过反思与正确选择，作出符合服务对象利益的护理专业决策。

（三）护理思维特点

1. 护理思维的概括性 是护理人员对护理相关事物的本质和规律性的认识。护生在学校学习的理论知识，是先前的护理前辈经过长期实践对护理知识的概括，护士在学习时同样要运用不同的思维方式，认识护理事件深层的、内在的本质和护理事件之间的规律性联系，重新进行概括、总结，形成自己的知识架构，这样才能扩大护理认知的范围，加深认知的深度。护士在临床工作中，常常通过已有的护理经验或其他知识为中介来认识病情，评估患者的症状，运用概括性思维认识疾病的本质和产生这些症状的原因。

2. 护理思维的共性及个性 在临床中，每一项护理操作都有一套严格的护理程序，在这一点上护理思维是有共性的。无论做任何护理操作前，都要认真通过护理评估、护理诊断、护理计划、实施护理计划、评价护理效果的护理程序，护士在这些最基本的护理工作中产生的思维是固有的，具有共性。但是，就具体的患者而言，每一个患者都是一个独特的个体，对于每一个患者的护理过程都是独特的。对于不同科室的患者，常用的护理思维也不相同。如在重症监护病房（ICU）工作，护士应当具有抢救意识的护理思维、抢救仪器的护理思维、急救药品的护理思维、病情观察及生活的护理思维；在急诊科，预见性护理思维则更为重要。

3. 护理思维的时间紧迫性和动态性 临床护理工作通常时间紧、任务繁重、协作性强。面对危重症患者的抢救、面对突发事件，需要护士在很短的时间内思考并作出决断，时间的紧迫性对于护理思维具有极大的挑战。此外，护理思维是一个反复观察、反复思考的动态过程，护理思维的认识对象是病情正在不断发展变化着的患者，护士在临床工作中应当根据治疗的推进和病情的动态变化，不断更新护理计划。

二、护理伦理思维在护理实践中的应用

（一）习惯性思维在临床护理中的应用

1. 执行医嘱 护士做任何治疗、给药都需要遵照医嘱。护士自接到医嘱后，需要先对患者进行详

尽的评估，为其解释操作目的和方法，双人认真核对医嘱，严格执行"三查七对"，对于临时医嘱要立即执行，以免耽误病情。护士对每条医嘱都需要严格按照要求和原则执行，随着时间的推移逐渐形成一套熟悉的工作流程，从量变到质变不断地积累，慢慢地形成一套习惯性的护理操作思维。当医生的医嘱出现错误时，护士的习惯性思维将会对医嘱产生疑问，发现错误及时纠正，以免损害患者的健康，引起医疗事故。

2. 提供舒适的环境　南丁格尔的"环境理论"指出：人、环境、健康、护理相互影响，但环境是主要因素。环境影响人体，同时她认为应该把患者放置在最佳环境中，使健康成为一个自我恢复的过程。患者处于病房环境中，环境的舒适有助于患者的康复。一名具有良好的护理习惯性思维的护士，能够切实做好每一项基础护理操作，如护士每天都要为患者进行晨晚间护理，保持病室的安全、舒适、温湿度适宜，保持皮肤的完整、清洁，保持床单位整洁，为患者进行健康宣教、用药指导等。

3. 护理物品摆放　护理物品的合理摆放，有助于提高护理工作的效率，如药物摆放时，应根据本科室的用药习惯将常用的药物摆放在方便取用的位置，药物摆放混乱，则很容易出现混放或错拿药物，存在非常严重的护理安全隐患。然而，护士也不可完全依赖于习惯性思维取用药物，还需要进行认真查对，以免出现护理差错。

（二）逻辑思维在临床护理中的应用

标准化护理程序属于一种遵循科学原理，根据患者实际病情开展标准化护理的一种新型护理模式，是逻辑思维在临床护理中的应用。任何一项严谨的护理操作都需要进行详尽的护理评估，针对患者的实际情况提出准确的护理诊断，并为其实施个性化的护理措施，此外每一阶段都要进行效果评价，然后重新开始下一个护理程序。这一周而复始的流程是护理惯性思维的一种体现。但是护理程序的每个环节中，需要护士运用个体化的逻辑思维，根据患者的实际情况作出准确的护理诊断，实施有效的护理措施。

1. 做好护理评估　护理评估是有计划、有目的、有系统地收集患者资料的过程。根据收集到的资料信息，对护理对象的健康状况作出大概的评估推断，从而为护理活动提供基本依据。护理评估是整个护理程序中的基础，同时也是护理程序中最为关键的一步。护理评估的全面与否直接影响着护理诊断和实施的效果。护士在护理评估中熟练地运用护理逻辑思维，在全面、准确收集患者的基础资料和专科资料，评估患者的基本情况和特殊情况方面起到很大的作用。

2. 准确护理诊断　护理诊断是关于个人、家庭或社区对现存的或潜在的健康问题以及生命过程反应的一种临床判断，是护士为达到预期结果选择护理措施的基础。护理诊断包括四个基本元素，分别是诊断名称、定义、诊断标准、相关因素，它包括现存的问题、潜在的问题、基础疾病以及专科疾病特点。护士需要根据护理问题的重要性和紧迫性排出先后顺序，一般将威胁生命，需要立即解决的问题作为首需问题，其次解决能够导致身体健康或情绪变化的问题，最后再考虑那些在应对发展和生活中变化时产生的问题。护士需要具备良好的护理逻辑思维，根据病情的轻重缓急和病情的发展变化对护理诊断作出调整，并采取相应的护理行动，有条不紊地完成护理工作。

3. 高效实施护理计划　根据护理诊断制订相应的护理计划，并将护理计划付诸实践，护理计划是否高效合理地实施，与护士的逻辑思维能力密切相关，决定着护理效果。

4. 客观评价护理效果　护理效果评价是将患者的健康状况与确定的护理目标进行有计划的、系统的比较的过程。评价的重点是患者的健康状况，要切实根据患者的实际情况，通过多种途径客观地评价现行的护理计划是否有效，患者健康状况和认知行为是否得以改善。

逻辑思维应贯穿于整个护理程序的执行过程中，从详尽的护理评估到提出准确的护理诊断，高效地实施护理计划，再到客观地护理评价，为下一个循环的护理评估提供依据，环环相扣，持续改进护理质量，不断促进患者健康，均发挥着重要的作用。

（三）护理评判性思维在临床护理中的应用

护理评判性思维是对护理现象或问题进行有目的、有意义、自我调控性的判断、反思和推理的过程，其核心目的是作出合理的决策，有效解决护理问题。

1. 在护理教学中的应用　在护理课堂教学中，应当以学生为中心，建立平等的师生关系，鼓励学生独立思考，大胆提出问题，创造有利于培养学生的护理评判性思维能力的环境。

2. 在护理临床中的应用　在护理临床中，护士应将评判性思维贯穿于护理程序的各个步骤，作出合理有效的决策。以输液为例，护士首先应对患者进行评判，评估患者的病情、意愿等综合情况；然后对治疗方案进行评判，评判医嘱的合理性、输液速度等；评估药物的理化性质、药代动力学等；评判穿刺器材。综合这些评判顺利完成输液工作。

3. 在护理管理和科研中的应用　护理管理者应用护理评判性思维在决策过程中能够有效地对传统的管理思想、方法进行质疑，对各种复杂现象、事物与人群进行有效分析、判断，作出恰当的决策。在临床护理科研中，同样也需要运用护理评判性思维对现有的各种观点、方法、现象及护理常规进行思考和质疑，并在此基础上进行科学验证，提出更为合理的新观点、新方法和新模式。

三、提升护理伦理思维的方法

（一）全面的护理专业知识储备

护士的护理专业知识储备影响着护理思维的广度。随着护理水平的不断提升，先进的护理技术、专科护理知识不断引进，需要临床护士不断学习，不断思考。在临床护理工作中，有很多途径都可以进行护理专业知识储备，比如传统的护理查房、小讲课、早会提问、专科培训、轮转学习、临床带教、各种理论知识及技术操作的考核等，以及现代的微课、慕课、SPOC 等互联网课程均能够提高护士的专业知识储备。护士应自觉地学习，储备更多的专业知识，提升护理思维的深度和广度，更好地为临床工作。

（二）善于观察思考

善于观察的人，容易把握事物的基本特征，对观察过的事物记忆深刻。如在医学实验课上进行的理化实验，观察能力强的学生的收获就比观察能力弱的学生大得多。观察力是创造性活动的基础。只有细致入微地观察、在工作实践中勤思考，才能不断地提升良好的护理思维。如在问诊过程中，发现患者神情或语气的变化，那么患者很可能在回答过程中隐藏了一些重要的内容，这时医护人员应该进一步深层次地挖掘出患者隐藏的那部分真相。

1. 有目的地观察思考　有目的性、自觉及需要一定程度意志努力的注意为有意注意，有意注意影响观察的结果。护士在观察过程中一定要带着目的去观察，并在观察过程中不断思考，形成良好的护理思维习惯和思维品质，如在护理学基础实验课上，学习输液方法时，学生要提前预习，对于不理解的操作方法在上课时要有目的地去观察教师的动作，思考教师的做法，最终达到对操作内容的完全理解。

2. 有条理地观察思考　观察是一种复杂而细致的过程，观察必须全面系统、有条不紊地进行。任何事物本身都具有一定的内在联系，我们在观察时，就必须紧紧抓住客观事物的这一性质，有步骤、有条理地去进行观察，获得有价值的信息。有条理性地观察有以下几种方式，如按出现的时间先后顺序观察；或按事物所处的空间由近及远观察；或按事物本身的结构，由整体到局部；或按事物的外部特征由显著到细微，也可以由细微到显著进行观察。在护理工作中，任何时候都要有条理、细致地对患者的各个方面进行认真观察和思考，形成良好的护理思维品质。

3. **有理解地观察思考** 观察力包含两个必不可少的因素：一是感知，二是思维。运用基本的思维方法，对事物进行有效的比较、分类、分析、综合，找出它们之间的不同点和相同点，把握事物的特点，能够理解性的观察，对于观察具有重要的意义。在临床中，要带有理解性地观察患者的病情，知其然也要知其所以然，只有边观察边理解，勤于思考，才能不断提升良好的护理思维。

4. **敏锐地观察思考** 在精确的观察过程中，既能注意到护理问题比较明显的特征，又能觉察到比较隐蔽的特征；既能观察护理事件的全过程，又能掌握其各个发展阶段的特点。护士应善于发现一般人的不易发现或容易忽视的内容，从而及时正确地获得与观察护理对象有关的信息。在临床中时刻需要护士准确地去观察、分析、思考，作出正确、合理的判断，从而实施相应的护理措施。只有正确地观察，正确地思考，才能不断提升良好的护理思维。

（三）提升护士自身的综合能力

1. **提升护理问题的预见能力** 预见能力是当护士面对临床工作中患者病情的复杂情况，能够预见到更深一层的护理问题并及时应对的能力。这一能力的提升需要护士在临床中多观察、多积累临床经验。护士在临床工作中应及时发现潜在的护理风险，并采取应对措施，避免酿成不良的后果。

2. **提升护理目标的关注能力** 自2005年开始，卫生部提出深化"以患者为中心"的服务理念、进一步改善护理服务、提高护理工作质量的要求。护理工作在患者的治疗、康复过程中发挥着重要作用，一方面，护理工作质量和护士的专业技术水平影响着患者的医疗安全、治疗效果和康复；另一方面，护士的职业素养、服务态度、言谈举止以及对患者的关心和帮助，直接影响着患者的心理感受，影响着患者对医疗卫生服务的满意程度，影响着医患关系的和谐、融洽。以患者为中心，患者的身体康复是护理工作的目标，护士应能够在护理临床实战中挖掘出工作细节中的问题。如护士在临床工作中应加强对患者病情的关注，如果高血压患者突然出现单侧肢体无力，护士要注意到这个细节，并报告医生及时诊断和治疗。护士关注问题、想办法解决问题的过程就是护理思维不断提升的过程。

3. **提升护理管理能力** 护理管理能力也是组织领导能力的一种体现，是每一位护士顺利完成护理工作所必须具备的一种能力。管理理念应贯穿于临床护理工作过程中，护理工作要有条理、人性化、逻辑清楚，护士在不断的工作实践中要勤于思考，逐渐提升管理能力，管理的思考过程就是不断提升护理思维的过程。

4. **提升有效的护理沟通能力** "良言一句三冬暖，恶语伤人六月寒"，语言能治病也能致病，有效的沟通是增进护患间相互理解、提高患者对护士信任、建立良好护患关系的重要手段。尤其在当今护患关系经济化的特征下，护士应掌握有效的沟通技巧，比如倾听、鼓励、复述、眼神的交流，面对不同的人，需要针对对方讲述的不同事情，运用不同的沟通方法，做好心理疏导，掌握说话的语气、方法、形式、音量、周围环境、时间等，这对于改善护患关系，提高护理满意度具有重要的意义。

第二节 护理伦理决策

一、概述

（一）护理伦理决策的含义

"决策"（decision-making）一词出自《韩非子·孤愤》，是指人们为了达到或实现一个目标，在已有信息和经验的基础上，根据客观条件，借助一定方法，从一系列备选行动方案中，选择一个满意合理的方案进行分析、判断和抉择的过程。决策过程包括问题识别、问题诊断和行动选择三个阶段。

护理伦理决策（nursing ethical decision - making）是指护理工作中的伦理决策，即护士根据确定的多个护理行为目标，从护理伦理角度思考并作出恰当且符合护理伦理要求的最佳决定。护理伦理决策是护理伦理理论、原则和规范在护理工作中的贯彻和运用。

护理决策是复杂的，既是一种思维方式，又是一种护理行为；既是一个诊治过程，又是一种诊断结果；既是一种技术行为，又是一种伦理行为。护士作出伦理决策，需要建立在个人价值观和道德思考的基础上，同时受社会文化及宗教信仰、法律法规、行为情境等因素的影响。因此，护理伦理决策时需要运用护理思维方法全面考虑技术因素和伦理因素，从而作出正确的决策。

（二）护理伦理决策类型

根据护理伦理决策主体的不同，分为个人决策和团体决策两种类型。

1. 个人决策 是指在护理实践中，护士以个人形式独立作出伦理判断，并采取伦理行为。个人决策多发生在伦理情境简单或紧急情况下。在护士执业过程中，几乎随时随地都需要迅速作出个人决策并采取相应行为，护士应当能够对自己所作出的护理决策进行伦理辩护。护士个人决策的质量有赖于护理伦理知识、伦理判断能力、职业道德和决策能力的培养。

2. 团体决策 是指由团队成员通过共同讨论之后作出决定。临床实践中遇到复杂情况或涉及团体利益时，需要各方专家集思广益，由团队共同决策。决策程序对于团体决策尤为重要。由于决策团队是由多个成员共同组成的，若没有良好的程序约束，则会造成一些利益和观念的偏离，难以保障团体决策的公正性。一般来说，确定科学的团体成员准入标准，保障团体决策的公开化，保证每个成员自由发言等平等权利，是对团体决策的公平性和最优化的基本保证。

无论是个人决策还是团体决策，都会面临不同程度的伦理困境，护士应根据护理伦理原则、伦理规范和伦理范畴作出正确的选择。

二、护理伦理中决策困境

（一）护理伦理难题和困境的定义

在临床护理工作中经常会遇到这样的问题：当专业职责与个人价值观相冲突时，应该履行专业职责还是坚守个人的信念？在临床护理工作中采取的某项护理措施有利有弊时，到底是做还是不做？当护理专业角色与护理专业伦理要求相冲突时，专业角色和专业伦理应该如何取舍？当患者要求的医护措施无明确规定可遵循时怎么办？

护理人员在进行伦理决策时，出现两种相互矛盾的行为方案（或在多种行为方案中其中有一对或多对行为方案相互矛盾），而每种行为方案都有其合理的伦理理由，致使护理人员行为决策出现困难，就形成了护理伦理难题。护理伦理难题不仅是"两难"选择，有时可能是"多难"选择。护理行为的特殊性，决定了护理伦理难题不同于一般的道德难题。面对这些棘手的问题，护理人员就陷入了伦理困境。

伦理困境（ethical dilemmas）指护士在工作中面对某些伦理难题时发生道德上的混淆不清、模棱两可，陷入难以选择或决定某一行动方案的情境。

（二）护理伦理困境的分类

根据伦理困境的解决途径，可分为护理活动中的伦理困境及护理伦理理论中的伦理困境。护理活动中的伦理困境，是指在临床护理工作中，由于受卫生法律法规、卫生政策、医院管理等因素的制约所产生的伦理难题，通常与现实的社会因素有关，需要通过健全卫生法律法规、完善卫生政策、强化医院管理等途径来解决。护理伦理理论中的伦理困境，是指由于医学伦理、护理伦理理论自身的不自洽性或理论之间的冲突造成的伦理难题，如护理伦理理论中生命质量论与义务论的冲突，生命价值论与公益论的冲突。护理活动中的伦理困境与护理伦理理论的伦理困境常常互相交织，成为护理决策中常见的伦理困境。

（三）临床护理中常见的伦理困境

护士在日常工作环境中，容易陷入以下几种伦理困境。

1. 不同伦理原则的选择困境　护理伦理的基本原则包括尊重原则、有利原则、不伤害原则、公正原则等。护理伦理原则是从长期的护理伦理实践中概括出来的，被护理界广泛认同，因而对患者的道德权利具有很强的保护作用，也因此成为护理决策时的指导性原则。然而，由于这些伦理原则具有各自不同的调整范围，在临床护理实践中，一旦在某一问题上出现相互交叉，则可能发生内在的冲突，出现伦理困境。如癌症患者，医护人员要不要把实情直接告诉患者，就是尊重原则和有利原则相互冲突的伦理原则的选择困境。患者有知道关于自己的真实诊断和治疗方案的权利，医护人员应当将实情告知患者，患者可以根据自己估计的存活时间安排自己的活动。然而，当患者知道自己的病情后，会加重患者的思想负担，影响患者的情绪状态，反而加重病情。在处理这类伦理困境时，应当综合考虑各种情形，作出一个正确的伦理选择。

不同伦理原则的选择困境常见于保护性医疗但又不限于保护性医疗。保护性医疗是针对特定患者，为避免对其产生不利后果而不告知或不全部告知其诊断、治疗、预后等真实信息的保护性医疗措施。对于一些心理素质比较脆弱、预后较差或目前尚无有效治疗方法的患者，如实告知可能会对其产生较大的身心刺激甚至导致病情恶化，实施保护性医疗符合有利原则、不伤害原则；但患者有知情权，患者需妥善地安排相关事宜，这符合尊重原则及诚实守信的要求。因此，保护性医疗使用的程度、时机等是临床护理决策中常遇到的伦理困境。

2. 护理伦理与护士角色要求相冲突　当护士的专业角色与护理专业的伦理要求相冲突时，护士就会陷入伦理困境。如当癌症患者的家属要求医生为预后差、心理素质极其脆弱的患者保密病情时，护士在专业角色上应配合医生保密，但在护理伦理中，患者有知情的权利，护士对患者有告知的义务。再如，医学要发展离不开医学和护理科研，在科研中要保证数据的准确性，需要对科研者和科研对象保密（双盲实验），要求护士对患者保密，但在护理专业的伦理规范中要求对患者有告知的义务，这就使护士处于专业伦理与专业角色两难的困境。

3. 专业职责与个人价值观相冲突　个人价值观是一个人对周围客观事物（包括人、事、物）的意义、重要性的总评价和总看法。价值观受个人的知识成熟度、受教育程度的提高、经历和环境的历练而不断发展，受生活环境、宗教信仰、教育程度、社会文化、风俗习惯等多种因素的影响。价值观是一种处理事情判断对错、做选择时取舍的标准，是面临抉择时的一项依据。当护士需要协助医生为患者实施人工流产的手术时，护士的个人信仰并不赞同堕胎，那么她是应该履行专业职责对患者提供良好的照顾、安慰和指导，还是坚守个人的信念拒绝实施人工流产护理？这种困境会影响护士工作时的情绪和状态，甚至有时会驱使护士被迫调换科室。

4. 不同利益主体的伦理决策困境　利益的种类包括健康利益、物质利益、精神利益等。上述利益不仅包括患者的，还有患者家属的、社会公益的以及医务人员自身的利益。利益主体主要指的是与患者及家属利益相互对立统一的人群或团体。护理人员在作出伦理决策时，利益主体的选择就会陷入困境之中，这种利益的冲突在医学伦理中是更为实质性的，更为复杂的冲突。

（1）采取的护理措施利弊或与患者及家属观念存在矛盾　在临床工作中，有时采取的护理措施利弊均衡，护士将面临做与不做的两难情况，如使用约束带将患者约束在床，某些患者或家属可能不易接受，但不加以约束患者有可能坠床，给患者带来更多的身体伤害，这时就会面临伦理决策困境。

（2）医院与患者利益冲突 医疗作为特殊的服务性行业，看病难、吃药贵、非理性就医等医患矛盾日益突出，当医院利益和患者利益发生冲突时，护士应如何应对是一个非常棘手的伦理难题。护士是医院最基层的管理人员，要遵守医院的管理制度，对医院负责；同时，护士肩负患者的治疗护理工作，要对患者的健康负责。医院与患者，在大多数情况下，利益是一致的；但是，也会出现医院的管理制度与患者的实际情况发生矛盾冲突的情况，如何既能保障医院这一主体的利益，又能保障患者的主体利益，是护理管理人员面临的伦理困境。

医疗费是医院和患者利益冲突的一个典型。医院的市场化要求自负盈亏，医院要发展，就要能达到一定的经济目标，医院就要收取相应的医疗费用；但患者往往因为医疗费用犯难，因此护理人员常常陷入医院与患者利益冲突导致的伦理困境。此外，还有一些紧急、特殊的情况，如一个病情危重需要立即救治而又联系不到家属的"无主"患者，给予其及时救治是伦理道德的必然要求；但无人为该患者支付医疗费用，接诊护生就遇到了履行救治义务与获得医疗费用权利的冲突，其本质为不同利益主体的选择困境。

（3）患者与家属利益冲突 在医疗护理活动中，患者与家属多数情况下是同一利益主体，其目标就是患者的康复；然而，在特殊情境下，患者本人与家属对利益可能产生不同的诉求，从而形成两个相互对立的主体，此时的护理决策也会因此陷入伦理困境之中。患者与家属的利益冲突在护理伦理困境中是更为实质性的，也是更为复杂的冲突，如国内发生的一例因手术签字引发的孕妇坠楼事件，其原因是医院建议孕妇做剖宫产手术，但其丈夫因考虑到剖宫产手术后会在爱人腹部留下疤痕而拒绝在手术知情同意书上签字；因未取得家属签字无法进行手术，孕妇不堪忍受胎儿死亡而跳楼坠亡。在这个案例中，患者和家属发生利益冲突，作为护理人员就陷入了是坚持手术还是遵照患者家属的意思放弃手术的伦理选择困境。

5. 诊疗或护理措施的预期结果 在诊疗和护理过程中经常会出现一些无法选择、无法掌控的情况，如一位 30 岁的孕妇在唐氏筛查中仅有一项出现了比值偏高，从年龄上看，还不属于高龄孕产妇；从指标的结果上看，也不能明显判断是否存在问题；进一步的羊水穿刺能够在一定程度上确定染色体是否存在问题，但存在一定的风险；医护人员此时很难决策是否需要对该孕妇做羊水穿刺检查。

6. 患者的要求无法可依，难以实施 在护理人员执业过程中，有时患者提出的要求虽然是其主观强烈的自主愿望，但是不符合医疗护理的规定或无明确的规定可依据时，护理人员可能会面临护理伦理困境。

面对护理伦理决策困境时，既没有标准答案，更没有规范可以遵循，护士应遵循一定的伦理决策原则、模式与程序，凭借自身的护理伦理素养，在护理实践中逐步提升自我的伦理决策能力，具体情况具体分析，作出符合社会主义核心价值观及伦理道德的正确决策，妥善地化解伦理困境。

三、护理伦理决策过程

（一）护理伦理决策的影响因素

1. 客观环境因素 国家的经济、政治、法律制度、文化发展水平、自然条件和民族传统等都是影响伦理决策的客观因素，在某个国家或某一地区进行的合理的伦理决策在另一个国家或地区可能并不适用。我们国家是一个由 56 个民族组成的多民族国家，不同民族有不同的传统习俗，不同民族的权利主张都是不一样的。因此，在充分了解患者群体的习俗、文化和信仰的前提下作出的护理伦理决策才更合理。

2. 主观因素 人是社会的产物，会受到多方面的影响，如家庭环境、社会背景、个性特征等，护士自身的观念和解决问题时的心境等也是重要的影响因素，直接决定护士在遇到伦理问题时如何思考，进而如何解决。护理伦理决策过程是有目的的主观创造过程，进行这一活动的主体是有意识、有目的的护士，这使得在进行道德判断和决策时会受到护士自身利益、立场和思维方式的影响。同样，护士个人的价值观、判断能力、伦理知识和素养等都会影响护理伦理决策的进行。

3. 道德评价自身局限　道德评价多以社会准则或内心价值观的形式进行，至少包含评价主体、评价客体、评价标准等三个维度。道德评价的不对称在主体维度方面通常表现为自我与他人的不对称，在客体维度方面通常表现为动机与效果的不对称，在标准维度方面通常表现为情感与理性的不对称。克服道德评价的诸种不对称，应以一种道德评价的相对主义去中和自我中心主义，坚持动机论与效果论的统一，并避免情感主义和唯理性主义的片面性。道德评价具有多个维度，道德标准也难以量化，这往往导致伦理决策陷入两难境地。

（二）护理伦理决策选择的原则

1. 遵守国家法律法规　国家、卫生部门颁布的相关法律法规以及医院、部门制定的相关规章制度、条例都是护理决策的重要依据。2008 年 5 月 12 日国务院颁布的《护士条例》第二章第十一条指出，护士违反《护士条例》以及其他卫生管理法律、法规、规章或者诊疗技术规范的规定受到行政处罚、处分的情况等内容将会被记入护士执业不良记录，并记入护士执业信息系统。各种法律法规和规章制度不仅能保证患者的合法权益，还会使护士作出的决策受到法律和制度的保障。

2. 遵循护理伦理基本原则　护理伦理基本原则是在护理实践活动中调整护士与患者、护士与其他医务人员以及与社会之间相互关系的行为准则和规范。护理伦理原则是具有普遍指导意义的行为规范，护士应当深刻理解其深层内涵以及伦理原则体系的层次结构，以便在遇到原则冲突时能够把握好高层次的伦理原则与较低层次伦理原则之间的逻辑顺序，更好地作出护理决策。

3. 尊重科学事实　医学科学事实是护理人员进行伦理判断的前提与基础。护理人员的道德诉求、道德愿望离不开科学实际，纯粹出于满足道德理想而忽视科学事实的护理决策行为，其实是忽视了伦理道德的基本要求。

4. 实时动态调整　护理决策的伦理选择是有时效性，应在适宜的时间内作出正确的决策，否则就会影响决策效果。临床护理实践是一个动态的过程，护理决策时要根据科学的预测和评估作出伦理选择，实施过程中可能会因为某些突发事件需要调整，护士应重新对面临的问题进行伦理评估，进行伦理选择的动态调整。

（三）护理伦理决策过程

护士面对伦理困境，或者需要作出护理决策的伦理选择时，除了要掌握道德规范、法律法规、护理伦理等理论基础外，还应遵循合理的决策程序，经过理性的思考过程，使护理决策的伦理选择有章可循、有条不紊，作出适当的判断及选择。国外部分学者提出了一些伦理决策模式，如席尔瓦（Sita，1990）伦理决策模式、阿洛斯卡（Aroskar，1980）伦理决策模式、汤普森（Thompson，1981）等的伦理决策模式等，可以帮助护士系统地评估所面对的伦理问题，并作出最佳的伦理决策。如：席尔瓦伦理决策模式将解决伦理问题的过程分为五个步骤，包括收集资料及评估问题、确立问题、考虑可能的行动、选择及确定行动方案、检讨及评价所作的决定及采取的行动；阿洛斯卡则认为解决伦理难题时，必须在有效的时间内及现有的价值系统下，了解事实的现况，对于所面临的伦理问题，根据伦理的理论加以澄清来作决定；而汤普森则提出了更加详细的伦理决策步骤。

根据已有的伦理决策模式以及我国护理工作的实际情况，目前我国广泛使用的一种护理决策伦理选择程序如下。

1. 明确护理伦理问题　护士需要进行护理决策时，首先应明确护理伦理问题，并考虑：该护理决策与伦理问题是否有相关性、是否涉及法律问题、是否与规章制度有关，本决策的最后时间限制，并列出与本决策有关的任务清单。

2. 获取并分析资料　护士应获得与护理决策有关的时间、地点、人物的事实资料，并取得与决策可能有关的法律、规章制度、专业知识方面的资料，进行深入分析。

3. 列出备选方案　在资料分析的基础上，列出各种具有可行性的备选方案，并分析各种方案的优缺点。在此过程中，应多换位思考，如果是医生或者是患者、家属，会作出怎样的选择，并作为备选方案。

4. 进行结果预测　考虑各项基本伦理原则和伦理规范，预测可能导致的结果，并以此作为伦理决策的依据。进行结果预测时，要注意仔细审视自身的价值观及其他涉及人的价值观，并将自身及他人的价值观进行比较，分析出可能出现的重要结果；要预测到其他涉及人物的可能态度，如患者、家属、医生等是会抱怨还是感激。只有在护理工作中不断地总结积累相关经验，对相似护理伦理问题和决策进行归纳总结，才能正确进行决策。

5. 作出伦理选择　护士根据对应激的认知、资料的分析、结果的预测，在备选方案中，确定最终的伦理选择。这个过程中应依据伦理原则和护理伦理规范，一旦作出了选择，应坦然面对，坚信自己的选择不会受到伦理道德的谴责。

6. 测试伦理选择　选择医生、患者、家属、其他社会工作者、护理同事等，对作出的伦理选择进行测试。测试的问题可以是：您认为我的做法合乎道德吗？或合乎伦理规范吗？测试的目的是使护士无道德自责感，即无论接受来自何人的道德指责甚至批评，护士都觉得所作的护理伦理决策对得起良心。

（四）提升护理伦理决策的对策

1. 熟悉护理专业知识与技能　掌握全面的护理专业知识与技能是执业护士的基本要求，是以患者为中心的具体体现。只有不断丰富护理专业知识，才可能准确有效地判断遇到的护理问题和采取的有效的护理措施；不断提升护理专业技能，才能在护理过程中减少对患者的损伤，提高患者的满意度。在遇到护理决策的伦理问题时，专业知识能帮助护士作出准确的专业判断，作出符合伦理要求的选择。仅有护理专业知识与技能不一定能成为一个优秀的护士，但没有护理专业知识与技能却是万万不行的。

2. 提高护士的伦理知识与能力　在进行护理决策的伦理选择时，必须首先知道存在什么样的伦理问题，能够辨别技术问题、伦理问题与事实问题的不同之处，这就需要系统地学习医学伦理知识与护理伦理知识，提高自身的道德理论水平。不仅要学习医学伦理学与护理伦理学的基本理论和基本范畴，还应锻炼伦理判断能力，将伦理学知识与专业知识有机结合，作出正确的护理伦理学决策。

3. 提高护士的法律意识和知识　法律法规作为道德的补充形式，对于护理决策的伦理选择具有重要的意义。护士在作选择时，必须符合法律和制度的要求。法律法规赋予了患者基本的医疗权益，护士有责任为患者提供合乎标准的护理服务；而护士只有掌握基本的法律法规知识，特别是与医疗卫生有关的法律、法规和规章，具备遵纪守法的意识，恪守各项管理制度，才能不侵犯患者的利益，保护自身护理执业活动中的合法权益。

4. 提高护士换位思考的能力　换位思考要求我们将自己的内心世界，如情感体验、思维方式等与对方联系起来，站在对方的立场上体验和思考问题，从而与对方在情感上得以沟通，增进双方的理解。护士在进行伦理选择的时候，应充分把握患者及其家属的价值观，不能简单地用自身的价值判断代替患者及其家属的价值判断，避免主观臆断，形成错误的护理伦理决策。因此，在照护具有宗教信仰或不同价值观的患者时，只有全面深入地了解他们的价值观，才能尊重患者的价值观或自主权，作出与其价值观相符的选择。

知识链接

"电车悖论"

"电车悖论"即伦理学上著名的"两难"思想实验，由菲利帕·福特在1967年发表的《堕胎问题和教条双重影响》中首次提出：假设你是一名电车司机，你的电车以60km/h的速度行驶在轨道上，突然发现在轨道的尽头有5名工人在施工，你无法令电车停下来，因为刹车坏了。如果电车撞向那5名工人，他们会全部死亡。如果司机拉动拉杆，让电车开到另一条轨道上，将会撞死1名工人。在这种紧急的情况下，司机面对伦理难题要尽快作出相应的决策。这是一个伦理哲学中的主要理论。

目标检测

答案解析

一、选择题

A1 型题

1. 下列属于创造性思维应用的是 （　　）

　　A. 三查七对　　　　　　　　　　　B. 把护理物品放在固定位置

　　C. 躺在1号病床上的患者为1号患者　D. 发明带有按摩功能的护理床

　　E. 阿托品一般用1mg

2. 一名女患者到某医院门诊注射室进行肌内注射，因未亲眼看到护士操作前洗手，认为护士的操作会对其造成病毒感染，故投诉。经调查，该护士操作前已洗手，且在为此患者注射之前并未接触过其他患者，该患者也承认这一事实，但只因未亲眼看见护士洗手或消毒，便坚持认为护士的操作会给她造成感染。此案例中突显的伦理困境是 （　　）

　　A. 不同原则的选择困境　　　　　　B. 护士与医生的关系困境

　　C. 护士与患者的关系困境　　　　　D. 护士职业伦理与角色道德之间关系困境

　　E. 不同主体的选择困境

3. 护士在工作中面对某些伦理难题时发生道德上的混淆不清、模棱两可，陷入难以选择或决定某一行动方案的现象，称之为护理决策的 （　　）

　　A. 道德判断　　　　　B. 行为抉择　　　　　C. 道德困境

　　D. 行为冲突　　　　　E. 伦理困境

X 型题

4. 根据护理问题的抽象性分类护理思维可以分为 （　　）

　　A. 直观动作护理思维　　B. 具体形象护理思维　　C. 抽象逻辑护理思维

　　D. 习惯性护理思维　　　E. 创造性护理思维

二、简答题

1. 简述护理伦理思维的提升方法。

2. 简述如何进行护理决策。

3. 简述提升护理伦理决策能力的方法。

书网融合……

本章小结　　　　　微课　　　　　题库

第十二章 护理伦理教育、修养和评价

PPT

第一节 护理伦理教育

⇒ 案例引导

案例：某风湿科护士，为收集第一手临床资料，未经患者允许，拍摄收集系统性红斑狼疮患者典型特征面部蝶形红斑，并将患者面部图片隐私部位如眼睛未打马赛克在某学术会议上汇报展示。

讨论：1. 这位护士的行为是否符合护理伦理规范？

2. 应该怎样进行护理伦理教育，才能使护士具备高尚的伦理修养境界？

护理伦理教育是一个知行合一的教育过程，通过护理伦理教育，使护士形成正确的道德观和稳定的道德责任感，提高自我约束、自我激励和自我评价能力。

一、概述

（一）护理伦理教育的概念

护理伦理教育（nursing ethics education）是指按照护理伦理的基本原则和规范，运用各种教育方式和方法，有组织、有目的、有计划、有步骤地对护士施加系统的道德影响的活动。通过护理伦理教育有计划、有组织地向护士传授护理伦理方面的知识，为塑造良好护理伦理品质打下良好的基础。护理伦理教育的对象除了护士、护理专业学生，还包括从事护理管理和其他相关工作人员，目的是提高护士的护理伦理品质。护理伦理教育不仅帮助护士树立良好的职业伦理观念，提高自身伦理素质，增强自律意识，而且能够使护士站在更高的层次上来看待由于社会发展而产生的职业道德的变化，从而能够形成对职业道德的一种自动更新的能力。

（二）护理伦理教育的意义

1. 提高护士道德水平 护理伦理教育是提高护士道德水平的有效手段之一，通过护理伦理教育可以使护士建立理性的内心信念；能自动调整护士的思想和行为，使护士自觉改善服务态度，提高护理品质，成为德才兼备的护理人才；有利于护士解决护理道德难题，促进护理学科良性发展。

2. 是临床护理工作道德的要求 护理职业道德好坏直接影响着患者生命健康，也与护理质量优劣有着密切关系，护理职业道德要求护士独立当班时要有"慎独精神"。例如，护士独自上夜班加药时的核对，抽取药液时精确性就要靠自己，如果浪费药液不仅给患者造成经济上损失甚至会影响疗效。护理工作是一个特殊岗位，护士工作态度、个人修养对患者的康复都会起到至关重要的作用。在临床工作中，以患者为中心，才能够真诚为患者服务。

3. 是防范护士和患者冲突的需要 随着患者的法制观念、自我保护意识不断增强，医疗纠纷防范和安全管理已成为当前护理管理的重点之一。某些护士在工作中违反操作规程或出现其他缺失，如责任心不强，服务观念淡薄，没有严格执行操作规程及查对制度、交接班制度、分级护理制度，对病情变化观察不仔细造成不良后果等，就会引起患者的不满或投诉，造成护士和患者之间的矛盾和纠纷。因此，必须重视护士的职业伦理教育，增强责任心，严格遵守操作规程及护理制度，才能防范护士和患者冲突。

二、护理伦理教育的内容

（一）护理伦理教育的目标

护理伦理教育的过程就是培养护士护理伦理品质的过程，可从提高伦理认识开始，进而培养护士伦理情感，锻炼伦理意志，树立伦理信念，最终养成良好行为和习惯。护理伦理教育要达到以下目标。

1. 提高护理伦理认识 护理伦理认识（nursing ethics awareness）是护士对护理伦理理论、原则和规范的接受和认同。它是护士把外在护理伦理要求转化为自身内在伦理理念的前提基础。帮助护士提高护理伦理认识、增强明辨是非、善恶的能力及履行道德义务的自觉性，是护理伦理教育的首要环节。

2. 培养护理伦理情感 护理伦理情感（nursing ethics emotion）是在护理伦理认识的基础上产生的，是护士对所从事的护理工作及护理行为所产生的同情或冷漠、热爱或憎恨、喜好或厌恶等心理反应。护士对自己所从事的工作是否热爱、对患者是否同情会直接影响其采取什么样的工作态度与道德行为。护士只有树立对职业的荣誉感、对工作的责任心、对患者的同情心、对社会的正义感，才能履行人道主义精神，关心同情患者，热心服务患者，尽职尽责地完成本职工作。培养良好的护理伦理情感离不开护理伦理教育，需要教育者给护士提出具体明确的要求，促使护士认真履行伦理义务，出色地完成本职工作。培养护士的护理伦理情感是护理伦理教育的重要环节。

3. 锻炼护理伦理意志 护理伦理意志（nursing ethics will）是护士在履行护理伦理义务过程中所表现出的克服困难和障碍的毅力。意志作为一种巨大的精神力量，是行为的杠杆。护士在实践中，需要克服来自各方面的困难和阻力，如落后习俗的阻挠、人情世故的干扰、个人欲念的影响等。如果没有坚强的意志和毅力，就有可能放弃初衷、遇难而退、半途而废。护理伦理教育能帮助护士加强自身情感情绪调控，在实践中自觉锤炼、不怕艰苦、百折不挠，始终坚定不移地去实现自己的信念和诺言，认真履行自己的护理伦理义务。因此，培养坚强的护理伦理意志在护理伦理品质的形成过程中起着非常重要的作用。

4. 坚定护理伦理信念 护理伦理信念（nursing ethics beliefs）是护士将护理伦理认知、护理伦理情感与护理伦理意志有机结合个人行动的指南和原则。它是护士内心强烈的责任感和对于自己所从事工作的精神支柱。护士一旦树立牢固的护理伦理信念，就能自觉地按照坚定的信念指导自己的行为，并依据自己的信念评判自己和他人行为的善恶与是非。有的护士几十年如一日，工作兢兢业业、任劳任怨，在平凡的工作岗位上做出不平凡的工作业绩，就在于他们拥有一种强烈的护理伦理信念。因此，启迪、培养、强化和巩固护理伦理信念，是护理伦理教育的中心环节。

5. 养成良好的护理伦理行为和习惯　良好的护理伦理行为和习惯（nursing ethics behavior and habits）是护士在一定的护理伦理认知、情感、意志和信念的支配下所形成的一种经常的、持续的、自然而然的行为活动方式，是衡量护理道德水平高低和护理行为好坏的重要标志。著名教育家叶圣陶先生说："教育就是培养习惯。"习惯靠养成，是在长时间里逐渐养成的、不容易改变的行为。习惯能体现一个人的职业素养，决定人生的质量。好的习惯是一种财富，是一种理性且智慧的行为。通过护理伦理教育，护士在反复的护理实践中形成一种个人内在的人格特征和外在的行为习惯。培养良好的护理伦理行为和习惯是护理伦理教育的最终目标。

（二）护理伦理教育的内容

1. 敬业精神　护士的敬业精神尤为重要，因为护士的工作本质决定了护士应该承担"促进健康、预防疾病、恢复健康、减轻痛苦"的使命。敬业精神是护士对护理职业的热爱而产生的一种全身心投入、为事业尽心尽力的精神。护士的工作是平凡而神圣的，每个新生命的降生、每个危重病患生命的挽救、每个患者的康复都会激起护士内心的成就感。这种幸福的感受并不是物质方面的收获，而是道德情操上的升华。敬业首先要爱业，护士的敬业精神是在一定护理伦理认知的基础上，通过护理实践中的情感升华塑造的。护理敬业精神培养的重点是从职业情感的培育开始，如通过护士宣誓、护士节纪念、先进的表彰奖励等，积极塑造浓厚的情感氛围，激发护士对护理职业的神圣感与敬畏感，深化职业价值的归属感和认同感，培养护士崇高的敬业精神。

2. 职业意识　随着医学模式由单纯的生物医学模式向生物－心理－社会医学模式的转变，护理的观念、职责范围、作用及功能也都发生很大的变化，护士从以前的被动执行医嘱的工作模式转向以患者的健康为中心，运用护理专业知识，从生理、心理、社会、精神等多层面提供整体护理。随着医学科学的发展，许多新的诊疗技术、方法用于临床，对护士的专业水平和护理质量提出更高的要求。新形势下的护士应不断提高自身素质和专业基础水平，以提高护理质量。

3. 法律意识　随着人们法律意识和法律知识水平的提高，患者的自我保护意识不断增强，对护理工作的要求更高了，护士在工作中面临着更为艰巨的挑战。护士服务的对象是有生命的人，在工作中一言一行都要小心谨慎，养成严谨的工作作风，树立法律意识，学法、知法、守法，避免使护理工作处于被动状态，这是新的医疗市场给护士提出的又一严峻挑战。

4. 伦理意识　是护士工作的行为准则，也是决定护理质量的重要因素。一名合格的护士不但要有牢固的专业知识和熟练的专业技能，同时要具备较高的伦理品格。护理伦理的实质在于珍视患者的生命，尊重患者的人格和权利。在医院，护士的工作无处不在，护理工作关系到患者的安危存亡，护士的伦理品质关系到患者的生老病死处境，对社会影响较大，为社会各阶层所关注。

5. 沟通意识　医学的发展使护理模式发生很大的改变，新的护理模式要求护士以患者为中心，以质量为核心，对患者进行整体护理。这就要求护士必须具有沟通意识，熟练掌握沟通技巧，主动与患者沟通，妥善处理护士和患者关系，从而使患者处于最佳的身心状态，积极促进患者的康复，确保护理质量。同时，护士还要加强与医生的沟通，在工作中互相理解、互相监督、团结合作，共同为医疗安全负责。

三、护理伦理教育的原则和方法

（一）护理伦理教育的原则

1. 理论联系实际　护理伦理教育既要重视护理伦理学基本理论的系统教育，培养护理专业学生和护士的伦理意识，又要注意运用护理伦理学的基本理论分析和解决护理实践中的具体问题。对于护理实践中的现实问题，尤其是社会与行业中的敏感问题，教育者要用正确的理论作出科学合理的解答，以培养护士分析和解决实际问题的能力。

2. 目的明确　在护理伦理教育中，首先要明确教育的目的和方向，即培养具有全心全意为人民健康服务的高尚护理伦理修养的护士，并始终坚持运用这一原则指导护理伦理教育的全过程。

3. 因材施教　对全体护士进行普及性护理伦理教育，是社会精神文明建设和医疗卫生改革的需要。在护理伦理教育过程中应根据教育对象、教育层次的不同而采取不同的教育方式，一切从实际出发，有的放矢，以求达到最佳效果。

4. 正面引导　在伦理教育过程中，应以榜样人物和先进事迹等为正能量素材，通过寓情于理、以理服人等方式尽可能调动教育对象的情感力量，从而使护理伦理观逐渐转变为行为习惯。

5. 情理相融　护理伦理教育既要以理服人，又要以情感人，要避免单纯的理论说教而忽视情感因素的巨大力量。教育者要调动各种因素，其中包括情感因素，寓情于理、情理结合、循循善诱、以理服人、以情感人，使受教育者心悦诚服地接受教育，从而有效地调动其积极性和自觉性，使护理伦理观念深入护士的内心深处，成为护士行为的向导和精神动力，并转化为自觉的伦理行为习惯，实践于护理伦理活动之中。

6. 目标一致　护理伦理教育要与医疗卫生事业的改革、管理等社会政策、行业要求相结合，与专业教育、岗前教育、政治思想和业务教育保持方向一致，避免相互矛盾。只有这样，才能确保受教育者不断陶冶护理伦理情感，磨炼护理伦理意志，树立坚定的护理伦理信念和形成良好的护理伦理品质。

（二）护理伦理教育的方法

1. 言传身教法　是教育者通过语言向受教育的护士传授护理伦理规范等护理伦理学知识的护理伦理教育方法。身教法是在护理专业知识学习的过程中，融入伦理学的内容，即再现伦理学存在于护理实践中的本来位置，让学生体会好伦理学的可见性、真实性。身教胜于言教，在临床见习和实习阶段结合护理实践进行教育，可以检验护理伦理理论的价值。临床带教教师在教学工作中，面对患者向学生展示护理伦理在护理工作中的体现，对学生起到好的示范作用。在说服的过程中，教育者积极做好疏通引导工作，沟通感情，耐心、细致地进行说服、引导，以情动人，达到思想一致，产生共鸣。即使是批评教育，教育者也必须理由充分，疏通引导，使受教育者能从内心深处接受正确的知识和道理。教育中要避免家长式的训教，不讲道理地简单、专制地训斥他人，否则只能适得其反。

2. 榜样激励法　榜样的力量是无穷的，榜样是一面旗帜，使人学有方向、赶有目标，起到巨大的激励作用。在护理工作中利用先进模范人物的事迹来引导护士，弘扬正气，使舆论引导具体化，使护士的行为规范化。教育者要善于利用正面教材、积极事例进行引导、教育，如每年组织"护士的故事"演讲比赛、优秀护士经验交流会及护理专家座谈会等，还可利用临床典型模范人物的优秀事迹进行引导、教育，使受教育者受到感染及熏陶，触动其灵魂深处，以此激发护士的工作热情，巩固专业思想，增加荣誉感。

3. 案例警示法　可利用发生在护士身边的"活教材"或典型案例进行教育，以使教育自然、生动、形象。可选择护士在工作中因服务态度恶劣造成的护士和患者冲突，因责任心不强、不按时巡视患者而造成的护理事故等案例进行讨论。讨论时应对事不对人，分析事情始末，揭示其存在的伦理问题，并给出合理建议，激发当事护士的情绪反应，使其理解不良的护理伦理品质的危害性，从而使其接受劝说，达到伦理教育的效果。

4. 舆论扬抑法　指利用一定社会或集体的舆论来倡导符合护理伦理要求的行为，抑制违背这种要求的不良行为。健康的社会舆论能为伦理教育创造一种有利氛围，是培养护士良好的伦理品质、制约其伦理行为的教育力量，其作用是无形而又巨大的。教育者要充分利用健康的社会舆论，弘扬正能量，对优秀护士加以倡导、褒奖，对护理不良行为要及早遏制，提高护士的伦理义务和责任感，并使之养成良好的伦理行为习惯。同时，要充分发挥集体的力量，在团队中营造充满正能量、互助互爱的良好氛围，使护士心情愉悦、互相尊重、互相信任，更有效地促进护士间互相帮助、互相学习、共同进步，使护理伦理修养不断提高。

第二节　护理伦理修养 📱微课

⇒ 案例引导

　　案例：患者因肥胖合并水肿，静脉穿刺比较困难，所以每天早上对静脉输液特别紧张。一天上午护士小张对患者说："10 床某某某，打针了！"在给患者扎止血带时一边用力拍打患者手臂一边皱眉说："你是知道的，你的血管太难打了，一不小心就肿了，我尽量给你一次穿刺成功，如果打不好你也不要怪我哦。"患者听了更加紧张了，便要求换一个护士穿刺。护士小王在穿刺前对患者说："不用紧张，你的血管还好啦，我换一个小的针头给你穿刺好吗，您放轻松些，就不会那么疼了。来，深吸气，好的，您真棒！"趁患者放松转移注意力时，便轻巧地穿刺成功，顺利完成了操作。

　　讨论：请对护士小张和护士小王进行伦理修养分析。

　　护理伦理修养是护理道德活动的一种重要形式，其目标是不断提高护士的医学道德水平，更好地履行为人民服务的职责。提高护士的护理伦理修养对于深化护理伦理教育、促进护理道德品质的形成、构建和谐的护士和患者关系，都具有十分重要的意义。

一、概述

（一）护理伦理修养的概念

　　护理伦理修养（nursing ethics cultivation）是指护士在护理伦理品质形成中，按照护理伦理学的基本原则和规范要求所进行的自我教育、自我磨炼和自我陶冶的过程，以及所达到的伦理修养境界。护士的伦理修养不是与生俱来的，而是通过在校教育、毕业后的规范化培训及护理实践中艰苦磨炼、循序渐进形成的。

（二）加强护理伦理修养的意义

　　1. 有利于提高护理工作质量　护士伦理修养水平的高低关系到患者的根本利益，直接影响到护理工作质量的高低。只有加强护理伦理修养，提高护士的道德品质，培养强烈的事业心、责任感，工作中严肃、认真、亲切、周到地为患者服务，才能出色地完成本职工作，促进护理工作质量的提高。

　　2. 有利于强化医院的整体管理　护理工作作为医疗工作中重要的领域，其人员占卫生技术人员的一半，工作岗位几乎涉及医院全部科室，护理工作职责和任务关系到医疗、教学、科研、预防保健、医院管理等很多重要方面。护士不仅要和患者、家属打交道，还要注意处理好与医院内部各科室人员的关系。加强护理伦理修养，可以更好地培养护士的集体主义思想，树立良好的工作作风，促进医院整体管理水平的提高。

3. 有利于增强医院的竞争能力 在市场经济条件下，检验一个医院是否有竞争能力，不仅要看医院的医疗环境、技术水平、医疗设备的先进程度，还要看医院的管理水平、服务质量、道德风貌等。加强护士的伦理修养，既有利于优良护理道德作风的形成和社会主义精神文明建设，还可以有效地提高护士全心全意为患者服务的自觉性，做到尊重、爱护患者，树立良好的道德形象，扩大医院在社会上的知名度，增强医院的竞争力。

二、护理伦理修养境界

（一）护理伦理修养境界的概念

护理伦理修养境界（the realm of nursing ethics cultivation）是指护士在伦理修养过程中所形成道德觉悟程度、道德品质状况和情操水平。由于每个护士的世界观、价值观、人生观不同，伦理修养境界也有不同。护理伦理境界不是固定不变的，护士进行伦理修养，就是要努力达到更高的道德层级。

（二）护理伦理修养境界的层级

1. 最低境界 即自私自利的伦理修养境界，私心很重，只为个人利益打算。这种境界的护士，一切以自我为中心，做任何事都以自己利益为主，而且永远不能满足。比如在排班时斤斤计较，尤其是夜班或节假日的排班，总是先替自己打算，永远只看到自己利益受损的一面，其他护士有事需换班时寻找诸多理由拒绝；又如在工作上心不在焉，能少做就少做，能不做就不做，或者在工作繁忙时间总以上卫生间为由多次离开，到点即急着下班；还有在生活中贪小便宜，有吃的、用的先占为己有。这类护士必须加强伦理教育，促使其尽快转变。

2. 较低境界 即先私后公的伦理修养境界，先私后公的"私"，不是无原则的"私"，更不是恶意的"私"，是能够充分发挥自身聪明才智的"私"。这种境界的护士会考虑患者的利益及感受，但前提是在满足自己私欲的情况下。具体表现为：不管是在排班方面还是护理工作中，私欲得到满足时干劲十足，对患者笑容满面，态度热情；一旦个人利益受损，态度急转，带负面情绪工作，对患者不耐烦，说话带刺甚或挑拨离间等。这种境界的护士也要加强护理道德教育，引导其向先公后私的道德境界迈进。

3. 较高境界 即先公后私的伦理修养境界，当公事与私事相冲突时，先以公事为重，然后考虑私事。这种境界的护士在处理各种关系时，一切以集体利益为主，先集体后个人，先他人后个人，通过自己的诚实努力获得应得的合理合法个人利益。具体表现为：高度的责任心、工作认真负责、团结协作、关注细节、主动热情、遇事总以解决问题为主，不推诿、不扯皮；如工作中遇到静脉穿刺困难的患者，一定想办法穿刺成功，让患者及时接受治疗；遇到难以沟通的患者，了解原因，尽量满足其需要，不逃避、不躲避，不让患者带着对医院的不满情绪回家。这种境界的护士，随着时间的推移，阅历积累，不断进行自身道德修养锻炼，就可达到护理道德最高境界。

4. 最高境界 即大公无私的伦理修养境界，大公无私是指一心为公，绝不是说只有集体利益，没有个人利益，而是已经形成了自觉地、一贯地、真诚地为患者服务的精神。这种境界的护士在处理任何事时都全心全意为患者着想。具体表现为：对工作极端负责，热爱护理事业，廉洁奉公，公而忘私，能够为患者的利益牺牲个人的利益乃至生命。南丁格尔、王秀英、林菊英等护理前辈，历届南丁格尔奖章的获得者，以及参加地震或其他自然灾害救援时涌现出来的优秀护士们，都是大公无私境界的楷模，是护士学习的榜样。应当大力倡导和宣传这种优秀的理想境界，这是对护士伦理修养的先进性的要求，也是推动社会进步、提高护理职业素养的需要。

在以上四个层次的护理伦理修养境界中，最高和较高境界属于社会主义医德境界的范畴，其中大公无私的境界属于社会主义医德境界的最高层次。值得注意的是，一个人的伦理修养境界不是固定不变的，不同层次的伦理修养境界是可以相互转化的，通过加强护理伦理修养教育，护士可以从较低层次的伦理修养境界上升到较高层次的护理伦理修养境界。

三、护理伦理修养的方法

（一）护理伦理修养的一般方法

1. 坚持实践　实践是检验真理的唯一标准。在临床护理工作中，实践是检验护士观察、分析、解决实际问题的重要环节。护理道德修养本身就是一种磨砺，贵在坚持。因此只有不断实践，并持之以恒，才能提高护理伦理修养水平。护士进行护理伦理修养，首先必须坚持医疗护理实践，这是护理伦理修养最根本的途径，也是护理伦理修养的重要方法。护士只有在为患者提供医疗护理服务的实践中，尤其是在处理人与人、人与社会的利益关系时，才能运用护理伦理的原则和规范，调整和指导自己的行为，从而提高个人的护理伦理修养境界。

2. 自我反省　即护士以社会主义护理道德规范体系为标准，在实事求是地回顾自己所作所为的基础上，进行自我评价、自我诉讼、自我批判、自我改造。首先，要形成一个健全的护理道德择善机制，学会主动发现问题、寻找差距；其次，抓住恰当时机，同自己"打医德官司"。要求护士既要当好一个明察秋毫的"原告"，又要当好一个诚实守信的"被告"，更要当好公正无私的"审判官"和雷厉风行的"执法官"。

3. 坚持慎独　护理伦理修养所要达到的"慎独"，是指护士在单独工作、无人监督时，仍能坚持护理道德信念，按照护理道德的原则和规范行事。"慎独"是道德修养的一种方法，也是道德修养所要达到的一种道德境界。"慎独"是中国伦理史上特有的范畴，"慎独"来自我国古代儒家著作《礼记·中庸》：君子戒慎乎其所不睹，恐惧乎其所不闻。莫见乎隐，莫显乎微，故君子慎其独也。意即：君子是在别人看不见、听不到的时候，也十分谨慎和警惕，最隐蔽、最微小的东西，最能看出人的品质和显示人的灵魂，要成为君子，就应在"隐"和"微"的地方下功夫。众所周知，护士的许多工作（如值夜班）常常是在无人监督下独立进行，观察病情是否细致、执行医嘱是否准确、无菌操作是否严格、护理患者是否周到，这些工作的好坏直接影响护理质量，甚至关系到患者的生命安危。在无人监督的情况下，坚持按护理道德规范行事，必须依靠护士的"慎独"精神。

4. 克己自律　克己的方法是指护士应尽量自觉克制自己不正当的欲念，时刻将自己的思想和行为置于道德规范容许的范围之内。自律就是要求"人为自己立法"，自觉地遵守道德规范。护士要有同理心，要设身处地换位思考，假如这个患者是我的亲人或是我自己，会怎么样，不管患者是否有感知，不论患者贵贱，对患者的服务始终如一，在任何时候都不做与患者利益相违背的事情，不能利用职务之便谋取个人私利，要始终把患者利益放在第一位。

5. 积善为德　护士应注意从实际出发，从细微处出发，大处着眼，小处着手，做到"勿以恶小而为之，勿以善小而不为"。在临床工作中，护士与患者接触最为密切。对于危重患者，护士应严密观察病情变化，不放过任何蛛丝马迹，发现异常及时与医生联系；对于服药的患者，护士应有高度责任心，注意用药的时间、剂量、途径，必要时协助患者服药，确认服药后方可离开；对于护理技术操作，如静脉输液、肌内注射等要严格执行"三查七对"，按操作规程去完成，防患于未然，避免发生护理事故。

（二）护理伦理修养的具体方法

护士和患者之间的关系从本质上讲就是服务与被服务的关系。医院是服务行业，但又不同于一般的服务行业，其特殊性在于服务对象的特殊，服务过程的持久性和复杂性。良好的言行举止可以使患者有舒心、受尊重的感觉，有利于建立良好的护士和患者关系。

1. 外观修养　即外在形象的修养，护士外观的修养在护理工作中有着十分重要的作用。护士的仪表气质并不纯粹是个人的兴趣、爱好和习惯的意识和行为，而是要受到职业严格制约的意识和行为。人们称护士为"白衣天使"，即心灵美和仪表美的象征。护士的仪表以庄重、素雅、规范为美。洁净、合体的服装给人以纯洁、明快、高雅之感，与医院幽静的治疗环境浑然一体。如服装污秽、蓬头垢面，会使患者及家属对护士产生不信任感，使护士在患者心目中的形象大打折扣。护士在气质上应该是富有活力、专心致志、机智敏捷、豁达大度、温和文雅。在临床护理工作中，给患者的第一印象是护士的仪表，简单的妆容、清洁得体的服装、饱满的精神状态、面带微笑等能唤起患者对护士的好感，有助于更好地开展护理工作，对于护理效果可以起到画龙点睛的作用。

2. 语言修养　语言是护士与患者、家属、医生、同事之间进行交流时相互传递信息、沟通的工具，护士优美的语言会给患者美的享受，会使患者舒心愉悦。美好的语言能调动患者的愉快情绪，激发患者的潜能，帮助患者树立战胜疾病的信心，从而达到促进患者康复的目的。反之，刺激性的语言能扰乱患者的情绪，造成患者生理功能紊乱，给治疗增加难度，影响患者的康复。因此，对于护士来说，加强语言修养、讲究语言的艺术性是十分必要的。护士的语言美应体现在科学、善良、大爱、和气、生动、谦虚等方面，多使用礼貌用语"请""谢谢""对不起"，避免生、冷、硬的语言，以满足患者和家属被尊重、被关爱的愿望，同时获得患者信任及积极配合，拉近护士和患者之间的距离，增进护士与患者的感情，增加患者对护理的接受度。

3. 举止修养　是指人们在活动或交往中表现出的各种姿态，也称为举动、动作、仪态。护士的日常举止和行为要规范。举止修养的基本要求为文明、优雅、敬人。举止文明、自然大方、高雅脱俗，体现护士良好的文化修养；举止优雅美观、得体适度、不卑不亢、赏心悦目，体现护士的良好风度；举止文明礼貌，体现护士对患者的尊重和友善。举止修养不仅反映护士的素质，也展示护士修养的外在形象。护士举止端庄是人格上的自我尊重。每项护理技术操作，怎样进行才能让患者乐于接受，并满足患者的病情康复及心理需求，这与护士的举止分不开。患者由于受疾病的折磨，感情变得脆弱，自我控制能力下降，有时变得不可理喻，出现无端猜疑、抱怨、苛求、责备，甚至采取不合作或对抗态度。这时，护士要冷静思考、妥善处理，对不同患者举止也要有区别，如对老年患者要尊重、多安慰，对患儿要爱抚、多夸奖，对异性要大方自然、掌握分寸；护士进病房要面带笑容，让患者感到温暖；护理操作动要作轻柔熟练，让患者感到轻松和安全；实施操作时要准确、严谨，杜绝轻率、马虎的举止，尽量以美的举止呈现在患者面前，使患者的心理保持在最佳状态。

第三节　护理伦理评价

⇒ 案例引导

　　案例：某医院呼吸科最近人满为患，护士忙碌不堪。一日护士小张接到门诊电话，需要接收一名患有呼吸疾病的患者，这已是她刚上班接收的第五个患者，小张感到非常烦躁，给患者办理住院手续时态度不好，很没有耐心，对患者提出的问题也爱答不理，故遭到患者投诉。

　　讨论：请对该护士的伦理修养进行评价。

护理伦理评价包括社会评价和自我评价。社会评价是指社会舆论和传统习俗；自我评价是指护士本人和群体对自身行为在善恶方面的自我认知，是根据自身的价值取向，对自身行为进行的道德评价，其中内心信念起着重要作用。

一、概述

（一）护理伦理评价的概念

护理伦理评价（nursing ethical evaluation）是指在护理实践活动中，依据一定的护理伦理原则和规范，通过社会舆论、传统习惯、内心信念等方式，对护理行为及其各类伦理现象所作的价值判断。通过伦理评价，使人们认识到自己或他人行为的善恶，自觉地调整自己的行为，从而影响整个社会的道德风尚。

（二）护理伦理评价的作用

护理伦理评价是护理伦理实践活动中非常重要的一环，对于和谐护理人际关系的确立、患者的生命安危、医疗秩序的稳定、社会的和谐以及护士个人道德品质的培养具有十分重要的作用。

1. 裁决作用 护理伦理评价通过护理伦理的原则与规范衡量护理实践中的善恶标准。通过社会大环境的认可或否定来"裁决"护理实践活动中行为的善恶，让符合护理伦理原则和规范的行为得到肯定，让护士在日常工作中自觉选择符合护理伦理要求的行为，提高护士的护理伦理修养。

2. 教育作用 护理伦理评价在护理实践中担负着教育指引的重要作用。在护理实践中开展护理伦理评价，可帮助护士从中判断自己护理行为的伦理性，让护士在善的行为中得到鼓励，从恶的行为中受到教育，进而做到扬善惩恶。

3. 调节作用 护理伦理评价在护理实践中起着独特的调节作用。尤其体现在护士和患者之间、医生和护士之间、护士与护士之间及护士与其他医务人员之间等复杂的伦理关系中，护理伦理评价将促使护士在护理实践活动中自觉地遵照护理伦理的原则与规范。

4. 促进作用 护理伦理评价有助于促进护理伦理正常有序发展。当护士在护理实践活动中面对涉及护理伦理的问题时，能依据护理伦理的原则与规范，作出恰当的护理伦理评价，正确解决问题。

二、护理伦理评价的标准与依据

（一）护理伦理评价的标准

护理伦理评价的标准是指衡量护士的护理伦理行为的善恶以及社会效果优劣的尺度和准则。简而言之，好的护理行为务必遵循护理伦理的原则与规范，护理伦理评价的标准主要有以下三个方面。

1. 疗效标准 即护理行为是否有利于患者疾病的缓解、康复与治愈。这是衡量护理伦理修养水平、评价护理行为是否符合护理伦理原则的重要指标。

2. 社会标准 即护理行为是否有利于人类生存环境的保护和改善。护士在治病救人的同时也要考虑这些护理行为是否会对他人和社会造成不利的负面影响，应充分考虑将患者的个人健康利益和社会及人类的整体利益相结合，以促进人类健康、和谐发展作为衡量标准。

3. 科学标准 即护理行为是否有利于促进医学和护理科学的发展。在尊重人的身体健康的前提下，为了促进医学和护理科学的发展所采取的新方法和新技术都是道德的护理行为。

（二）护理伦理评价的依据

护理伦理的评价最终在于判断护理行为的善恶。护理伦理评价的依据其实就是参照护理伦理评价的标准去探讨护士在护理实践活动中的动机与效果、目的与手段是否符合护理伦理的要求。

1. 动机与效果 动机是护士在护理实践工作中实施某行为前的主观愿望。效果是护士实施某行为后所产生的客观结果。动机和效果辩证统一的关系为正确评价护理伦理行为提供了指导。动机与效果既是对立，又是统一的，同时两者又可以在一定条件下相互转化。一般来说，好的护理动机会带来好的护理效果，不良的护理动机会产生不良的护理效果。但有时好的动机有可能带来不良的护理效果，即所谓的"好心办坏事"，而不良的动机有时效果却可以是好的，即"歪打正着"。对于这样的动机与效果的不一致的情况，就需要将动机和效果联系起来加以客观分析，全面公正地对护理行为作出正确评价。

2. 目的和手段　护理目的是护士在工作中通过努力所希望达到的目标。护理手段是护士为了达到目的采用的方法。目的和手段是对立统一的辩证关系。首先，目的必须是正确的；其次，手段必须恰当；单纯目的正确是不够的，选择恰当而合适的护理手段，对解除患者病痛、恢复身体健康也尤为重要。护士在选择护理手段时应坚持以下原则。

（1）一致性原则　选用的手段必须与治疗目的一致。在护理实践活动中，护士必须针对治疗的需要，努力为患者创造良好的、恰当的治疗环境。

（2）最优原则　如果存在多种护理手段，务必选用符合当前设备与技术条件允许的情况下痛苦最小、耗费最少、安全度最高、效果最好的最佳护理手段。

（3）实事求是原则　护士应根据患者病情发展情况，根据当前设备与条件，选取恰当的切合实际的手段和措施，以达到治愈的目的。

（4）社会效益原则　选择护理手段务必从全局出发，既要对患者健康负责，也要考虑社会效果，尽量避免可能会给社会带来不良后果的护理手段。当患者利益与社会利益发生矛盾时，护士不但要对患者负责，更要对社会负责。

三、护理伦理评价的方式

护理伦理评价活动作为医疗护理领域中重要的社会调控手段，表现为一种软约束机制。护理伦理评价的主要方式有社会舆论、传统习俗和内心信念等，前两种方式来自社会的评价，属于客观评价；后一种方式则是自我评价，属于主观评价。在进行护理伦理评价时，必须把客观评价和主观评价有机地结合起来，从而使评价更加客观、公正，更好地发挥护理伦理评价的作用。

1. 社会舆论　即众人对护理行为发表的各种议论、意见和看法，表明倾向态度和褒贬情感，其中既包括人们自发产生、自然传播的非官方舆论，也包括有领导、有目的地通过舆论工具所传播的正式社会舆论。社会舆论通过表扬肯定或谴责否定，从而造成一种精神力量，对护士的行为起着调整、指导作用。在护理道德评价中，应充分利用社会舆论督促护士检查自己的行为。同时，护士要关心社会舆论对自己的评价，对符合社会舆论的行为应感到精神上的满足，反之感到羞辱，及时纠正自己的不道德的行为。

2. 传统习俗　是社会风俗和传统习惯的简称，是指人们在社会生活中逐渐形成的，从历史沿袭而巩固下来的，具有稳定的社会风俗和行为习俗，并且已同民族情绪和社会心理密切结合，成为人们自觉或不自觉的行为准则。例如，谚语"家和万事兴"就体现我国传统文化"中庸"的道德取向，也成为当今构建和谐社会的文化基础；"三分治疗，七分护理"则反映了社会对护理专业价值的认同。但是，部分传统习俗存在陈规陋习，我们应该去除糟粕，积极探讨、制订和形成新时期积极向上的习俗。

3. 内心信念　是一种内在的、自觉的道德评价行为，指人们依照自己已形成的道德观念对自己的行为进行自觉的肯定或否定。护士的内心信念一旦形成，就不会轻易改变，在相当长的时期内支配自己的道德行为。内心信念的形成，并非朝夕之事，而是长期进行道德学习和实践的结果。内心信念在护士的行为选择和自我评价中起着极其重要的作用，当一名护士做了符合护理伦理原则的事，内心就会得到满足，即使有时被人误解，也会感到问心无愧；如果一名护士的行为违背了护理伦理原则，该护士经过内心自省，会感到内疚和耻辱，从而吸取教训，避免重犯。

综上所述，社会舆论、传统习俗和内心信念三种评价方式都有其自己的特点：社会舆论是现实的力量，具有广泛性；传统习俗是历史的力量，具有持久性；内心信念是自我的力量，具有深刻性。三种评价形式相互渗透、相互补充，只有综合运用各种形式，才能使护理道德评价发挥更好的作用。

知识链接

《中国护士伦理准则》有关"不伤害"解读

"不伤害"是指医护人员不给患者带来可避免的不适、疼痛、痛苦、损害、残疾或死亡，包括不应发生有意/无意造成的伤害，如因疏忽大意造成的伤害。国际护士协会（ICN）指出，护士的基本义务是对那些需要护理照顾的人负责，护士不得参与任何给人造成身心伤害的行为。临床诊疗技术有时难免会给患者带来无法避免的身体上或心灵上的不适与伤害，护士要和医生一起权衡患者的"受益与伤害"，最大限度地将伤害最小化。不伤害原则对护士提出了如下要求：培养一切为护理对象着想的意识和动机；恪守行为规范、落实护理核心制度。护理行为前要科学评估可能会给患者造成的影响，选择利益大于伤害的方案；重视护理对象的愿望和利益，对合理的尽量满足，对不合理的予以解释说明，尽力提供最佳护理服务。

目标检测

答案解析

一、选择题

A1 型题

1. 下列不属于护理伦理修养方法的是（　　）

    A. 坚持实践　　　　　　　B. 自我反省　　　　　　　C. 克己自律

    D. 大公无私　　　　　　　E. 慎独

2. 人们按照一定的护理伦理原则、规范和范畴，对护理人员的言行所作出的评判是（　　）

    A. 护理伦理修养　　　　　B. 护理伦理教育　　　　　C. 护理伦理行为

    D. 护理伦理评价　　　　　E. 护理伦理意识

3. 护理伦理修养境界的最高层次是（　　）

    A. 先公后私　　　　　　　B. 大公无私　　　　　　　C. 先私后公

    D. 自私自利　　　　　　　E. 公私兼顾

4. 下列属于护理伦理修养的具体方法的是（　　）

    A. 积善为德　　　　　　　B. 持之以恒　　　　　　　C. 自我反省

    D. 克己奉公　　　　　　　E. 语言举止

5. 以下属于护理伦理评价标准的是（　　）

    A. 疗效标准　　　　　　　B. 个人标准　　　　　　　C. 行业标准

    D. 地区标准　　　　　　　E. 环境标准

X 型题

6. 护理伦理教育的目标是（　　）

    A. 提高护理伦理认识　　　B. 培养护理伦理情感　　　C. 锻炼护理伦理意志

    D. 坚定护理伦理信念　　　E. 养成护理伦理行为和习惯

7. 护理伦理修养境界可分为（ ）

　　A. 大公无私　　　　　　B. 先私后公　　　　　　C. 先公后私

　　D. 同情心　　　　　　　E. 责任心

8. 护理伦理教育的方法有（ ）

　　A. 言传身教法　　　　　B. 榜样激励法　　　　　C. 案例警示法

　　D. 舆论扬抑法　　　　　E. 自我反省法

9. 护理伦理修养非语言修养包括（ ）

　　A. 努力学习，提高专业水平

　　B. 关心患者，患者利益至上

　　C. 对抗压力，提高心理素质

　　D. 使用微笑，给患者以安慰

　　E. 以上都不是

10. 护理伦理教育的原则包括（ ）

　　A. 理论联系实际　　　　B. 目的明确　　　　　　C. 因材施教

　　D. 正面引导　　　　　　E. 情理相融

二、思考题

1. 简述护理伦理教育的内容。

2. 在加强护伦理德修养中，怎样才能达到"慎独"境界？

3. 简述护理伦理修养的具体方法。

4. 简述护理伦理评价的方式。

5. 简述护理伦理教育的意义。

书网融合……

本章小结　　　　　　　　微课　　　　　　　　题库

附　录

附录一　护士条例

第一章　总　则

第一条　为了维护护士的合法权益，规范护理行为，促进护理事业发展，保障医疗安全和人体健康，制定本条例。

第二条　本条例所称护士，是指经执业注册取得护士执业证书，依照本条例规定从事护理活动，履行保护生命、减轻痛苦、增进健康职责的卫生技术人员。

第三条　护士人格尊严、人身安全不受侵犯。护士依法履行职责，受法律保护。

全社会应当尊重护士。

第四条　国务院有关部门、县级以上地方人民政府及其有关部门以及乡（镇）人民政府应当采取措施，改善护士的工作条件，保障护士待遇，加强护士队伍建设，促进护理事业健康发展。

国务院有关部门和县级以上地方人民政府应当采取措施，鼓励护士到农村、基层医疗卫生机构工作。

第五条　国务院卫生主管部门负责全国的护士监督管理工作。

县级以上地方人民政府卫生主管部门负责本行政区域的护士监督管理工作。

第六条　国务院有关部门对在护理工作中做出杰出贡献的护士，应当授予全国卫生系统先进工作者荣誉称号或者颁发白求恩奖章，受到表彰、奖励的护士享受省部级劳动模范、先进工作者待遇；对长期从事护理工作的护士应当颁发荣誉证书。具体办法由国务院有关部门制定。

县级以上地方人民政府及其有关部门对本行政区域内做出突出贡献的护士，按照省、自治区、直辖市人民政府的有关规定给予表彰、奖励。

第二章　执业注册

第七条　护士执业，应当经执业注册取得护士执业证书。

申请护士执业注册，应当具备下列条件：

（一）具有完全民事行为能力；

（二）在中等职业学校、高等学校完成国务院教育主管部门和国务院卫生主管部门规定的普通全日制 3 年以上的护理、助产专业课程学习，包括在教学、综合医院完成 8 个月以上护理临床实习，并取得相应学历证书；

（三）通过国务院卫生主管部门组织的护士执业资格考试；

（四）符合国务院卫生主管部门规定的健康标准。

护士执业注册申请，应当自通过护士执业资格考试之日起 3 年内提出；逾期提出申请的，除应当具备前款第（一）项、第（二）项和第（四）项规定条件外，还应当在符合国务院卫生主管部门规定条件的医疗卫生机构接受 3 个月临床护理培训并考核合格。

护士执业资格考试办法由国务院卫生主管部门会同国务院人事部门制定。

第八条 申请护士执业注册的，应当向拟执业地省、自治区、直辖市人民政府卫生主管部门提出申请。收到申请的卫生主管部门应当自收到申请之日起 20 个工作日内做出决定，对具备本条例规定条件的，准予注册，并发给护士执业证书；对不具备本条例规定条件的，不予注册，并书面说明理由。

护士执业注册有效期为 5 年。

第九条 护士在其执业注册有效期内变更执业地点的，应当向拟执业地省、自治区、直辖市人民政府卫生主管部门报告。收到报告的卫生主管部门应当自收到报告之日起 7 个工作日内为其办理变更手续。护士跨省、自治区、直辖市变更执业地点的，收到报告的卫生主管部门还应当向其原执业地省、自治区、直辖市人民政府卫生主管部门通报。

第十条 护士执业注册有效期届满需要继续执业的，应当在护士执业注册有效期届满前 30 日向执业地省、自治区、直辖市人民政府卫生主管部门申请延续注册。收到申请的卫生主管部门对具备本条例规定条件的，准予延续，延续执业注册有效期为 5 年；对不具备本条例规定条件的，不予延续，并书面说明理由。

护士有行政许可法规定的应当予以注销执业注册情形的，原注册部门应当依照行政许可法的规定注销其执业注册。

第十一条 县级以上地方人民政府卫生主管部门应当建立本行政区域的护士执业良好记录和不良记录，并将该记录记入护士执业信息系统。

护士执业良好记录包括护士受到的表彰、奖励以及完成政府指令性任务的情况等内容。护士执业不良记录包括护士因违反本条例以及其他卫生管理法律、法规、规章或者诊疗技术规范的规定受到行政处罚、处分的情况等内容。

第三章　权利和义务

第十二条 护士执业，有按照国家有关规定获取工资报酬、享受福利待遇、参加社会保险的权利。任何单位或者个人不得克扣护士工资，降低或者取消护士福利等待遇。

第十三条 护士执业，有获得与其所从事的护理工作相适应的卫生防护、医疗保健服务的权利。从事直接接触有毒有害物质、有感染传染病危险工作的护士，有依照有关法律、行政法规的规定接受职业健康监护的权利；患职业病的，有依照有关法律、行政法规的规定获得赔偿的权利。

第十四条 护士有按照国家有关规定获得与本人业务能力和学术水平相应的专业技术职务、职称的权利；有参加专业培训、从事学术研究和交流、参加行业协会和专业学术团体的权利。

第十五条 护士有获得疾病诊疗、护理相关信息的权利和其他与履行护理职责相关的权利，可以对医疗卫生机构和卫生主管部门的工作提出意见和建议。

第十六条 护士执业，应当遵守法律、法规、规章和诊疗技术规范的规定。

第十七条 护士在执业活动中，发现患者病情危急，应当立即通知医师；在紧急情况下为抢救垂危患者生命，应当先行实施必要的紧急救护。

护士发现医嘱违反法律、法规、规章或者诊疗技术规范规定的，应当及时向开具医嘱的医师提出；必要时，应当向该医师所在科室的负责人或者医疗卫生机构负责医疗服务管理的人员报告。

第十八条 护士应当尊重、关心、爱护患者，保护患者的隐私。

第十九条 护士有义务参与公共卫生和疾病预防控制工作。发生自然灾害、公共卫生事件等严重威胁公众生命健康的突发事件，护士应当服从县级以上人民政府卫生主管部门或者所在医疗卫生机构的安排，参加医疗救护。

第四章　医疗卫生机构的职责

第二十条　医疗卫生机构配备护士的数量不得低于国务院卫生主管部门规定的护士配备标准。

第二十一条　医疗卫生机构不得允许下列人员在本机构从事诊疗技术规范规定的护理活动：

（一）未取得护士执业证书的人员；

（二）未依照本条例第九条的规定办理执业地点变更手续的护士；

（三）护士执业注册有效期届满未延续执业注册的护士。

在教学、综合医院进行护理临床实习的人员应当在护士指导下开展有关工作。

第二十二条　医疗卫生机构应当为护士提供卫生防护用品，并采取有效的卫生防护措施和医疗保健措施。

第二十三条　医疗卫生机构应当执行国家有关工资、福利待遇等规定，按照国家有关规定为在本机构从事护理工作的护士足额缴纳社会保险费用，保障护士的合法权益。

对在艰苦边远地区工作，或者从事直接接触有毒有害物质、有感染传染病危险工作的护士，所在医疗卫生机构应当按照国家有关规定给予津贴。

第二十四条　医疗卫生机构应当制定、实施本机构护士在职培训计划，并保证护士接受培训。

护士培训应当注重新知识、新技术的应用；根据临床专科护理发展和专科护理岗位的需要，开展对护士的专科护理培训。

第二十五条　医疗卫生机构应当按照国务院卫生主管部门的规定，设置专门机构或者配备专（兼）职人员负责护理管理工作。

第二十六条　医疗卫生机构应当建立护士岗位责任制并进行监督检查。

护士因不履行职责或者违反职业道德受到投诉的，其所在医疗卫生机构应当进行调查。经查证属实的，医疗卫生机构应当对护士做出处理，并将调查处理情况告知投诉人。

第五章　法律责任

第二十七条　卫生主管部门的工作人员未依照本条例规定履行职责，在护士监督管理工作中滥用职权、徇私舞弊，或者有其他失职、渎职行为的，依法给予处分；构成犯罪的，依法追究刑事责任。

第二十八条　医疗卫生机构有下列情形之一的，由县级以上地方人民政府卫生主管部门依据职责分工责令限期改正，给予警告；逾期不改正的，根据国务院卫生主管部门规定的护士配备标准和在医疗卫生机构合法执业的护士数量核减其诊疗科目，或者暂停其6个月以上1年以下执业活动；国家举办的医疗卫生机构有下列情形之一、情节严重的，还应当对负有责任的主管人员和其他直接责任人员依法给予处分：

（一）违反本条例规定，护士的配备数量低于国务院卫生主管部门规定的护士配备标准的；

（二）允许未取得护士执业证书的人员或者允许未依照本条例规定办理执业地点变更手续、延续执业注册有效期的护士在本机构从事诊疗技术规范规定的护理活动的。

第二十九条　医疗卫生机构有下列情形之一的，依照有关法律、行政法规的规定给予处罚；国家举办的医疗卫生机构有下列情形之一、情节严重的，还应当对负有责任的主管人员和其他直接责任人员依法给予处分：

（一）未执行国家有关工资、福利待遇等规定的；

（二）对在本机构从事护理工作的护士，未按照国家有关规定足额缴纳社会保险费用的；

（三）未为护士提供卫生防护用品，或者未采取有效的卫生防护措施、医疗保健措施的；

（四）对在艰苦边远地区工作，或者从事直接接触有毒有害物质、有感染传染病危险工作的护士，未按照国家有关规定给予津贴的。

第三十条 医疗卫生机构有下列情形之一的，由县级以上地方人民政府卫生主管部门依据职责分工责令限期改正，给予警告：

（一）未制定、实施本机构护士在职培训计划或者未保证护士接受培训的；

（二）未依照本条例规定履行护士管理职责的。

第三十一条 护士在执业活动中有下列情形之一的，由县级以上地方人民政府卫生主管部门依据职责分工责令改正，给予警告；情节严重的，暂停其6个月以上1年以下执业活动，直至由原发证部门吊销其护士执业证书：

（一）发现患者病情危急未立即通知医师的；

（二）发现医嘱违反法律、法规、规章或者诊疗技术规范的规定，未依照本条例第十七条的规定提出或者报告的；

（三）泄露患者隐私的；

（四）发生自然灾害、公共卫生事件等严重威胁公众生命健康的突发事件，不服从安排参加医疗救护的。

护士在执业活动中造成医疗事故的，依照医疗事故处理的有关规定承担法律责任。

第三十二条 护士被吊销执业证书的，自执业证书被吊销之日起2年内不得申请执业注册。

第三十三条 扰乱医疗秩序，阻碍护士依法开展执业活动，侮辱、威胁、殴打护士，或者有其他侵犯护士合法权益行为的，由公安机关依照治安管理处罚法的规定给予处罚；构成犯罪的，依法追究刑事责任。

第六章 附 则

第三十四条 本条例施行前按照国家有关规定已经取得护士执业证书或者护理专业技术职称、从事护理活动的人员，经执业地省、自治区、直辖市人民政府卫生主管部门审核合格，换领护士执业证书。

本条例施行前，尚未达到护士配备标准的医疗卫生机构，应当按照国务院卫生主管部门规定的实施步骤，自本条例施行之日起3年内达到护士配备标准。

第三十五条 本条例自2008年5月12日起施行。

附录二　护士伦理准则

中华医学会医学伦理学分会全国护理伦理学专业委员会
中国生命关怀协会
Ethical Guidelines for Nurses

本准则提供通用的护理伦理原则与伦理规范，指导护士临床实践、护理行为和伦理决策。

第一章　总　则

第一条　护士职责　为护理对象提供专业的关怀照顾，协同医师实施诊疗计划，及时与医疗团队沟通，开展健康教育与康复指导，提供全人护理，履行保护生命、减轻痛苦、促进健康、预防疾病的护理宗旨。

第二条　护理对象　个人、家庭、群体、社区。

第三条　伦理原则　尊重、关爱、不伤害、公正。

第二章　护士与护理对象

第四条　关爱生命，无论何时，救护生命安全第一。尊重人格尊严、知情同意权、自主权、个人隐私权和文化背景。

第五条　善良为怀，仁爱为本，热心、耐心、细心、诚心，提供全人、全程优质护理。

第六条　恪尽职守，审慎无误，无生理、心理、经济伤害，确保优质护理。

第七条　诚实守信，拒绝贿赂，一视同仁，公平正义，维护护理对象利益至上。

第八条　注重沟通、协调，构建理解、信任、合作、和谐的护患关系。

第三章　护士与合作者

第九条　护士与护士、医生、药技、行政、后勤等其他人员之间在人格和专业上是平等的。要团结互助，互相监督，互相支持，理解宽容，尊师重道，有团队精神，共建和谐医疗团队。

第四章　护士与专业

第十条　忠诚专业，爱岗敬业，遵守《护士条例》，恪守护理行为规范。

第十一条　终身学习，更新护理知识和技能，确保提供高质量的护理实践。

第十二条　遵循技术伦理，循证护理，精益求精；陶冶护理专业精神，发展专业，追求事业。

第十三条　积极参与护理科研，坚守学术诚信，求实创新，自觉抵制剽窃、杜撰、抄袭等学术不端行为。

第五章　护士与社会

第十四条　积极开展全民健康教育，在促进医疗护理公平和公众合理应用、享受卫生资源中坚守良知。

第十五条　当发生严重威胁公众生命健康的突发事件时，以公众健康为己任，主动请缨，服从命令，积极参加救护。

第十六条　积极参与医疗护理改革和社会公益活动，展示护士专业形象，维护职业尊严。

第六章　护士与环境

第十七条　为护理对象营造和提供安全、舒适、舒心的物理环境和人文环境。

第十八条　在护理执业活动中，防止医源性损害和医疗废物污染环境。

第十九条　维护护理对象、护士个人、医疗团队的信息和网络环境安全。

第二十条　共同创建和维护安全、公平、和谐的护理工作环境，以有利于保障提供符合专业价值的护理服务。

第七章　护士自身修养

第二十一条　自尊自爱，自信自强，积极应对压力，保持身心健康。

第二十二条　仪表端庄，言行优雅，严谨慎独，情操高尚。

第二十三条　兼顾事业与家庭，赢得事业与家庭和谐发展。

附录三　中国护士伦理准则

中华护理学会
中国生命关怀协会人文护理专业委员会

第一章　总　则

第一条　护理宗旨：保护生命、减轻痛苦、预防疾病、促进健康。

第二条　护理对象：个体、家庭、人群、社区。

第三条　护士职责：为护理对象提供专业的关怀照护、病情观察、专科护理，协同医师实施诊疗计划，及时与医疗团队沟通，开展健康教育、心理护理、康复指导，协调社会资源，提供全方位、全生命周期的身心整体护理。

第四条　伦理原则：尊重、关爱、不伤害、公正。

第二章　护士与护理对象

第五条　尊重权益：敬畏护理对象的生命权、健康权、身体权，维护生命尊严；尊重知情同意权、自主权、隐私权，维护个体尊严；理解护理对象的原生文化、生活习俗、个性特征，维护人格尊严。

第六条　关爱生命：悲悯仁爱、感同身受，将救护护理对象的生命安全放在第一位，护佑生命、守卫健康。为护理对象提供具有个性化的生理、心理、精神、社会、文化的人文关怀和多元文化的整体护理。

第七条　安全优质：恪尽职守、审慎无误、坚守良知，避免因不当的护理行为造成的不适、疼痛、痛苦、残疾、死亡等身心伤害和经济负担；在实施有创护理措施时，最大限度做到受益大于伤害。为护理对象提供安全、规范、高效、低耗、优质的专业护理。

第八条　公正合理：不论护理对象的性别、年龄、肤色、外貌、地域、国籍、种族、宗教、信仰、贫富、社会地位等一律平等对待；在卫生资源紧缺或其他极端特殊情况时，应遵循基于国家利益、医学标准、社会价值、家庭角色、余年寿命、个人意愿等综合权衡作出伦理决策。为护理对象提供公平正义、一视同仁的专业护理。

第九条　和谐共赢：全面掌握护患沟通技能，认真倾听护理对象主诉、深入分析、及时判断、合理解释，有效化解护患矛盾，在良性互动中分享职业荣誉感和执业动力，护士思想及人格得到升华，实现护患双赢，建立相互理解、信任、合作、愉悦和谐的护患关系。

第三章　护士与合作者

第十条　平等互尊：护士与护士、医师、药技、工勤人员以及卫生行政管理人员之间，相互尊重、保持人格平等、专业价值平等。

第十一条　团结合作：围绕护理宗旨和目标，相互学习、相互支持、理解宽容；共建诚信、团结、合作、高效、和谐的医护患命运共同体。

第四章　护士与专业

第十二条　依法行护：遵守国家法律、法规；遵守各级医疗行政机构颁发的法规和管理规范；遵守护理规章制度、诊疗护理技术规范和疾病护理指南，合法开展护理工作。

第十三条 以德施护：忠诚护理事业，爱岗敬业；加强人文社会科学知识学习，全面提升人文素养，提高人文关怀能力；将护理职业精神、护士伦理准则内化于心，外化于行，落实在每一个护理实践行为中。

第十四条 科教兴护：尊师重教、关爱学生、为人师表，重视传统文化，弘扬中华文明；促进学术交流，善于循证、勇于创新、拓展和深化专科护理实践；开展科学研究，坚守学术诚信，遵循科研与技术伦理规范，抵制学术不端，以科研和教学助力护理学理论体系和实践模式的创新与持续发展。

第十五条 学习强护：坚持终身学习，刻苦钻研，与时俱进，注重知识更新，强化专业素养，仁心仁术，精益求精，增强岗位胜任能力，始终确保为护理对象提供高质量的护理实践。

第五章　护士与社会

第十六条 国家使命：投身健康中国战略的国计民生工程，以"健康教育、个案管理、延续护理、护理服务＋互联网"等多种形式推进全民健康及社会发展，不忘初心，奉行国家使命。

第十七条 社会责任：在面对突发公共卫生事件时，以履行保护生命、维护公众健康为己任，以人民至上、生命至上，不计报酬、不论生死；主动请缨，勇敢担当，积极参加救护，承担社会赋予的责任。

第十八条 专业价值：积极参与医疗护理改革和社会公益活动，勇于开拓创新，敢于建言献策，促进医疗护理公平，展现专业内涵，维护职业尊严，彰显专业价值。

第六章　护士与环境

第十九条 患者环境：建立护理安全文化和持续护理质量改进机制，防范医源性损害和医疗废物污染，营造和提供安全、安静、整洁、舒适、舒心的物理环境与人文服务环境。

第二十条 执业环境：维护护士合法权益，坚守职业生涯持续发展目标，促进有利于护理事业发展的法律、法规、政策和制度的出台，有效预防职业危害、防范工作场所暴力，创建和维护健康、公平、诚信、和谐的执业环境。

第二十一条 网络环境：自觉遵守和维护国家、相关部门关于网络信息管理的法律、法规、制度；关注网络环境对人类健康的影响，制定相关护理对策；在医疗护理专业领域应用互联网时，注意个人隐私保密，共同维护健康、安全的网络环境。

第七章　护士自身修养

第二十二条 以德修身：坚守社会公德，善良正直，胸怀宽广；仪表端庄，言行优雅；自尊自爱，自信自强；严谨慎独，求真务实，至善尽美，陶冶良好的专业品质和人格特质。

第二十三条 身心健康：注意自身保健，保持良好的形象和身体状态；情绪稳定，精神饱满，直面困难，化解压力；积极进取，修炼良好的自控能力和社会适应能力，维护身心健康。

第二十四条 家国情怀：心怀天下，爱国爱家，以业报国，以情护家。维系亲情，尊老爱幼，互敬互爱，提升个人与家庭成员幸福感，平衡工作与家庭关系，促进事业与家庭的和谐发展。

参考文献

［1］崔瑞兰. 护理伦理学［M］. 北京：中国中医药出版社，2021.

［2］李继平，吴欣娟，王艳梅. 护理管理学［M］. 北京：人民卫生出版社，2021.

［3］全小明，柏亚妹. 护理管理学［M］. 北京：中国中医药出版社，2021.

［4］曾颖，李东雅. 护理伦理学［M］. 长沙：中南大学出版社，2020.

［5］刘俊荣，姜小鹰. 护理伦理学［M］.2 版. 北京：人民卫生出版社，2020.

［6］王海明. 伦理学定义、对象和体系再思考［J］. 华侨大学学报（哲学社会科学版），2019（01）：26－48.

［7］高俊岭. 健康城市建设的公共卫生伦理学原则［J］. 中国医学伦理学，2020，33（5）：516－519.

［8］张雪艳. 传染病护理中的常见伦理冲突与控制对策研究［J］. 中国社区医师，2018，34（18）：154－155.

［9］袁菲，沈春明. 公共健康伦理的公益性原则刍议［J］. 医学与哲学，2019，40（12）：39－43.

［10］赵驰，任莴. 医学伦理学的新思考［J］. 中国医学伦理学，2018，31（1）：1－5.

［11］张辉，王宇明，李立，等. 尊重原则的护理伦理践行与启示［J］. 中国医学伦理学，2020，33（3）：309－314.

［12］孙玉莲，马玉杰，司树玲，等. 基于扎根理论的护患冲突中患方认知反应模型研究［J］. 中国实用护理杂志，2019（36）：2848－2853.

［13］蒋向玲，张莉，向霞. 国外"互联网＋护理"上门服务模式现状及启示［J］. 中国卫生质量管理，2021，28（10）：16－20.

［14］王莉，付阿丹，黄艳，等. "互联网＋"医院－社区－家庭合作型护理服务模式的建立与实践［J］. 中国护理管理，2019，19（11）：1617－1621.

［15］王坤，毛阿燕，孟月莉，等. 我国公共卫生体系建设发展历程、现状、问题与策略［J］. 中国公共卫生，2019，35（7）：5.

［16］傅华. 以"大卫生大健康观"来建设现代公共卫生体系［J］. 上海预防医学，2017，29（10）：5.

［17］黎欣盈，张念樵，钟筱华，等. 人类辅助生殖技术应用的伦理问题及工作实践［J］. 中国医学伦理学，2021，34（7）：856－860.

［18］梁晶晶，李友筑，马永慧.ROPA 生育模式的伦理问题及其对策探究［J］. 医学与哲学，2021，42（15）：29－33，44.

［19］蒋辉，陈旻. 健康医疗大数据背景下人工智能应用的伦理审查体系构建［J］. 中国医学伦理学，2020，33（07）：841－846.

［20］胡文政，杨中华，黄越.2020 版《脑死亡/符合神经病学标准的死亡判定》解读［J］. 中国现代神经疾病杂志，2021，21（04）：241－244.

［21］邸淑珍，张靖，张学茹. 安宁疗护的起源、发展与展望［J］. 医学研究与教育，2018，35（01）：7－12.

［22］胡婉婷，江燕，汪茵，等. 临床护理创新能力的研究进展［J］. 中华护理教育，2021，18（02）：178－182.